普通高等教育"十三五"规划教材

医用高等数学

主 编 王培承 安洪庆

副主编 曹海霞 程秀兰

　　　　闵建中 苗巧云

同济大学 出版社

TONGJI UNIVERSITY PRESS

·上海·

内 容 提 要

本书结合医学院校高等数学教学实际,由多所院校高等数学教学骨干联合编写而成.全书共9章,内容包括:函数与极限,导数与微分,微分中值定理及导数应用,不定积分,定积分,多元函数微积分,常微分方程,线性代数,概率论.本书充分吸收了编者积累的教学经验和最新的教学改革成果,深入浅出,注重数学思想的渗透、科学抽象能力与空间想象能力的构建、逻辑推理能力以及数值计算能力的培养.

本书可作为高等医学院校各专业本科学生学习高等数学的教材,也可供医药学硕士研究生学习高等数学使用,还可作为医药工作者的参考资料.

图书在版编目(CIP)数据

医用高等数学 / 王培承,安洪庆主编. --上海:
同济大学出版社,2020.6(2023.8重印)
ISBN 978-7-5608-9355-6

Ⅰ.①医… Ⅱ.①王… ②安… Ⅲ.①医用数学—医
学院校—教材 Ⅳ.①R311

中国版本图书馆 CIP 数据核字(2020)第 126827 号

普通高等教育"十三五"规划教材

医用高等数学

主 编	王培承	安洪庆	**副主编**	曹海霞	程秀兰	闵建中　苗巧云
责任编辑	陈佳蔚		**责任校对**	徐逢乔	**封面设计**	渲彩轩

出版发行　同济大学出版社　　www.tongjipress.com.cn
　　　　　(地址:上海市四平路1239号　邮编:200092　电话:021-65985622)
经　　销　全国各地新华书店
印　　刷　常熟市大宏印刷有限公司
开　　本　787mm×1092mm　1/16
印　　张　17.5
字　　数　437 000
印　　数　8 301—10 400
版　　次　2020 年 6 月第 1 版
印　　次　2023 年 8 月第 4 次印刷
书　　号　ISBN 978-7-5608-9355-6
定　　价　49.00 元

编 委 会

主　编　王培承　安洪庆

副主编　曹海霞　程秀兰　闵建中
　　　　苗巧云

编　委　（以姓氏笔画为序）
　　　　王培承　孔雨佳　安洪庆
　　　　祁爱琴　杨　丽　闵建中
　　　　苗巧云　曹海霞　程秀兰

前　　言

　　本书按照现行"医科(五年制)高等数学基本要求",结合医学院校高等数学教学实际,由多所院校高等数学教学骨干联合编写而成.编者多年从事高等数学的一线教学工作,具有丰富的教学经验,对高等数学的框架体系和内容有着全面深入的了解,本书充分吸收了编者积累的教学经验和最新的教学改革成果.

　　本书力求深入浅出,紧密联系医药学实际,注重数学思想的渗透、科学抽象能力与空间想象能力的构建、逻辑推理能力以及数值计算能力的培养.编者在教材内容的选取上,既充分考虑21世纪医药学人才所应具备的高等数学素养,也充分考虑到医药类学生学习高等数学的实际困难,基本概念、基本理论描述力求通俗易懂,例题、习题配置力求恰当.全书共9章,内容包括:函数与极限,导数与微分,微分中值定理及导数应用,不定积分,定积分,多元函数微积分,常微分方程,线性代数,概率论.

　　本书可作为高等医学院校各专业本科学生学习高等数学的教材,教学中可根据各专业的需要,对本书内容作适当调整,也可供医药学硕士研究生学习高等数学使用,还可作为医药工作者的参考资料.

　　由于编者水平有限,书中如有不妥之处,恳请广大读者给予批评指正,提出宝贵意见.

编　者

2020 年 6 月

目　　录

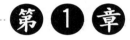

函数与极限

函数是高等数学研究的主要对象,极限是研究函数的重要概念和方法,连续是描述函数的一个重要性态.本章内容主要包括函数、极限和函数的连续性等基本概念,以及它们的主要性质.

1.1 函数

1.1.1 函数的概念

我们在研究某一实际问题的过程中,经常会遇到各种不同的量,如长度、重量、面积、温度、时间、距离等.其中有的量在过程中始终保持同一数值,称为**常量**(constant);有的量在过程中可取不同的数值,称为**变量**(variable).

定义 1.1 设 x 和 y 是同一过程中的两个变量,如果对于变量 x 的每一个允许的取值,按照一定的对应法则 f,变量 y 总有一个确定的值与之对应,则称变量 y 是变量 x 的**函数**(function),变量 x 称为**自变量**(independent variable),变量 y 称为**因变量**(dependent variable),f 称为对应规律,记为

$$y = f(x), \quad x \in D,$$

D 是自变量 x 的所有允许值的集合,称为函数的**定义域**(domain).而因变量 y 的所有对应值的集合称为函数的**值域**(range),记为 R.

从函数的定义可知,函数的定义域和对应法则是决定函数的主要因素,当它们确定以

后,函数的值域也就相应地确定了.

在数学中,通常不考虑函数的实际意义,而抽象地用算式表达函数,我们约定函数的定义域就是使函数有意义的自变量取值的全体构成的集合.

例 1.1 婴儿的体重在 1~6 个月期间内可由如下经验公式确定:

$$y = 3 + 0.6x.$$

式中,x 为婴儿的月龄,是自变量;y 为婴儿的体重(kg),是 x 的函数.函数的定义域为 $[1, 6]$.这是公式法表达的函数关系.若不考虑该问题的实际意义,函数 $f(x) = 3 + 0.6x$ 的定义域为 $(-\infty, +\infty)$.

例 1.2 在自由落体运动中,设物体下落的时间为 t,下落的高度为 h,运动规律为 $s = 0.5gt^2$,其中 g 为重力加速度,求函数 s 的定义域.

解 从抽象的算式看,t 可以取一切实数值,但考虑到实际意义,显然应有

$$t \geqslant 0 \quad 且 \quad 0 \leqslant s \leqslant h,$$

而 $t = \sqrt{\dfrac{2s}{g}}$,故定义域为 $\left[0, \sqrt{\dfrac{2h}{g}} \right]$.

函数的表达方式通常有公式法、图像法和表格法,甚至可以用一段文字来表述.

例 1.3 某地区统计了 2001—2009 年猩红热的发病率.可以看出,每一个年份 t,都有一个发病率 y 与之对应.则称 y 是 t 的函数,其定义域为 2001—2009 年,用表格法表达的函数关系,见表 1.1.

表 1.1

t(年份)	2001	2002	2003	2004	2005	2006	2007	2008	2009
y	0.64‰	0.92‰	1.64‰	4.05‰	4.21‰	4.17‰	3.57‰	5.61‰	9.16‰

1.1.2 分段函数

在生物、医学和工程技术等应用中,经常遇到一类函数,当自变量在不同范围内取值时,其表达式也不同,这类函数就是**分段函数**(piecewise function).历史上最著名的**狄利克雷函数**就是一个分段函数:

$$f(x) = \begin{cases} 0, & x \text{ 是无理数}, \\ 1, & x \text{ 是有理数}. \end{cases}$$

例 1.4 设 x 为任意实数,不超过 x 的最大整数简称为 x 的**最大整数**,记作 $f(x) = [x]$.例如,$[\pi] = 3$,$[\sqrt{3}] = 1$,$\left[\dfrac{2}{5} \right] = 0$,$\left[-\dfrac{2}{5} \right] = -1$,取整函数的定义域是 $(-\infty, +\infty)$,值域是整数集 Z,这是一个分段函数,它的图形是阶梯状的,如图 1.1 所示.

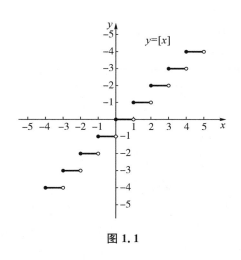

图 1.1

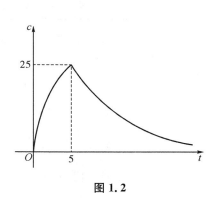

图 1.2

例 1.5 在生理学研究中,血液中胰岛素浓度 $c(t)$(mL)随时间 t(min)变化的经验公式为

$$c(t) = \begin{cases} t(10-t), & 0 \leqslant t \leqslant 5, \\ 25\mathrm{e}^{-k(t-5)}, & t > 5. \end{cases}$$

式中,k 为常数,这是一个分段函数,如图 1.2 所示.

1.1.3 复合函数

定义 1.2 设 y 是 u 的函数 $y = f(u)$,u 是 x 的函数 $u = \varphi(x)$,若 x 在 $u = \varphi(x)$ 的定义域或其子域上取值时,所对应的 u 值,使 $y = f(u)$ 有定义,则称 y 是 x 的**复合函数**(compound function),记为 $y = f[\varphi(x)]$,其中 u 称为**中间变量**(intermediate variable).

例 1.6 求由 $y = \mathrm{e}^u$,$u = v + \sin v$,$v = 1 - 2x$ 构成的复合函数.

解 u 是 y 的中间变量,v 是 u 的中间变量,依次代入可得 $y = \mathrm{e}^{1-2x+\sin(1-2x)}$.

例 1.7 求由函数 $y = u^3$ 和 $u = \sin x$ 构成的复合函数和由函数 $y = \sin u$ 和 $u = x^3$ 构成的复合函数.

解 (1)由函数 $y = u^3$ 和 $u = \sin x$ 构成的复合函数是 $y = (\sin x)^3$;

(2)由函数 $y = \sin u$ 和 $u = x^3$ 构成的复合函数是 $y = \sin x^3$.

例 1.8 试分解复合函数 $y = \mathrm{e}^{\arcsin 3x}$.

解 该复合函数显然是由 $y = \mathrm{e}^u$,$u = \arcsin v$ 和 $v = 3x$ 复合而成.

例 1.9 试分解复合函数 $y = \lg[\tan(x^2 + \arcsin x)]$.

解 该复合函数可分解成 $y = \lg u$,$u = \tan v$,$v = x^2 + \arcsin x$.

1.1.4 初等函数

1. 基本初等函数

通常把幂函数、指数函数、对数函数、三角函数以及反三角函数统称为**基本初等函数**

(basic elementary function). 现将五种基本初等函数列于表 1.2.

表 1.2　基本初等函数

名称	表达式	定义域	图　形	特性
幂函数	$y = x^a$ （a 是实数,$a \neq 0$）	随 a 的不同,函数的定义域不同,但在 $(0,+\infty)$ 内都有定义		过点 $(1,1)$,在第一象限内.当 $a>0$ 时,为增函数;当 $a<0$ 时,为减函数
指数函数	$y = a^x$ $\begin{pmatrix} a>0, \\ a \neq 1, \end{pmatrix}$ 且 a 是常数	$(-\infty,+\infty)$		图像在 x 轴上方,且过点 $(0,1)$. 当 $0<a<1$ 时,为减函数;当 $a>1$ 时,为增函数
对数函数	$y = \log_a x$ $\begin{pmatrix} a>0, \\ a \neq 1, \end{pmatrix}$ 且 a 是常数	$(0,+\infty)$		图像在 y 轴右侧,且过点 $(1,0)$. 当 $0<a<1$ 时,为减函数;当 $a>1$ 时,为增函数

（续表）

名称	表达式	定义域	图形	特性
三角函数 正弦函数	$y = \sin x$	$(-\infty, +\infty)$		以 2π 为周期，为奇函数，$\mid \sin x \mid \leqslant 1$
余弦函数	$y = \cos x$	$(-\infty, +\infty)$		以 2π 为周期，为偶函数，$\mid \cos x \mid \leqslant 1$
正切函数	$y = \tan x$	$x \neq (2k+1)\dfrac{\pi}{2}$ $(k = 0, \pm 1, \pm 2, \cdots)$		以 π 为周期，为奇函数，在 $\left(-\dfrac{\pi}{2}, \dfrac{\pi}{2}\right)$ 内为增函数
余切函数	$y = \cot x$	$x \neq k\pi$ $(k = 0, \pm 1, \pm 2, \cdots)$		以 π 为周期，为奇函数，在 $(0, \pi)$ 内为减函数

（续表）

名称		表达式	定义域	图形	特性
反三角函数	反正弦函数	$y = \arcsin x$	$[-1, 1]$		单调增加,奇函数,值域为 $\left[-\dfrac{\pi}{2}, \dfrac{\pi}{2}\right]$
	反余弦函数	$y = \arccos x$	$[-1, 1]$		单调减少,值域为 $[0, \pi]$
	反正切函数	$y = \arctan x$	$(-\infty, +\infty)$		单调增加,奇函数,值域为 $\left(-\dfrac{\pi}{2}, \dfrac{\pi}{2}\right)$
	反余切函数	$y = \operatorname{arccot} x$	$(-\infty, +\infty)$		单调减少,值域为 $(0, \pi)$

由表 1.2 可以清楚地看到基本初等函数的定义域、值域、有界性、奇偶性、单调性、周期性及其函数图形等.

2. 初等函数

定义 1.3 由常数和基本初等函数经过有限次的四则运算和有限次函数复合运算所构成的仅用一个解析式表达的函数,称为**初等函数**(elementary function).例如,

$$y = \sqrt{\mathrm{e}^x + \sin x}, \qquad y = \frac{a^x + 1}{a^x - 1}$$

都是初等函数;分段函数虽不是初等函数,但在不同段内的表达式,通常用初等函数表示.

1.2　极限

1.2.1　极限的概念

对于函数 $y = f(x)$,在自变量的某个变化过程中(如 x 无限增大即 $x \to \infty$ 的过程或 x 无限接近于某一个常数即 $x \to x_0$ 的过程),如果对应的函数值无限接近于某一个常数,那么这个常数称为在自变量的这一变化过程中函数的极限,这个极限是由自变量的变化过程所决定的. 函数的极限主要研究以下两种情形:

1. 自变量趋向于无穷大时函数的极限

当自变量 x 的绝对值无限增大时,若函数 $f(x)$ 无限趋近于一个常数 A,则称 A 为 $f(x)$ 在 x 趋向于无穷大时的极限.

定义 1.4　若自变量 x 的绝对值无限增大时,函数 $f(x)$ 都趋近于常数 A,则称常数 A 为函数 $f(x)$ 当 $x \to \infty$ 时的**极限**(limit),记为

$$\lim_{x \to \infty} f(x) = A \quad 或 \quad f(x) \to A \quad (当\ x \to \infty\ 时).$$

从几何意义上看,随着 x 绝对值的增大,曲线 $f(x)$ 与直线 $y = A$ 越来越接近,即对于任意的 $\varepsilon > 0$,无论直线 $y = A + \varepsilon$ 和 $y = A - \varepsilon$ 所夹的条形区域多么窄,只要 x 离原点足够远,即 $|x| > M$,函数 $f(x)$ 的图形都在这个条形区域内,如图 1.3 所示.

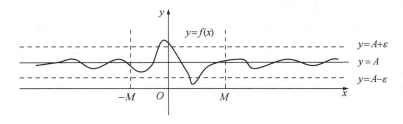

图 1.3

如果仅考虑 $x \to +\infty$ 或 $x \to -\infty$,那么可以类似地定义 $\lim\limits_{x \to +\infty} f(x) = A$,$\lim\limits_{x \to -\infty} f(x) = A$.

例 1.10　从几何意义上可知下列等式成立.

$$\lim_{x \to \infty} \frac{1}{x} = 0, \quad \lim_{x \to \infty} \mathrm{e}^{-x^2} = 0, \quad \lim_{x \to -\infty} 3^x = 0, \quad \lim_{x \to +\infty} \arctan x = \frac{\pi}{2}.$$

2. 自变量趋向于定值时函数的极限

定义 1.5　设函数 $f(x)$ 在 x_0 的某邻域内有定义(在 x 点可以没有定义),若当 x 无论以怎样的方式趋近于 x_0 时,函数 $f(x)$ 都趋近于常数 A,则称 A 为函数 $f(x)$ 当 $x \to x_0$ 时的极

限,记为

$$\lim_{x \to x_0} f(x) = A \quad 或 \quad f(x) \to A \quad (当 x \to x_0 时).$$

注意 (1) 这里 $x \to x_0$ 的方式是任意的.

(2) 函数 $f(x)$ 当 $x \to x_0$ 时的极限是否存在与函数在 x_0 点是否有定义无关.

反映在几何上,这个定义对于任意给定的 $\varepsilon > 0$,无论直线 $y = A + \varepsilon$ 和 $y = A - \varepsilon$ 所夹的条形区域多么窄,总能找到 x 的一个区域 $(x_0 - \delta, x_0) \bigcup (x_0, x_0 + \delta)$,当 x 在这个区域内取值时,$f(x)$ 满足不等式

$$|f(x) - A| < \varepsilon, \quad 即 A - \varepsilon < f(x) < A + \varepsilon.$$

即在 x_0 的空心邻域 $\mathring{U}(x_0, \delta)$ 内 $f(x)$ 的值全部落在如图 1.4 所示横条形区域内.

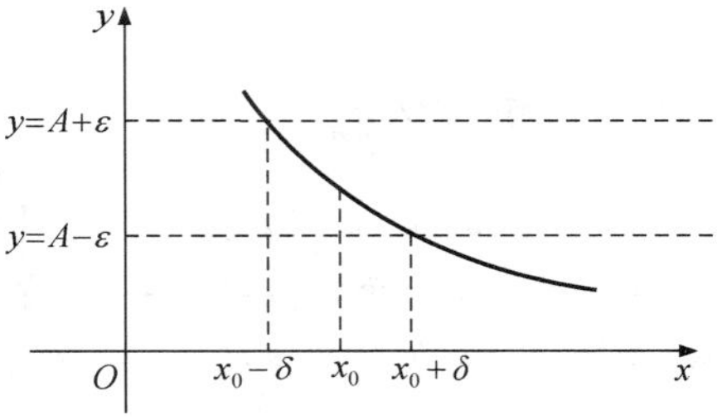

图 1.4

例 1.11 由定义及几何意义,易知 $\lim\limits_{x \to 1}(2x - 1) = 1$.

可以看出,上述 x 以任意方式趋近于 x_0 的过程包括 x 从 x_0 的左侧趋向于 x_0 和从 x_0 的右侧趋向于 x_0 两种情况. 当 x 从 x_0 的左侧趋向于 x_0 时,函数 $f(x)$ 趋近于常数 A,则称 A 为函数 $f(x)$ 当 $x \to x_0$ 时的**左极限**(left-hand limit),记为 $\lim\limits_{x \to x_0^-} f(x) = A$ 或 $f(x) \to A(x \to x_0^-)$ 或 $f(x_0 - 0) = A$;同样,当 x 从 x_0 的右侧趋向于 x_0 时,函数 $f(x)$ 趋近于常数 A,则称 A 为函数 $f(x)$ 当 $x \to x_0$ 时的**右极限**(right-hand limit),记为 $\lim\limits_{x \to x_0^+} f(x) = A$ 或 $f(x) \to A(x \to x_0^+)$ 或 $f(x_0 + 0) = A$.

左极限和右极限统称为**单侧极限**. 函数 $f(x)$ 在点 x_0 的极限存在的充分必要条件为函数 $f(x)$ 在点 x_0 的左、右极限都存在且相等. 这个结论常用于讨论分段函数在分段点处的极限.

例 1.12 设 $f(x) = \begin{cases} x + 1, & -\infty < x < 0, \\ x^2, & 0 \leqslant x \leqslant 1, \\ 1, & x > 1. \end{cases}$ 求 $\lim\limits_{x \to 0} f(x)$ 及 $\lim\limits_{x \to 1} f(x)$.

解 (1) 当 $x \to 0$ 时,因为

$$\lim_{x \to 0^-} f(x) = \lim_{x \to 0^-}(x + 1) = 1 \quad 且 \quad \lim_{x \to 0^+} f(x) = \lim_{x \to 0^+} x^2 = 0,$$

即

$$\lim_{x \to 0^-} f(x) = 1 \neq 0 = \lim_{x \to 0^+} f(x),$$

所以,$\lim\limits_{x \to 0} f(x)$ 不存在.

(2) 当 $x \to 1$ 时,因为

$$\lim_{x \to 1^-} f(x) = \lim_{x \to 1^-} x^2 = 1, \quad \lim_{x \to 1^+} f(x) = \lim_{x \to 1^+} 1 = 1,$$

$$\lim_{x \to 1^-} f(x) = 1 = \lim_{x \to 1^+} f(x),$$

所以 $\lim\limits_{x \to 1} f(x) = 1$.

3. 极限存在的判别准则

定理 1.1(夹逼定理) 在同一极限过程中,若三个函数 $f(x)$,$g(x)$ 和 $h(x)$ 之间满足 $g(x) \leqslant f(x) \leqslant h(x)$ 且 $\lim g(x) = \lim h(x) = A$,则

$$\lim f(x) = A.$$

定理 1.2(单调有界数列必有极限) 若数列 $\{x_n\}$ 单调并且有界,则 $\{x_n\}$ 一定有极限,即 $\lim\limits_{n \to \infty} x_n$ 存在.

1.2.2 极限的四则运算

定理 1.3(四则运算法则) 若 $\lim\limits_{x \to x_0} f(x) = A$,$\lim\limits_{x \to x_0} g(x) = B$,$A$ 和 B 为有限常数,则

(1) $\lim\limits_{x \to x_0}[f(x) \pm g(x)] = \lim\limits_{x \to x_0} f(x) \pm \lim\limits_{x \to x_0} g(x) = A \pm B$;

(2) $\lim\limits_{x \to x_0}[f(x) \cdot g(x)] = \lim\limits_{x \to x_0} f(x) \cdot \lim\limits_{x \to x_0} g(x) = AB$;

特别地,当 c,k 为常数时,有 $\lim\limits_{x \to x_0}[cf(x)] = c\lim\limits_{x \to x_0} f(x)$,$\lim\limits_{x \to x_0}[f(x)]^k = [\lim\limits_{x \to x_0} f(x)]^k$;

(3) $\lim\limits_{x \to x_0} \dfrac{f(x)}{g(x)} = \dfrac{\lim\limits_{x \to x_0} f(x)}{\lim\limits_{x \to x_0} g(x)} = \dfrac{A}{B}$ $(B \neq 0)$.

该定理对数列的极限也是成立的,定理中 x 的变化趋势应为同一个变化趋势.

例 1.13 求 $\lim\limits_{x \to 2} \dfrac{x-3}{x^2-9}$.

解 $\lim\limits_{x \to 2} \dfrac{x-3}{x^2-9} = \dfrac{\lim\limits_{x \to 2}(x-3)}{\lim\limits_{x \to 2}(x^2-9)} = \dfrac{-1}{-5} = \dfrac{1}{5}$.

例 1.14 求 $\lim\limits_{x \to -1} \dfrac{x^2-1}{x+1}$.

解 $\lim\limits_{x \to -1} \dfrac{x^2-1}{x+1} = \lim\limits_{x \to -1} \dfrac{(x+1)(x-1)}{x+1} = \lim\limits_{x \to -1}(x-1) = \lim\limits_{x \to -1} x - 1 = -2$.

例 1.15 求 $\lim\limits_{x \to \infty} \dfrac{3x^2+6x+2}{2x^3+5x^2-1}$.

解 $\lim\limits_{x \to \infty} \dfrac{3x^2+6x+2}{2x^3+5x^2-1} = \lim\limits_{x \to \infty} \dfrac{\dfrac{3}{x}+6\dfrac{1}{x^2}+\dfrac{2}{x^3}}{2+5\dfrac{1}{x}-\dfrac{1}{x^3}}$

$= \dfrac{3\lim\limits_{x \to \infty}\dfrac{1}{x}+6\lim\limits_{x \to \infty}\dfrac{1}{x^2}+2\lim\limits_{x \to \infty}\dfrac{1}{x^3}}{2+5\lim\limits_{x \to \infty}\dfrac{1}{x}-\lim\limits_{x \to \infty}\dfrac{1}{x^3}} = 0$.

1.2.3 两个重要极限

1. $\lim\limits_{x \to 0} \dfrac{\sin x}{x} = 1$

例 1.16　求 $\lim\limits_{x \to 0} \dfrac{\sin 3x}{\sin 5x}$.

解　$\lim\limits_{x \to 0} \dfrac{\sin 3x}{\sin 5x} = \lim\limits_{x \to 0} \dfrac{3}{5} \cdot \dfrac{\sin 3x}{3x} \cdot \dfrac{5x}{\sin 5x} = \dfrac{3}{5} \lim\limits_{x \to 0} \dfrac{\sin 3x}{3x} \cdot \lim\limits_{x \to 0} \dfrac{5x}{\sin 5x} = \dfrac{3}{5}.$

例 1.17　求 $\lim\limits_{x \to 0} \dfrac{1 - \cos x}{x^2}$.

解　$\lim\limits_{x \to 0} \dfrac{1 - \cos x}{x^2} = \lim\limits_{x \to 0} \dfrac{2\sin^2 \dfrac{x}{2}}{x^2} = \lim\limits_{x \to 0} \dfrac{2\sin^2 \dfrac{x}{2}}{4\left(\dfrac{x}{2}\right)^2} = \dfrac{1}{2} \lim\limits_{x \to 0} \left(\dfrac{\sin \dfrac{x}{2}}{\dfrac{x}{2}}\right)^2$

$$= \dfrac{1}{2} \left(\lim\limits_{x \to 0} \dfrac{\sin \dfrac{x}{2}}{\dfrac{x}{2}}\right)^2 = \dfrac{1}{2} \times 1^2 = \dfrac{1}{2}.$$

2. $\lim\limits_{x \to \infty} \left(1 + \dfrac{1}{x}\right)^x = e$　或　$\lim\limits_{x \to 0} (1 + x)^{\frac{1}{x}} = e$

用这个重要极限求极限实际是求在某个极限过程中 $(1 + 无穷小)^{无穷大}$ 的极限，但无穷大与无穷小的表达式应互为倒数.

例 1.18　求 $\lim\limits_{x \to \infty} \left(1 - \dfrac{2}{x}\right)^{3x}$.

解　$\lim\limits_{x \to \infty} \left(1 - \dfrac{2}{x}\right)^{3x} = \lim\limits_{x \to \infty} \left(1 + \dfrac{2}{-x}\right)^{3x} = \lim\limits_{x \to \infty} \left(1 + \dfrac{2}{-x}\right)^{\frac{-x}{2} \cdot (-6)}$

$$= \lim\limits_{x \to \infty} \left[\left(1 + \dfrac{2}{-x}\right)^{\frac{-x}{2}}\right]^{-6} = \left[\lim\limits_{x \to \infty} \left(1 + \dfrac{2}{-x}\right)^{\frac{-x}{2}}\right]^{-6} = e^{-6}.$$

例 1.19　求 $\lim\limits_{x \to 3} \dfrac{\ln(x - 2)}{x^2 - 9}$.

解　$\lim\limits_{x \to 3} \dfrac{\ln(x - 2)}{x^2 - 9} = \lim\limits_{x \to 3} \dfrac{\ln(x - 2)}{x - 3} \cdot \lim\limits_{x \to 3} \dfrac{1}{x + 3} = \lim\limits_{x \to 3} \dfrac{\ln(x - 2)}{x - 3} \cdot \dfrac{1}{\lim\limits_{x \to 3}(x + 3)}$

$$= \dfrac{1}{6} \lim\limits_{x \to 3} \dfrac{\ln(x - 2)}{x - 3} = \dfrac{1}{6} \lim\limits_{x \to 3} \dfrac{1}{x - 3} \ln(x - 2)$$

$$= \dfrac{1}{6} \lim\limits_{x \to 3} \ln(x - 2)^{\frac{1}{x - 3}} = \dfrac{1}{6} \lim\limits_{x \to 3} \ln\left[1 + (x - 3)\right]^{\frac{1}{x - 3}}$$

$$= \dfrac{1}{6} \ln\left\{\lim\limits_{x \to 3}[1 + (x - 3)]^{\frac{1}{x - 3}}\right\}$$

$$= \dfrac{1}{6} \ln e = \dfrac{1}{6}.$$

例 1.20 当阿波罗 13 号登月失败回返地球时,空气净化器出现故障,三名宇航员利用身上的衣袜等纤维制品填充了一个长 30 cm 的圆柱形容器,抽动空气来吸收 CO_2,当空气中的 CO_2 浓度为 8% 时,在容器内通过 10 cm 厚度后浓度可降至 2%. 要求出口处的 CO_2 浓度为 1%,吸收层厚度至少为多少厘米?

解 假设气流每通过相同厚度的 Δx 便有相等比例的 CO_2 被吸收. 将厚度 x 分成 n 等份,每一份 CO_2 的吸收量与 $\dfrac{x}{n}$ 成正比,比例系数为 k. 在 $x = 0$ 处 CO_2 的量为 M_0,则经过 n 层后为 $M_0 \left(1 - \dfrac{kx}{n}\right)^n$,要让每层的厚度尽可能小并趋于零,只要 $n \to \infty$,则经过 x 层后 CO_2 的量为

$$M(x) = \lim_{n \to \infty} M_0 \left(1 - \frac{kx}{n}\right)^n = M_0 \left[\lim_{n \to \infty}\left(1 - \frac{kx}{n}\right)^{-\frac{n}{kx}}\right]^{-kx} = M_0 e^{-kx}.$$

当 $x = 10$ 时,CO_2 浓度从 8% 降至 2%,即初始浓度的 $\dfrac{1}{4}$,这就是

$$M(10) = M_0 e^{-10k} = \frac{M_0}{4},$$

求得 $k = \dfrac{\ln 2}{5}$. 所以 CO_2 量与厚度 x 的关系式为 $M(x) = M_0 e^{-kx}$.

令 $M(x) = \dfrac{M_0}{8}$,可解出 $x = 15$,即经过 15 cm 厚度后 CO_2 浓度可降为 1%. 同样可以验证,当 $x = 30$,即容器被纤维制品填满时,舱内空气通过容器后 CO_2 的输出浓度为 $M(30) = 0.00125$,已降至安全水平.

1.2.4 无穷小量与无穷大量

1. 无穷小量

定义 1.6 若 $\lim_{x \to x_0} f(x) = 0$,则称函数 $f(x)$ 在 $x \to x_0$ 时为**无穷小量**(infinitesimal),简称为**无穷小**.

定义中的 $x \to x_0$,可换成 $x \to x_0^+$,$x \to x_0^-$,$x \to \infty$,$x \to -\infty$,$x \to +\infty$ 等,当然函数 $f(x)$ 也可换成数列 x_n,此时 $x \to x_0$ 换成 $n \to \infty$.

无穷小量是以零为极限的变量,提到无穷小量时要指明自变量的变化过程,如 $\sin x$ 在 $x \to 0$ 时是无穷小量.

任意很小的数都不是无穷小量,但**零可以看作无穷小的常数**(也是唯一一个可看成无穷小的常数),因为常数的极限总是等于常数本身.

根据无穷小量的定义及极限的定义与运算法则,可知无穷小量有如下性质:

性质 1 有限个无穷小量的代数和仍为无穷小量.

性质 2 有限个无穷小之积为无穷小.

性质 3 有界变量与无穷小量的乘积仍为无穷小量.

例如,因为 $\lim_{x \to 0} x = 0$,即 x 是 $x \to 0$ 时的无穷小量,而 $\left| \sin \frac{1}{x} \right| \leqslant 1$,即 $\sin \frac{1}{x}$ 为有界变量,所以当 $x \to 0$ 时,$x \sin \frac{1}{x}$ 是无穷小量,即 $\lim_{x \to 0} x \sin \frac{1}{x} = 0$,这也提供了一种求极限的方法.

当然常量也是有界的,所以常量与无穷小量之积为无穷小量.

定理 1.4 $\lim_{x \to x_0} f(x) = A \Leftrightarrow f(x) = A + \alpha(x)$,其中 $\alpha(x)$ 在 $x \to x_0$ 时为无穷小量.

这里 $x \to x_0$ 也可换成其他变化过程,不管是什么样的变化过程总是同一个变化过程.

2. 无穷小量的比较

两个无穷小量的和、差、积都是无穷小量,那么,两个无穷小量的商是否仍是无穷小量呢? 例如,当 $x \to 0$ 时,$x, x^2, 2x, x^3$ 都是无穷小量,不同的是 $\lim_{x \to 0} \frac{x^2}{x} = 0$,$\lim_{x \to 0} \frac{2x}{x} = 2$,$\lim_{x \to 0} \frac{x^2}{x^3}$ 不存在,也就是说,当 $x \to 0$ 时,$\frac{x^2}{x}$ 是无穷小量,但 $\frac{2x}{x}$,$\frac{x^2}{x^3}$ 不是无穷小量. 这些情形表明,同为无穷小量,但它们趋于零的速率有快有慢,为了比较不同的无穷小量趋于零的速率,引入无穷小量阶的概念:

定义 1.7 设 $\alpha = \alpha(x)$,$\beta = \beta(x)$ 在自变量的某个变化过程中($x \to x_0$ 或 $x \to \infty$ 等)是无穷小(且 $\alpha \neq 0$),则

(1) 若 $\lim \frac{\beta}{\alpha} = c$($c \neq 0$ 是常数),则称 β 与 α 是**同阶无穷小**;特别是,当 $c = 1$,则称 β 与 α 是**等价无穷小**,记作 $\beta \sim \alpha$;

(2) 若 $\lim \frac{\beta}{\alpha} = 0$,则称 β 是比 α **高阶**的无穷小,记作 $\beta = o(\alpha)$;

(3) 若 $\lim \frac{\beta}{\alpha} = \infty$,则称 β 是比 α **低阶**的无穷小,或 α 是比 β 高阶的无穷小.

例如,$\lim_{x \to 0} \frac{2x}{x} = 2$,故当 $x \to 0$ 时,$2x$ 与 x 为同阶无穷小;$\lim_{x \to 0^+} \frac{x^2}{\sqrt{x}} = \lim_{x \to 0^+} x^{\frac{3}{2}} = 0$,故当 $x \to 0^+$ 时,x^2 是比 $\sqrt{x}$ 高阶的无穷小;而由第一个重要极限知,当 $x \to 0$ 时,$\sin x \sim x$.

求两个无穷小之比的极限时,分子及分母都可以用等价无穷小来代替,设 $\alpha \sim \alpha'$,$\beta \sim \beta'$,且 $\lim \frac{\beta'}{\alpha'}$ 存在,则

$$\lim \frac{\beta}{\alpha} = \lim \left(\frac{\beta}{\beta'} \cdot \frac{\beta'}{\alpha'} \cdot \frac{\alpha'}{\alpha} \right) = \lim \frac{\beta}{\beta'} \cdot \lim \frac{\beta'}{\alpha'} \cdot \lim \frac{\alpha'}{\alpha} = \lim \frac{\beta'}{\alpha'}.$$

如果用来代替的无穷小选得适当的话,可以使计算简化.

例 1.21 求 $\lim_{x \to 0} \frac{\tan 2x}{\sin 5x}$.

解　当 $x \to 0$ 时，$\tan 2x \sim 2x$，$\sin 5x \sim 5x$，所以

$$\lim_{x \to 0} \frac{\tan 2x}{\sin 5x} = \lim_{x \to 0} \frac{2x}{5x} = \frac{2}{5}.$$

读者可以自己证明，当 $x \to 0$ 时，

$$x \sim \sin x \sim \tan x \sim \arcsin x \sim \arctan x \sim \ln(1+x) \sim (e^x - 1).$$

3. 无穷大量

定义 1.8　当 $x \to x_0$（或 $x \to \infty$）时，若函数 $f(x)$ 的绝对值无限地增大，则称函数 $f(x)$ 当 $x \to x_0$ 时为**无穷大量**，简称为无穷大，记为 $\lim\limits_{x \to x_0} f(x) = \infty$ 或 $f(x) \to \infty \ (x \to x_0)$.

当 $x \to x_0$ 时，$f(x)$ 为无穷大，是极限不存在的一种特殊情况，但这个记号还是明确了变化规律.

无穷大量都是变量，任何常数都不可能是无穷大.

4. 无穷小与无穷大的关系

在自变量的同一趋向下，无穷大的倒数是无穷小，无穷小（不等于零）的倒数是无穷大.

例如，因 $\lim\limits_{x \to 1}(x-1) = 0$，即 $x-1$ 是 $x \to 1$ 时的无穷小，且 $x \to 1$ 时，$x-1 \neq 0$，所以其倒数是同一过程中的无穷大，即 $\lim\limits_{x \to 1} \dfrac{1}{x-1} = \infty$，这也提供了一种求极限的方法.

1.3　函数的连续性

1.3.1　函数连续性的概念

自然界中很多量的变化都是连续不断的，如体温的升降、机体的成长、血液的流动等，就体温的变化来看，当时间的变动很微小时，温度的变化也很微小，这也是这些现象共同的特点，即连续性，为了说明连续性，先给出增量的定义.

1. 函数的增量

定义 1.9　设函数 $y = f(x)$ 在 x_0 的某邻域内有定义，当自变量 x 从 x_0 变到 $x_0 + \Delta x$，即 x 在 x_0 处取得增量 Δx 时，函数 y 相应地从 $f(x_0)$ 变到 $f(x_0 + \Delta x)$，称 $\Delta y = f(x_0 + \Delta x)$ $- f(x_0)$ 为函数 $y = f(x)$ 相应于 Δx 的**增量**（increment）.

一般来说，Δy 既与 x_0 有关，也与 Δx 有关，Δx 和 Δy 反映了自变量和因变量之间的变化关系，如果当 $\Delta x \to 0$ 时，有 $\Delta y \to 0$，就称函数 $y = f(x)$ 在点 x_0 处是连续的（图 1.5）.

2. 函数连续的定义

定义 1.10　设函数 $y = f(x)$ 在点 x_0 的某邻域内有定义，若

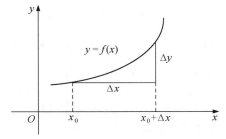

图 1.5

$$\lim_{x \to x_0} f(x) = f(x_0),$$

则称函数 $y = f(x)$ 在点 x_0 处是**连续**的,点 x_0 称为函数 $y = f(x)$ 的**连续点**(continuous point).

由函数在某点处连续的定义可知,函数 $y = f(x)$ 在点 x_0 处连续的充分必要条件是同时满足以下三条:

(1) 函数 $y = f(x)$ 在点 x_0 处有定义,即 $f(x_0)$ 存在;

(2) 函数 $y = f(x)$ 在点 x_0 处的极限存在,即 $\lim\limits_{x \to x_0} f(x) = A$;

(3) 函数 $y = f(x)$ 在点 x_0 处的极限值等于函数 $y = f(x)$ 在点 x_0 处的函数值,即 $f(x_0) = A$.

例 1.22 讨论函数 $f(x) = \begin{cases} x\sin\dfrac{1}{x}, & x \neq 0, \\ 0, & x = 0, \end{cases}$ 在 $x = 0$ 处的连续性.

解 因 $\lim\limits_{x \to 0} x\sin\dfrac{1}{x} = 0$,又 $f(0) = 0$,

得 $\lim\limits_{x \to 0} f(x) = f(0)$,所以函数 $f(x)$ 在 $x = 0$ 处连续.

由 $x \to x_0$ 的含义决定,函数 $f(x)$ 在点 x_0 处连续也可分为左连续和右连续:

若函数 $f(x)$ 在 $(a, x_0]$ 内有定义,且 $\lim\limits_{x \to x_0^-} f(x) = f(x_0)$,则称函数 $f(x)$ 在点 x_0 处左连续;若函数 $f(x)$ 在 $[x_0, b)$ 内有定义,且 $\lim\limits_{x \to x_0^+} f(x) = f(x_0)$,则称函数 $f(x)$ 在点 x_0 处右连续. 函数 $f(x)$ 在点 x_0 处连续的充分必要条件是 $f(x)$ 在点 x_0 处既左连续又右连续.

如果函数 $f(x)$ 在开区间 (a, b) 内的每一点都连续,则称 $f(x)$ 在开区间 (a, b) 内连续;如果函数 $f(x)$ 在开区间 (a, b) 内连续,且在左端点 a 处右连续,右端点 b 处左连续,则称 $f(x)$ 在闭区间 $[a, b]$ 上连续;函数在某区间 I 上连续,则称它是 I 上的**连续函数** (continuous function). 连续函数的图像是一条连绵不断的曲线,称为**连续曲线** (continuous curve).

例 1.23 讨论函数 $f(x) = \begin{cases} x+2, & x > 0, \\ x-2, & x \leqslant 0, \end{cases}$ 在 $x = 0$ 处的连续性.

解 $\lim\limits_{x \to 0^+} f(x) = \lim\limits_{x \to 0^+} (x+2) = 2 \neq f(0)$,

$\lim\limits_{x \to 0^-} f(x) = \lim\limits_{x \to 0^-} (x-2) = -2 = f(0)$,

函数 $f(x)$ 在 $x = 0$ 处左连续但不右连续,所以函数 $f(x)$ 在 $x = 0$ 处不连续.

1.3.2 函数的间断点

定义 1.11 如果函数 $f(x)$ 在点 x_0 处不连续,则称 $f(x)$ 在点 x_0 间断,点 x_0 称为 $f(x)$ 的**间断点** (discontinuous point). 由函数连续性的充分必要条件,函数 $f(x)$ 在点 x_0 间断至少满足下列三个条件之一:

(1) 函数 $y = f(x)$ 在点 x_0 处没有定义;

（2）函数 $y = f(x)$ 在点 x_0 处的极限不存在；

（3）函数 $y = f(x)$ 在点 x_0 处有定义，且 $\lim\limits_{x \to x_0} f(x)$ 存在，但 $\lim\limits_{x \to x_0} f(x) \neq f(x_0)$.

例如，函数 $y = \dfrac{x^2 + x - 2}{x - 1}$ 在 $x = 1$ 处没有定义，故 $x = 1$ 是该函数的间断点；函数

$$f(x) = \begin{cases} \sin \dfrac{1}{x}, & x \neq 0, \\ 0, & x = 0 \end{cases}$$ 在 $x = 0$ 处有定义，但 $\lim\limits_{x \to 0} \sin \dfrac{1}{x}$ 不存在，故 $x = 0$ 是该函数的间

断点.

在例 1.23 中，$x = 0$ 是间断点是因为 $\lim\limits_{x \to 0^+} f(x) = 2 \neq \lim\limits_{x \to 0^-} f(x) = -2$，当 x 由左到右经过零点时，函数值突然由 -2 跳到 2（图 1.6），像这样，如果函数在某点处的左、右极限都存在，但不相等，称该点为函数的**跳跃间断点**.

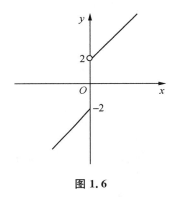 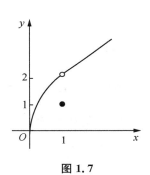

图 1.6 图 1.7

例 1.24 讨论 $f(x) = \begin{cases} 2\sqrt{x}, & 0 \leqslant x < 1, \\ 1, & x = 1, \\ 1 + x, & x > 1 \end{cases}$ 在 $x = 1$ 处的连续性.

解 因 $f(1) = 1$，且 $\lim\limits_{x \to 1^+} f(x) = \lim\limits_{x \to 1^-} f(x) = 2$，$\lim\limits_{x \to 1} f(x) = 2 \neq f(1)$，故 $x = 1$ 是该函数的间断点（图 1.7）.

若修改函数定义，令 $f(1) = 2$，则 $f(x) = \begin{cases} 2\sqrt{x}, & 0 \leqslant x < 1, \\ 1 + x, & x \geqslant 1 \end{cases}$ 在 $x = 1$ 处连续. 例 1.24 只要改变或者补充间断处函数的定义，则可使其变为连续点的间断点称为**可去间断点**.

跳跃间断点与可去间断点的共同点为在间断点 x_0 处的左、右极限都存在，这两类间断点统称为**第一类间断点**. 如果 $f(x)$ 在点 x_0 处的左、右极限至少有一个不存在，则称 x_0 为函数 $f(x)$ 的**第二类间断点**.

例如，函数 $f(x) = \begin{cases} \dfrac{1}{x}, & x > 0, \\ x, & x \leqslant 0 \end{cases}$ 在 $x = 0$ 处，$\lim\limits_{x \to 0^-} f(x) = 0$，而 $\lim\limits_{x \to 0^+} f(x) = \infty$，

$x = 0$ 是函数的第二类间断点，这种情况称为**无穷间断点**（图 1.8）.

函数 $f(x) = \sin\dfrac{1}{x}$ 在 $x = 0$ 处没有定义,而当 $x \to 0$ 时,$\sin\dfrac{1}{x}$ 在 -1 与 1 之间无限振荡(图 1.9),$x = 0$ 属于第二类间断点,称为**振荡间断点**.

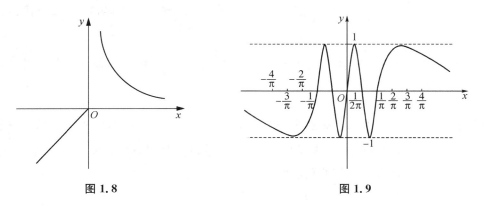

图 1.8   图 1.9

1.3.3 连续的性质

性质 1 若函数 $f(x)$,$g(x)$ 在点 x_0 处连续,则 $f(x) \pm g(x)$,$f(x) \cdot g(x)$,$\dfrac{f(x)}{g(x)}$ $[g(x_0) \neq 0]$ 在点 x_0 处也连续.

例如,$\sin x$,$\cos x$ 在 $(-\infty, +\infty)$ 内连续,故 $\tan x$,$\cot x$,$\sec x$,$\csc x$ 在其定义区间内是连续的.

性质 2 严格单调的连续函数必有严格单调的连续反函数.

例如,$y = \sin x$ 在 $\left[-\dfrac{\pi}{2}, \dfrac{\pi}{2}\right]$ 上单调增加且连续,故 $y = \arcsin x$ 在 $[-1, 1]$ 上也单调增加且连续,同理,$y = \arccos x$ 在 $[-1, 1]$ 上单调减少且连续,$y = \arctan x$,$y = \text{arccot}\, x$ 在 $[-\infty, +\infty]$ 上单调且连续,反三角函数在其定义域内皆连续.

性质 3 若 $\lim\limits_{x \to x_0} \varphi(x) = a$,函数 $f(u)$ 在点 a 处连续,则有

$$\lim_{x \to x_0} f[\varphi(x)] = f(a) = f\left[\lim_{x \to x_0} \varphi(x)\right].$$

这个结论给出了求复合函数极限运算的操作方式:求复合函数 $f[\varphi(x)]$ 的极限时,函数符号 f 与极限符号 $\lim$ 可以交换顺序.

例 1.25 求极限 $\lim\limits_{x \to 0} \sin(1+x)^{\frac{1}{x}}$.

解 $\lim\limits_{x \to 0} \sin(1+x)^{\frac{1}{x}} = \sin \lim\limits_{x \to 0} (1+x)^{\frac{1}{x}} = \sin \mathrm{e}$.

例 1.26 求极限 $\lim\limits_{x \to \frac{\pi}{2}} (1 + \cot x)^{2\tan x}$.

解 令 $t = \cot x$,则当 $x \to \dfrac{\pi}{2}$ 时,$t \to 0$,因此

$$\lim_{x\to\frac{\pi}{2}}(1+\cot x)^{2\tan x}=\lim_{t\to0}(1+t)^{\frac{2}{t}}=\lim_{t\to0}[(1+t)^{\frac{1}{t}}]^2=[\lim_{t\to0}(1+t)^{\frac{1}{t}}]^2=\mathrm{e}^2.$$

性质 4　设函数 $u=\varphi(x)$ 在点 $x=x_0$ 处连续,且 $\varphi(x_0)=u_0$,而函数 $y=f(u)$ 在点 $u=u_0$ 处连续,则复合函数 $y=f[\varphi(x)]$ 在点 $x=x_0$ 处连续.

例如,$u=\dfrac{1}{x}$ 在 $(-\infty,0)\bigcup(0,+\infty)$ 内连续,$y=\sin u$ 在 $(-\infty,+\infty)$ 内连续,所以 $y=\sin\dfrac{1}{x}$ 在 $(-\infty,0)\bigcup(0,+\infty)$ 内连续.

基本初等函数在定义域内是连续的,故一切初等函数在其定义区间内都是连续的. 定义区间是指包含在定义域内的区间.

1.3.4　闭区间上连续函数的性质

定理 1.5(最大值和最小值定理)　闭区间上连续的函数一定有最大值和最小值.

该定理说明,若函数 $y=f(x)$ 在闭区间 $[a,b]$ 上连续,则必有最高点和最低点,如图 1.10 所示.

定理 1.6(介值定理)　如果函数 $f(x)$ 在闭区间 $[a,b]$ 上连续,且在这区间的端点取不同的函数值,$f(a)=A$ 及 $f(b)=B$,那么,对于 A 与 B 之间的任意一个数 C,在开区间 (a,b) 内至少有一点 ξ,使得

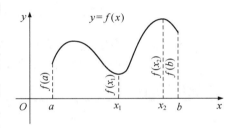

图 1.10

$$f(\xi)=C \quad (a<\xi<b).$$

介值定理表明,连续曲线弧 $y=f(x)$ 与水平直线 $y=C$ 至少有一个交点(图 1.11).

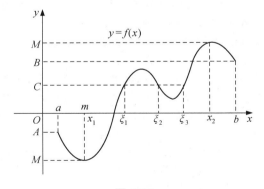

图 1.11

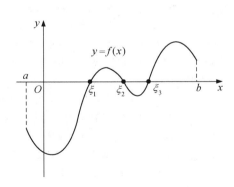

图 1.12

推论(根的存在定理)　设函数 $f(x)$ 在闭区间 $[a,b]$ 上连续,且 $f(a)$ 与 $f(b)$ 异号[即 $f(a)\cdot f(b)<0$],那么在开区间 (a,b) 内,至少存在一点 $\xi(a<\xi<b)$,使 $f(\xi)=0$.

该定理表明,连续曲线弧 $y=f(x)$ 的两个端点位于 x 轴的不同侧,则曲线与 x 轴至少有一个交点,即方程 $f(x)=0$ 在 (a,b) 内至少有一个实根(图 1.12).

例 1.27 设函数 $f(x)$ 在闭区间 $[a,b]$ 上连续,且 $f(a) < a$, $f(b) > b$. 证明至少存在一点 $\xi \in (a,b)$,使得 $f(\xi) = \xi$.

证明 令 $F(x) = f(x) - x$,则 $F(x)$ 在闭区间 $[a,b]$ 上连续,

而
$$F(a) = f(a) - a < 0, \quad F(b) = f(b) - b > 0,$$

由根的存在定理,$\exists \xi \in (a,b)$,

使得
$$F(\xi) = f(\xi) - \xi = 0, \quad 即 \ f(\xi) = \xi.$$

例 1.28 证明 $y = e^{x-3} + 1$ 至少有一个不超过 4 的正根.

证明 令 $f(x) = x - e^{x-3} - 1$.

显然,$f(x)$ 在闭区间 $[0,4]$ 上连续,且

$$f(0) = -e^{-3} - 1 < 0,$$
$$f(4) = 4 - e^{4-3} - 1 = 3 - e > 0.$$

根据根的存在定理,在开区间 $(0,4)$ 内至少存在一点 $\xi \in (0,4)$,使 $f(\xi) = 0$,即 $y = e^{x-3} + 1$ 在开区间 $(0,4)$ 内有一根,原命题得证.

知识拓展

圆 周 率

中国数学家刘徽在注释《九章算术》时(公元 263 年)只用圆内接正多边形就求得 π 的近似值,也得出精确到两位小数的 π 值,他的方法被后人称为割圆术,其中有求极限的思想.南北朝时代的数学家祖冲之利用割圆术进一步得出精确到小数点后 7 位的 π 值(公元 466 年),给出不足近似值 3.141 592 6 和过剩近似值 3.141 592 7,还得到两个近似分数值,密率 355/113 和约率 22/7,这一纪录在世界上保持了一千年之久.为纪念祖冲之对中国圆周率发展的贡献,将这一推算值以他的名字命名为**祖冲之圆周率**,简称**祖率**.密率在西方直到 1573 年才由德国人奥托得到,1625 年发表于荷兰工程师安托尼斯的著作中,欧洲称之为**安托尼斯率**.阿拉伯数学家卡西在 15 世纪初求得圆周率 17 位精确小数值,打破祖冲之保持近千年的纪录.德国数学家柯伦于 1596 年将 π 值算到 20 位小数值,后投入毕生精力,于 1610 年算到小数后 35 位数,该数值以他的名字命名为**鲁道夫数**.1579 年,法国数学家韦达给出 π 的第一个解析表达式.此后,无穷乘积式、无穷连分数、无穷级数等各种 π 值表达式纷纷出现,π 值计算精度也迅速增加.1706 年,英国数学家梅钦计算 π 值突破 100 位小数大关.1873 年,另一位英国数学家尚可斯将 π 值计算到小数点后 707 位,可惜他的结果从第 528 位起是错的.1948 年,英国的弗格森和美国的伦奇共同发表了 π 的第 808 位小数值,成为人工计算圆周率值的最高纪录.电子计算机的出现使 π 值计算有了突飞猛进的发展.1949 年,美国马里兰州阿伯丁的军队弹道研究实验室首次用计算机(ENIAC)计算 π 值,一下子就算到第 2 037 位小数,突破了千位数.1989 年,美国哥伦比亚大学研究人员用克雷-2 型和 IBM-VF 型巨型电子计算机计算出 π 值小数点后 4.8 亿位数,后又继续算到小数点后 10.1 亿位数,创下新的纪录.19 世纪前,圆周率的计算进展相当缓慢,19 世纪后,计算圆周率的世界纪录频频创新.整个 19 世纪,可以说是圆周率的手工计算量最大的世纪.进入 20 世纪,随着计算机的发明,圆周率的计算突飞猛进.借助于超级计算机,人们已经得到了圆周率的第 2 061 亿位精度.

本 章 小 结

1. 函数的概念;函数的基本性态、初等函数;函数极限的概念;无穷小量与无穷大量;极限的运算法则;

两个重要极限.

2. 函数连续的概念;函数的间断点;初等函数的连续性;闭区间上的连续函数的性质.

关 键 术 语

函数(function); 初等函数(elementary function); 极限(limit);

无穷小量(infinitesimal); 连续函数(continuous function).

习 题 1

1. 已知 $f\left(\dfrac{1}{t}\right) = \dfrac{5}{t} + 2t^2$,求 $f(t)$ 及 $f(t^2 + 1)$.

2. 若 $\phi(t) = \begin{cases} 1, & |x| < \dfrac{\pi}{3}, \\ |\sin x|, & |x| \geqslant \dfrac{\pi}{3}, \end{cases}$ 求 $\phi\left(\dfrac{\pi}{6}\right)$ 及 $\phi\left(\dfrac{\pi}{3}\right)$.

3. 已知函数 $y = f(x) = \begin{cases} 2\sqrt{x}, & 0 \leqslant x \leqslant 1, \\ 1 + x, & x > 1, \end{cases}$ 求 $f\left(\dfrac{1}{2}\right)$ 及 $f\left(\dfrac{1}{t}\right)$,并写出定义域及值域.

4. 求 $f(x) = \dfrac{e^x - e^{-x}}{e^x + e^{-x}}$ 的反函数,并指出其定义域.

5. 脉冲发生器产生一个单三角脉冲,其波形如图 1.13 所示,写出电压 U 与时间 t ($t \geqslant 0$) 的函数关系式.

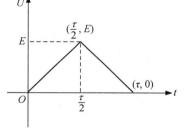

图 1.13

6. 某药物的每天剂量 y(g) 与使用者的年龄 x(岁) 之间有关系:

$$y = \begin{cases} 0.125x, & 0 < x < 16, \\ 2, & x \geqslant 16. \end{cases}$$

分别求 3 岁,10 岁,19 岁患者每天所用药物的剂量.

7. 分解下列复合函数.

(1) $y = 5^{(x^2+1)^4}$;

(2) $y = e^{\arcsin 3x}$;

(3) $y = \lg[\tan(x^2 + \arcsin x)]$;

(4) $y = \sin[\tan(x^2 + x - 1)]$.

8. 求下列极限.

(1) $\lim\limits_{x \to 0} \dfrac{\sqrt{1+x^2}-1}{x}$;

(2) $\lim\limits_{x \to 1} \dfrac{4x-1}{x^2+2x-3}$;

(3) $\lim\limits_{x \to 1} \dfrac{x^2-1}{x^2+2x-3}$;

(4) $\lim\limits_{x \to \infty} \dfrac{2x^3+3x^2+5}{7x^3+4x^2-1}$;

(5) $\lim\limits_{x \to 0} \dfrac{\tan x - \sin x}{x^3}$;

(6) $\lim\limits_{x \to 0}(1-3x)^{\frac{1}{x}}$;

(7) $\lim\limits_{x \to 1}(1-x)\tan\dfrac{\pi}{2}x$;

(8) $\lim\limits_{x \to 0} \dfrac{\tan x}{x^3 - x^2 - 2x}$;

(9) $\lim\limits_{x \to +\infty}(\sin\sqrt{x+1} - \sin\sqrt{x})$;

(10) $\lim\limits_{x \to 1} \dfrac{1-x^2}{\sin \pi x}$;

(11) $\lim\limits_{x\to 0}\left(\dfrac{1+x}{1-x}\right)^{\cot x}$;

(12) $\lim\limits_{x\to 0}\dfrac{\tan^2 2x}{1-\cos x}$;

(13) $\lim\limits_{x\to 0}\dfrac{(x+1)\sin x}{\arcsin x}$;

(14) $\lim\limits_{x\to 0}\dfrac{\tan x-\sin x}{\sin^3 2x}$;

(15) $\lim\limits_{x\to 0}\dfrac{\tan 5x-\cos x+1}{\sin 3x}$.

9. 试问函数 $f(x)=\begin{cases} x\sin\dfrac{1}{x}, & x>0, \\ 10, & x=0, \\ 5+x^2, & x<0, \end{cases}$ 在 $x=0$ 处的左、右极限是否存在？当 $x\to 0$ 时，$f(x)$ 的极限是否存在？

10. 设函数 $f(x)=\begin{cases} \dfrac{a(1-\cos x)}{x^2}, & x<0, \\ 1, & x=0, \\ \ln(b+x^2), & x>0, \end{cases}$ 在 $x=0$ 处连续，求 a 和 b 的值.

11. 确定下列函数的间断点及其类型.

(1) $f(x)=\dfrac{1}{1-\mathrm{e}^{\frac{x}{1-x}}}$;

(2) $f(x)=\dfrac{x^2-1}{x^2-3x+2}$;

(3) $f(x)=\dfrac{x^2-x}{|x|(x^2-1)}$.

12. 设函数 $f(x)=\dfrac{\mathrm{e}^x-b}{(x-a)(x-1)}$ 有无穷间断点 $x=0$ 及可去间断点 $x=1$，试确定常数 a 和 b 的值.

13. 证明方程 $x^3-4x^2+1=0$ 在区间 $(0, 1)$ 内至少有一根.

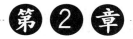

导数与微分

　　微分学是高等数学的主要基础内容之一,是微积分的重要组成部分,它的基本概念是导数与微分. 它为我们提供了一种解决各种量间关系的基本工具. 微分学在自然科学、工程技术和医药卫生科学等很多领域有着广泛的应用.

　　本章将介绍导数与微分的基本概念、运算法则,微分中值定理及导数与微分的应用等.

2.1 导　　数

2.1.1 导数的概念

　　导数作为微分学中最主要的概念是英国数学家、物理学家牛顿(Newton)和德国数学家莱布尼兹(Leibniz)分别在研究力学与几何学过程中建立的. 下面我们从两个具体实例出发引出导数的概念.

1. 具体实例

实例 1　变速直线运动的瞬时速度.

　　设一质点 M 做变速直线运动,路程 s 与时间 t 的关系为 $s = f(t)$,现考察它在时刻 t_0 的瞬时速度.

　　设时间 t 由 t_0 变化到 $t_0 + \Delta t$,路程 s 的增量 $\Delta s = f(t_0 + \Delta t) - f(t_0)$,则在时间段 Δt 内质点 M 的平均速度为

$$\bar{v} = \frac{\Delta s}{\Delta t} = \frac{f(t_0 + \Delta t) - f(t_0)}{\Delta t}.$$

当 Δt 足够短时,Δt 内平均速度可作为时刻 t_0 的瞬时速度的近似值,且 Δt 越小,近似程度越大.

当 $\Delta t \to 0$ 时,平均速度的极限就是质点在时刻 t_0 的瞬时速度,即

$$v(t_0) = \lim_{\Delta t \to 0} \bar{v} = \lim_{\Delta t \to 0} \frac{\Delta s}{\Delta t} = \lim_{\Delta t \to 0} \frac{f(t_0 + \Delta t) - f(t_0)}{\Delta t}.$$

实例 2 生物群体繁殖速率.

设某种生物群体在理想状态下生长繁殖,该群体中个体总数 N 与时间 t 的关系可近似表示为 $N = Q(t)$,试讨论该群体在时刻 t_0 的繁殖速率.

现假设时间 t 由 t_0 变化到 $t_0 + \Delta t$,即有一增量 Δt,对应的 N 也有一增量 ΔN,且

$$\Delta N = Q(t_0 + \Delta t) - Q(t_0),$$

则在时间间隔 Δt 内个体总数 N 对时间 t 的繁殖速率为

$$\bar{v} = \frac{\Delta N}{\Delta t} = \frac{Q(t_0 + \Delta t) - Q(t_0)}{\Delta t}.$$

与上例同样的道理,可得该群体在时刻 t_0 的繁殖速率为

$$v(t_0) = \lim_{\Delta t \to 0} \bar{v} = \lim_{\Delta t \to 0} \frac{\Delta N}{\Delta t} = \lim_{\Delta t \to 0} \frac{Q(t_0 + \Delta t) - Q(t_0)}{\Delta t}.$$

虽然上面两个实例的实际意义不同,但在数学的处理方法上,都采用了有关函数在给定点的变化率极限问题,即函数增量与自变量增量之比的极限问题. 在现实中,还有许多类似问题,如曲线的切线斜率、化学反应速率、药物在体内的吸收速率等,都可以采用同样的方法去解决. 不考虑这些问题的实际意义,将它们抽象归纳便得到导数的定义.

定义 2.1 设 $y = f(x)$ 在 x_0 点及其附近有定义,若极限

$$\lim_{\Delta x \to 0} \frac{\Delta y}{\Delta x} = \lim_{\Delta x \to 0} \frac{f(x_0 + \Delta x) - f(x_0)}{\Delta x}$$

存在,则该极限称为 $y = f(x)$ 在 x_0 点处的**导数**(derivative),或称 $y = f(x)$ 在 x_0 点**可导**,记作

$$y'\Big|_{x=x_0}, \quad f'(x_0), \quad \frac{\mathrm{d}y}{\mathrm{d}x}\Big|_{x=x_0}.$$

若该极限不存在,则称 $y = f(x)$ 在 x_0 点处不可导.

如果函数 $y = f(x)$ 在区间 (a, b) 内每一点都可导,则称 $y = f(x)$ 在 (a, b) 内可导. 设任意 $x \in (a, b)$,则 $f'(x)$ 是一个函数,称为 $y = f(x)$ 的导函数,简称导数,记作

$$y', \quad f'(x), \quad \frac{\mathrm{d}y}{\mathrm{d}x}.$$

可见,$f(x)$ 在 x_0 点处的导数值 $f'(x_0)$ 就是 $f'(x)$ 在 x_0 点处的函数值 $f'(x)\Big|_{x=x_0}$,即

$$f'(x_0) = f'(x)\Big|_{x=x_0}.$$

因此,实例 1 中的瞬时速度可以表示为 $v(t_0) = \dfrac{\mathrm{d}s}{\mathrm{d}t}\Big|_{t=t_0}$,实例 2 中的繁殖速率可表示为

$v(t_0) = \dfrac{\mathrm{d}Q}{\mathrm{d}t}\Big|_{t=t_0}$.

例 2.1　利用导数的定义求 $f(x) = x^2$ 在 $x = 1$ 处的导数.

解　(1) 求增量　$\Delta y = f(x + \Delta x) - f(x) = (x + \Delta x)^2 - x^2 = 2x\Delta x + (\Delta x)^2$;

(2) 求比值 $\dfrac{\Delta y}{\Delta x} = \dfrac{2x\Delta x + (\Delta x)^2}{\Delta x} = 2x + \Delta x$;

(3) 求极限　$\lim\limits_{\Delta x \to 0} \dfrac{\Delta y}{\Delta x} = \lim\limits_{\Delta x \to 0}(2x + \Delta x) = 2x$, 即 $(x^2)' = 2x$.

所以　　　　　　　　　　$f'(1) = f'(x)\Big|_{x} = 1 \times 2 = 2.$

例 2.2　利用导数的定义求 $f(x) = \ln x$ 的导数.

解　(1) 求增量　$\Delta y = f(x + \Delta x) - f(x) = \ln(x + \Delta x) - \ln x$;

(2) 求比值　$\dfrac{\Delta y}{\Delta x} = \dfrac{\ln(x + \Delta x) - \ln x}{\Delta x}$;

(3) 求极限　$\lim\limits_{\Delta x \to 0} \dfrac{\Delta y}{\Delta x} = \lim\limits_{\Delta x \to 0} \dfrac{\ln(x + \Delta x) - \ln x}{\Delta x} = \lim\limits_{\Delta x \to 0} \dfrac{1}{\Delta x}\ln\left(1 + \dfrac{\Delta x}{x}\right)$

$$= \lim\limits_{\Delta x \to 0} \ln\left(1 + \dfrac{\Delta x}{x}\right)^{\frac{1}{\Delta x}} = \lim\limits_{\Delta x \to 0} \ln\left(1 + \dfrac{\Delta x}{x}\right)^{\frac{x}{\Delta x} \cdot \frac{1}{x}}$$

$$= \lim\limits_{\Delta x \to 0} \dfrac{1}{x}\ln\left(1 + \dfrac{\Delta x}{x}\right)^{\frac{x}{\Delta x}} = \dfrac{1}{x}.$$

所以　　　　　　　　　　$(\ln x)' = \dfrac{1}{x}.$

由导数定义及例题可见,用定义求函数导数有三个步骤:

(1) 求增量　$\Delta y = f(x + \Delta x) - f(x)$;

(2) 求比值　$\dfrac{\Delta y}{\Delta x} = \dfrac{f(x + \Delta x) - f(x)}{\Delta x}$;

(3) 求极限　$\dfrac{\mathrm{d}y}{\mathrm{d}x} = \lim\limits_{\Delta x \to 0} \dfrac{\Delta y}{\Delta x}$.

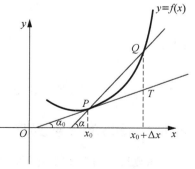

2. 导数的几何意义

设在直角坐标系上给定一条曲线 $y = f(x)$,点 $P(x_0, f(x_0))$ 是曲线上一个定点,在曲线上另取一点 $Q(x_0 + \Delta x, y_0 + \Delta y)$,作割线 PQ 和 P 点的切线 PT.

如图 2.1 所示,当 Q 沿着曲线趋向于 P 时,割线 PQ

图 2.1

即为曲线在 P 点的切线 PT，也就是说，当 $\Delta x \to 0$ 时，切线 PT 的斜率就是割线 PQ 斜率的极限，即

$$k = \mathrm{tg}\, \alpha_0 = \lim_{\Delta x \to 0} \mathrm{tg}\, \alpha = \lim_{\Delta x \to 0} \frac{\Delta y}{\Delta x} = f'(x_0).$$

这说明，函数 $y = f(x)$ 在 x_0 点处的导数 $f'(x_0)$ 等于曲线 $y = f(x)$ 在点 $(x_0, f(x_0))$ 处的切线的斜率(slope)，这就是导数的几何意义.

例 2.3　求 $y = x^2$ 在点 $(-1, 1)$ 处的切线方程和法线方程.

解　设切线方程为 $y - 1 = k(x + 1)$，

由导数的几何意义，切线的斜率为 $k = (x^2)' \big|_{x=-1} = 2x \big|_{x=-1} = -2$，

将 $k = -2$ 代入上式，得切线方程 $2x + y + 1 = 0$.

又因法线的斜率为 $-\dfrac{1}{k} = \dfrac{1}{2}$，

所以法线方程为 $y - 1 = \dfrac{1}{2}(x + 1)$，即 $x - 2y + 3 = 0$.

3. 函数的可导性与连续性的关系

定理 2.1　若函数 $y = f(x)$ 在 x_0 点处可导，则它在 x_0 点处必连续.

证明　因为 $y = f(x)$ 在 x_0 点处可导，

所以
$$\lim_{\Delta x \to 0} \frac{\Delta y}{\Delta x} = f'(x_0),$$

则
$$\lim_{\Delta x \to 0} \Delta y = \lim_{\Delta x \to 0} \left(\frac{\Delta y}{\Delta x} \cdot \Delta x \right) = \lim_{\Delta x \to 0} \frac{\Delta y}{\Delta x} \lim_{\Delta x \to 0} \Delta x = f'(x_0) \times 0 = 0,$$

所以，$y = f(x)$ 在 x_0 点处连续.

该定理的逆命题不一定成立，即函数在某点连续，未必在该点可导.

例 2.4　试说明 $y = |x|$ 在 $x = 0$ 点连续而不可导.

解　令 $\Delta y = f(0 + \Delta x) - f(0) = |\Delta x|$，

显然 $\Delta y \to 0$（当 $\Delta x \to 0$ 时），所以函数在 $x = 0$ 点处连续.

而
$$\frac{\Delta y}{\Delta x} = \frac{|\Delta x|}{\Delta x} = \begin{cases} 1, & \Delta x > 0, \\ -1, & \Delta x < 0, \end{cases}$$

则有
$$\lim_{\Delta x \to 0^+} \frac{\Delta y}{\Delta x} = 1, \qquad \lim_{\Delta x \to 0^-} \frac{\Delta y}{\Delta x} = -1,$$

即 $\lim\limits_{\Delta x \to 0} \dfrac{\Delta y}{\Delta x}$ 不存在. 所以函数在 $x = 0$ 点处不可导.

2.1.2　函数的求导法则

法则 1　四则运算法则.

设 $u(x)$，$v(x)$ 在点 x 处可导，根据导数的定义有下面的运算法则：

(1) $\big[u(x) \pm v(x)\big]' = u'(x) \pm v'(x)$；

(2) $\left[u(x)v(x)\right]' = u'(x)v(x) + u(x)v'(x)$，特别地，$\left[Cu(x)\right]' = Cu'(x)$；

(3) $\left[\dfrac{u(x)}{v(x)}\right]' = \dfrac{u'(x)v(x) - u(x)v'(x)}{v^2(x)}$.

法则 2　复合函数求导法则.

设 $y = f(u)$ 和 $u = \phi(x)$ 可导，则复合函数 $y = f[\phi(x)]$ 也可导，且 $y'_x = y'_u \cdot u'_x$.

证明　因为 $y = f(u)$ 和 $u = \phi(x)$ 可导，所以 y'_u 及 u'_x 存在.

而
$$y'_x = \lim_{\Delta x \to 0} \frac{\Delta y}{\Delta x} = \lim_{\Delta x \to 0}\left(\frac{\Delta y}{\Delta u} \cdot \frac{\Delta u}{\Delta x}\right) = \lim_{\Delta u \to 0}\frac{\Delta y}{\Delta u} \cdot \lim_{\Delta x \to 0}\frac{\Delta u}{\Delta x} = y'_u u'_x.$$

推广　设 $y = f(u)$，$u = \phi(v)$，$v = \psi(x)$ 可导，则复合函数 $y = f\{\phi[\psi(x)]\}$ 也可导，且 $y'_x = y'_u u'_v v'_x$，即

$$\frac{\mathrm{d}y}{\mathrm{d}x} = \frac{\mathrm{d}y}{\mathrm{d}u} \cdot \frac{\mathrm{d}u}{\mathrm{d}v} \cdot \frac{\mathrm{d}v}{\mathrm{d}x}.$$

以上求导法则称为复合函数求导的链法则. 使用复合函数求导的链法则的关键是搞清复合函数的结构，由外向内逐层求导. 例如，

$$(\sin x^2)' = (\sin u)'_u \cdot u'_x = \cos u \cdot (x^2)' = \cos x^2 \cdot 2x.$$

例 2.5　求 $y = x^2 \sin 3x$ 的导数.

解　$\begin{aligned} y'_x &= (x^2)' \cdot \sin 3x + x^2(\sin 3x)' = 2x\sin 3x + x^2 \cdot \cos x \cdot 3 \\ &= 2x\sin 3x + 3x^2\cos x. \end{aligned}$

2.1.3　基本初等函数的求导公式

(1) $(C)' = 0$（C 为常数）；　　　　　　　　(2) $(x^n)' = nx^{n-1}$（n 为实数，$n \neq 0$）；

(3) $(a^x)' = a^x\ln a$（$a > 0$，$a \neq 1$），特别地，$(\mathrm{e}^x)' = \mathrm{e}^x$；

(4) $(\log_a x)' = \dfrac{1}{x\ln a}$（$a > 0$，$a \neq 1$），特别地，$(\ln x)' = \dfrac{1}{x}$；

(5) $(\sin x)' = \cos x$；　　　　　　　　　　(6) $(\cos x)' = -\sin x$；

(7) $(\tan x)' = \sec^2 x$；　　　　　　　　　(8) $(\cot x)' = -\csc^2 x$；

(9) $(\arcsin x)' = \dfrac{1}{\sqrt{1-x^2}}$；　　　　　(10) $(\arccos x)' = -\dfrac{1}{\sqrt{1-x^2}}$；

(11) $(\arctan x)' = \dfrac{1}{1+x^2}$；　　　　　(12) $(\mathrm{arccot}\, x)' = -\dfrac{1}{1+x^2}$.

例 2.6　设 $f(x) = 3x^{-2} + 4\cos x - \mathrm{e}^x + 6$，求 $f'(x)$ 及 $f'(\pi)$.

解　$f'(x) = -6x^{-3} - 4\sin x - \mathrm{e}^x + 0 = -6x^{-3} - 4\sin x - \mathrm{e}^x$；

$$f'(\pi) = -6\pi^{-3} - 4\sin\pi - \mathrm{e}^\pi = -6\pi^{-3} - \mathrm{e}^\pi.$$

例 2.7　求函数 $y = \ln|x|$（$x \neq 0$）的导数.

解　因为
$$\ln|x| = \begin{cases} \ln x, & x > 0, \\ \ln(-x), & x < 0, \end{cases}$$

所以当 $x > 0$ 时，$y' = (\ln x)' = \dfrac{1}{x}$；当 $x < 0$ 时，$y' = [\ln(-x)]' = -\dfrac{1}{x}(-x)' = \dfrac{1}{x}$，

故 $$(\ln |x|)' = \dfrac{1}{x}.$$

例 2.8 求函数 $y = \left[\cos\left(\dfrac{x}{2}\right) + \sin\left(\dfrac{x}{2}\right)\right]^2$ 的导数.

解 因为 $y = \cos^2\left(\dfrac{x}{2}\right) + 2\cos\left(\dfrac{x}{2}\right)\sin\left(\dfrac{x}{2}\right) + \sin^2\left(\dfrac{x}{2}\right) = 1 + \sin x$，

所以 $$y' = (1 + \sin x)' = \cos x.$$

例 2.9 求 $y = \operatorname{arctg} \ln(3x - 1)$ 的导数.

解 令 $y = \operatorname{arctg} u$，$u = \ln v$，$v = 3x - 1$，

则
$$y'_x = y'_u u'_v v'_x = \dfrac{1}{u^2 + 1} \cdot \dfrac{1}{v} \cdot 3$$

$$= \dfrac{1}{\ln^2(3x - 1) + 1} \cdot \dfrac{1}{3x - 1} \cdot 3$$

$$= \dfrac{3}{(3x - 1)[1 + \ln^2(3x - 1)]}.$$

复合函数求导，熟练后，设中间变量的过程可以省略.

例 2.10 求 $y = e^{\arcsin\sqrt{x}}$ 的导数.

解
$$y' = e^{\arcsin\sqrt{x}} \cdot (\arcsin\sqrt{x})' \cdot (\sqrt{x})'$$

$$= e^{\arcsin\sqrt{x}} \cdot \dfrac{1}{\sqrt{1 - x}} \cdot \dfrac{1}{2\sqrt{x}} = \dfrac{1}{2\sqrt{1 - x}\sqrt{x}} \cdot e^{\arcsin x}.$$

2.1.4 隐函数求导法

1. 隐函数的导数

由 $y = f(x)$ 所确定的函数，即 y 完全由 x 的表达式表示，这样的函数称为**显函数**.

有些函数 y 很难或不可能完全由 x 的表达式表示，而是由 $F(x, y) = 0$ 所确定，这样的函数称为**隐函数**.

隐函数的求导，通常要把 y 看作一个复合函数，对方程 $F(x, y) = 0$ 的两边求关于 x 的导数，从而得到一个含 y' 的方程，解该方程便可求得导数 y'.

例 2.11 设 $xy - e^x + e^y = 0$，求 y' 及 $y'\big|_{x=0}$.

解 对方程两边求关于 x 的导数：$y + xy' - e^x + e^y y' = 0$，

解得
$$y' = \dfrac{e^x - y}{e^y + x}.$$

将 $x = 0$ 代入原方程，得 $y = 0$，所以 $y'\big|_{x=0} = \dfrac{e^0 - 0}{e^0 + 0} = 1.$

例 2.12　求椭圆 $\dfrac{x^2}{9} + \dfrac{y^2}{4} = 1$ 在点 $\left(2, \dfrac{2\sqrt{5}}{3}\right)$ 处的切线方程.

解　对方程两边求关于 x 的导数：

$$\frac{2}{9}x + \frac{y}{2} \cdot y' = 0, \quad \text{即} \quad y' = -\frac{4x}{9y}.$$

将 $x = 2$，$y = \dfrac{2\sqrt{5}}{3}$ 代入上式,

得

$$y'|_{x=2} = -\frac{4}{3\sqrt{5}}.$$

由导数的几何意义及直线的点斜式公式,求得切线方程为

$$y - \frac{2\sqrt{5}}{3} = -\frac{4}{3\sqrt{5}}(x - 2),$$

即

$$4x + 3\sqrt{5}y - 18 = 0.$$

2. 对数求导法

适用题型：

(1) 底数和指数都为函数的幂指函数.

该类题目无法直接用函数的求导公式和法则求导,如 $y = x^{\sin x}$.

(2) 表达式是由一些基本初等函数的积、商、乘方、开方形式构成的较为复杂的函数.

该类题目直接用求导公式和法则求导往往较为复杂,如 $y = \sqrt[3]{\dfrac{(x+1)^2}{(x-1)(x+2)}}$.

对数求导法的基本思路是先对函数两边取自然对数,通过对数运算法则化简后,再进行隐函数求导.

例 2.13　求函数 $y = x^{\sin x}$ 的导数.

解　对函数两边取自然对数　$\ln y = \sin x \cdot \ln x$,

两边求关于 x 的导数　$\dfrac{1}{y}y' = \cos x \cdot \ln x + \dfrac{\sin x}{x}$,

所以　$y' = y\left(\cos x \cdot \ln x + \dfrac{\sin x}{x}\right) = x^{\sin x}\left(\cos x \cdot \ln x + \dfrac{\sin x}{x}\right).$

3. 反函数的求导法则

设函数 $y = f(x)$ 与 $x = g(y)$ 互为反函数,且分别在 x 和 y 点可导,且 $g'(y) \neq 0$,则

$$f'(x) = \frac{1}{g(y)}, \quad \text{即} \quad \frac{\mathrm{d}y}{\mathrm{d}x} = \frac{1}{\dfrac{\mathrm{d}x}{\mathrm{d}y}}.$$

证明　因为可导必连续,即 $\Delta x \to 0$,必有 $\Delta y \to 0$,

所以
$$\frac{\mathrm{d}y}{\mathrm{d}x} = \lim_{\Delta x \to 0} \frac{\Delta y}{\Delta x} = \lim_{\Delta x \to 0} \frac{1}{\dfrac{\Delta x}{\Delta y}} = \frac{1}{\lim\limits_{\Delta y \to 0} \dfrac{\Delta x}{\Delta y}} = \frac{1}{\dfrac{\mathrm{d}x}{\mathrm{d}y}}.$$

我们对函数 $x = g(y)$ 两边求关于 x 的导数,则由隐函数以及复合函数的求导法则可以得到

$$1 = g'_{y(y)} \cdot y', \quad 即 \quad y' = \frac{1}{g'_y(y)}.$$

注意 反函数的导数就是直接导数的倒数.

例 2. 14 求反三角函数 $y = \arcsin x$ 的导数.

解 由 $y = \arcsin x$,得 $x = \sin y$.

因为 $y \in \left(-\dfrac{\pi}{2}, \dfrac{\pi}{2} \right)$,$\cos y > 0$,

所以
$$(\arcsin x)'_x = \frac{1}{(\sin y)'_y} = \frac{1}{\cos y} = \frac{1}{\sqrt{1 - \sin^2 y}} = \frac{1}{\sqrt{1 - x^2}}.$$

知识拓展

由参数方程所确定的函数的导数

由参数方程 $\begin{cases} x = \varphi(t), \\ y = \psi(t) \end{cases}$ 所确定的 y 关于 x 的函数求导时,通常有两种方法:一是将参数 t 消去,得到关于 x 和 y 的方程,然后进行隐函数求导;二是根据复合函数及反函数求导法则,可得

$$\frac{\mathrm{d}y}{\mathrm{d}x} = \frac{\mathrm{d}y}{\mathrm{d}t} \cdot \frac{\mathrm{d}t}{\mathrm{d}x} = \frac{\mathrm{d}y}{\mathrm{d}t} \cdot \frac{1}{\dfrac{\mathrm{d}x}{\mathrm{d}t}} = \frac{\psi'(t)}{\varphi'(t)},$$

即得参数方程所确定函数的求导公式为

$$\frac{\mathrm{d}y}{\mathrm{d}x} = \frac{\psi'(t)}{\varphi'(t)}.$$

例如,求旋轮线 $\begin{cases} x = a(t - \sin t), \\ y = a(1 - \cos t) \end{cases}$ 的导数 $\dfrac{\mathrm{d}y}{\mathrm{d}x}$,

利用公式可得
$$\frac{\mathrm{d}y}{\mathrm{d}x} = \frac{\psi'(t)}{\varphi'(t)} = \frac{a(1 - \cos t)'}{a(t - \sin t)'} = \frac{a \sin t}{a(1 - \cos t)} = \frac{\sin t}{1 - \cos t}.$$

2.1.5 高阶导数

若 $y = f(x)$ 的导数 $f'(x)$ 仍可导,则 $f'(x)$ 的导数称为 $y = f(x)$ 的**二阶导数**(second derivative),记为 y''_x,$f''(x)$ 或 $\dfrac{\mathrm{d}^2 y}{\mathrm{d}x^2}$.

一般地,若 $y = f(x)$ 的 $(n-1)$ 阶导数仍可导,则其导数称为 $y = f(x)$ 的 **n 阶导数**,记

作 y_x^n，$f^{(n)}(x)$ 或 $\dfrac{\mathrm{d}^n y}{\mathrm{d}x^n}$.

例 2.15　求 $y = x^3$ 的四阶导数 $y^{(4)}$.

解　$y' = 3x^2$，$y'' = 6x$，$y''' = 6$，$y^{(4)} = 0$.

例 2.16　求 $y = \ln x$ 的 n 阶导数 $y^{(n)}$.

解　$y' = \dfrac{1}{x}$，$y'' = (-1)x^{-2}$，$y''' = (-1)(-2)x^{-3}$，$\cdots$

$$y^{(n)} = (-1)(-2)\cdots[-(n-1)]x^{-n} = (-1)^{n-1}(n-1)!\,x^{-n}.$$

这种运算方法，称为递推算法.

2.2　微分及其应用

微分和导数是微分学中的两个重要概念，并且它们之间有着密切的联系. 我们知道，函数的导数就是函数改变量与自变量改变量之比的极限，即讨论的是变化量之比的极限情况，但在实际中，经常要考虑，当自变量有一个微小变化时，函数改变量的变化情况，从而产生了微分的概念.

2.2.1　微分的概念

引例　如图 2.2 所示，一块正方形金属薄片受温度变化的影响，边长由 x 变到 $x + \Delta x$，问此薄片面积改变了多少？

设面积为 S，则 $S = x^2$，当 x 取增量 Δx，面积的增量为

$$\Delta S = (x + \Delta x)^2 - x^2 = 2x\Delta x + (\Delta x)^2,$$

则当 $\Delta x \to 0$ 时，

$$\Delta S = 2x\Delta x + o(\Delta x) = S'(x)\Delta x + o(\Delta x).$$

一般地，若函数 $y = f(x)$ 可导，则 $\lim\limits_{\Delta x \to 0}\dfrac{\Delta y}{\Delta x} = f'(x)$，

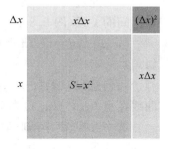

图 2.2

故 $\qquad \dfrac{\Delta y}{\Delta x} = f'(x) + \alpha \quad (\alpha \text{ 为无穷小量})$，

即 $\qquad \Delta y = f'(x)\Delta x + \alpha\Delta x = f'(x)\Delta x + o(\Delta x)$.

显然，Δy 也分为两个部分：第一部分 $f'(x)\Delta x$ 为 Δy 的主要部分（Δy 的线性主部）；第二部分 $\alpha\Delta x$ 是 Δx 的高阶无穷小（Δx 的次要部分）.

1. 微分的定义

定义 2.2　设函数 $y = f(x)$ 可导，则 $f'(x) \cdot \Delta x$ 称为 $y = f(x)$ 在 x 点相应于 Δx 的**微分**(differential)，也称函数在该点**可微**，记作 $\mathrm{d}y$ 或 $\mathrm{d}f(x)$，即

$$\mathrm{d}y = f'(x) \cdot \Delta x.$$

由上面的分析及微分的定义可以得出：

(1) 函数可微与可导是等价的；

(2) Δy 与 $\mathrm{d}y$ 相差一个 Δx 的高阶无穷小量；

(3) Δx 与 $\mathrm{d}x$ 的关系为 $\Delta x = \mathrm{d}x$.

证明 设函数 $y = x$，由微分定义，则有

$$\mathrm{d}y = \mathrm{d}x = x'\Delta x = \Delta x, \quad \text{即} \quad \mathrm{d}x = \Delta x.$$

所以微分又可记作 $\mathrm{d}y = f'(x) \cdot \mathrm{d}x$，即 $f'(x) = \dfrac{\mathrm{d}y}{\mathrm{d}x}$，所以导数又称为**微商**.

例 2.17 求函数 $y = 2\sin x + x^2 + 6$ 的微分.

解 因为 $$y' = 2\cos x + 2x = 2(\cos x + x),$$

所以 $$\mathrm{d}y = 2(\cos x + x)\mathrm{d}x.$$

例 2.18 求函数 $y = 2x^2 + 1$ 当 $x = 1$，$\Delta x = 0.01$ 时的微分.

解 因为 $y' = 4x$，

所以 $$y'|_{x=1} = 4 \times 1 = 4.$$

故当 $x = 1$，$\Delta x = 0.01$ 时的微分 $\mathrm{d}y = y'|_{x=1} \cdot \Delta x = 4 \times 0.01 = 0.04$.

2. 微分的几何意义

下面通过几何图形来说明函数的微分与导数及函数的增量之间的关系(图 2.3).

$\tan\alpha \cdot \Delta x = f'(x_0) \cdot \Delta x = \mathrm{d}y$（$\alpha$ 为过点 P 的切线的倾斜角）.

几何意义 函数 $y = f(x)$ 在 x_0 点相应于 Δx 的微分，就是曲线在点 $(x_0, f(x_0))$ 的切线相应纵坐标的改变量.

若 $|\Delta x|$ 很小，则函数的改变量 Δy 与相应的切线的纵坐标的改变量 $\mathrm{d}y$ 相差甚微，即 $\Delta y \approx \mathrm{d}y$.

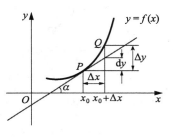

图 2.3

2.2.2 微分的基本公式和运算法则

1. 微分基本公式

与导数基本公式完全类似，只是将导数形式换成微分.

(1) $\mathrm{d}(C) = 0$；

(2) $\mathrm{d}(x^n) = nx^{n-1}\mathrm{d}x$（$n$ 为任意实数）；

(3) $\mathrm{d}(a^x) = a^x \ln a\,\mathrm{d}x$；

(4) $\mathrm{d}(e^x) = e^x\mathrm{d}x$；

(5) $\mathrm{d}(\log_a x) = \dfrac{1}{x}\dfrac{1}{\ln a}\mathrm{d}x$；

(6) $\mathrm{d}(\ln x) = \dfrac{1}{x}\mathrm{d}x$；

(7) $\mathrm{d}(\sin x) = \cos x\,\mathrm{d}x$；

(8) $\mathrm{d}(\cos x) = -\sin x\,\mathrm{d}x$；

(9) $\mathrm{d}(\tan x) = \dfrac{1}{\cos^2 x}\mathrm{d}x = \sec^2 x\,\mathrm{d}x$；

(10) $\mathrm{d}(\cot x) = -\dfrac{1}{\sin^2 x}\mathrm{d}x = -\csc^2 x\,\mathrm{d}x$；

(11) $d(\sec x) = \sec x \tan x dx$;　　(12) $d(\csc x) = -\csc x \cot x dx$;

(13) $d(\arcsin x) = \dfrac{1}{\sqrt{1-x^2}}dx$;　　(14) $d(\arccos x) = -\dfrac{1}{\sqrt{1-x^2}}dx$;

(15) $d(\arctan x) = \dfrac{1}{1+x^2}dx$;　　(16) $d(\text{arccot}\, x) = -\dfrac{1}{1+x^2}dx$.

例如，$(\sin x)' = \cos x$ 变为 $d(\sin x) = \cos x dx$；$(a^x)' = a^x \ln a$ 变为 $d(a^x) = a^x \ln a dx$.

2. 微分基本法则

与导数基本法则也类似，也是将导数相应地换成微分.

(1) 四则运算法则

$d(u \pm v) = du \pm dv$;

$d(uv) = vdu + udv$;

$d\left(\dfrac{u}{v}\right) = \dfrac{vdu - udv}{v^2}$ $(v \neq 0)$.

(2) 复合函数的微分法则

设 $y = f(u)$ 和 $u = \varphi(x)$ 可微，则复合函数 $y = f[\varphi(x)]$ 也可微，且

$$dy = f'(u)du.$$

证明　因为 $y = f(u)$ 和 $u = \varphi(x)$ 可微，

所以　　　　　　$dy = y'_x dx = y'_u u'_x dx = f'(u)\varphi'(x)dx$,

而　　　　　　$du = \varphi'(x)dx$, 故 $dy = f'(u)du$.

显然，这个式子与微分表达式 $dy = f'(x)dx$ 形式相同，只是自变量换成了一个中间变量，也就是说，不管 u 是一个什么样的变量，这种形式是不变的，所以这个式子也称为**一阶微分形式不变性**.

例 2.19　求函数 $y = e^{-4x}\cot(5x+2)$ 的微分.

解　$dy = \cot(5x+2)de^{-4x} + e^{-4x}d\cot(5x+2)$

$= \cot(5x+2)e^{-4x}d(-4x) + e^{-4x}[-\csc^2(5x+2)]d(5x+2)$

$= -e^{-4x}[4\cot(5x+2) + 5\csc^2(5x+2)]dx$.

例 2.20　求函数 $y = \cos x \log_3 x$ 的微分.

解　$dy = \log_3 x d(\cos x) + \cos x\, d(\log_3 x)$

$= -\sin x \log_3 x dx + \dfrac{1}{x\ln 3}\cos x dx$

$= \left(-\sin x \log_3 x + \dfrac{1}{x\ln 3}\cos x\right)dx$.

例 2.21　求函数 $y = \dfrac{a^x}{x^2 - \ln x}$ 的微分.

解　$dy = \dfrac{(x^2 - \ln x)d(a^x) - a^x d(x^2 - \ln x)}{(x^2 - \ln x)^2}$

$$= \frac{(x + \ln x)a^x \ln a dx - a^x\left(2x - \frac{1}{x}\right)dx}{(x^2 - \ln x)^2}$$

$$= \frac{a^x\left[(\ln a - 2)x + \ln a \ln x + \frac{1}{x}\right]}{(x^2 - \ln x)^2}dx.$$

例 2.22 求函数 $y = \sin(3x^3 + 4)$ 的微分.

解 这是一个复合函数求微分问题,把 $3x^3 + 4$ 看作中间变量 u,则

$$dy = d\sin u = \cos u du = \cos(3x^3 + 4)d(3x^3 + 4)$$
$$= 9x^2\cos(3x^3 + 4)dx.$$

做题熟练后,设中间变量的过程可以省略.

2.2.3 微分在近似计算中的应用

由前面实例的讨论可以看出,函数 $y = f(x)$ 在 x_0 点的微分是函数改变量 Δy 的线性主部,且当 $|\Delta x|$ 很小时,dy 可以近似代替 Δy,即 $\Delta y \approx dy$,

故有

$$f(x_0 + \Delta x) - f(x_0) \approx f'(x_0)\Delta x,$$

即

$$f(x) \approx f(x_0) + f'(x_0)(x - x_0).$$

这个式子称为微分的近似计算公式.

例 2.23 用微分求 $\sin 30°30'$ 的近似值.

解 设 $y = \sin x$,因 $(\sin x)' = \cos x$,取 $x = 30°30'$, $x_0 = 30°$, $\Delta x = 30' = \frac{\pi}{360}$,

则

$$\sin 30°30' = \sin(30° + 30') \approx \sin 30° + \cos 30°\left(\frac{\pi}{360}\right)$$
$$\approx 0.507\ 6.$$

当 $|x|$(相当于 Δx)很小时,我们可以推出工程上常用的几个近似公式:

$$\sin x \approx x; \qquad \tan x \approx x; \qquad e^x \approx 1 + x;$$
$$\ln(1 + x) \approx x; \qquad \sqrt[n]{1 + x} \approx 1 + \frac{1}{n}x.$$

证明 $e^x \approx 1 + x.$

取 $f(u) = e^u$,则 $f'(u) = e^u$(u 为自变量).

取 $u_0 = 0$, $\Delta u = x$,则 $u = x.$

由微分近似计算公式得

$$e^u = e^x \approx e^0 + e^0 x = 1 + x.$$

例 2.24 求 $(1.02)^{\frac{1}{3}}$ 的近似值.

解 $(1.02)^{\frac{1}{3}} = (1 + 0.02)^{\frac{1}{3}} \approx 1 + \frac{1}{3} \times 0.02 \approx 1.006\ 7.$

知识拓展

高 阶 微 分

与高阶导数类似,可以定义函数 $y = f(x)$ 的高阶微分. 在定义高阶微分时,把 dx 固定,这样 dy 只是 x 的函数,若 $y = f(x)$ 的导数 $f'(x)$ 仍可微,则 dy 的微分称为 $y = f(x)$ 的**二阶微分**,记作 $d^2 y$. 即

$$d^2 y = d(dy) = d[f'(x)dx] = d[f'(x)]dx = f''(x)dx\, dx = f''(x)(dx)^2 = f''(x)dx^2.$$

上式中用 dx^2 表示 $(dx)^2$,注意这里 dx^2 不是 x^2 的微分,同样,dx^3,dx^4,$\cdots$,dx^n 相应地表示 $(dx)^3$,$(dx)^4$,$\cdots$,$(dx)^n$.

与定义二阶微分类似,可以定义三阶,四阶直到 n 阶微分,并分别记作 $d^3 y$,$d^4 y$,$\cdots$,$d^n y$,类似于求 $d^2 y$,可求:

$$d^3 y = f'''(x)dx^3,\ d^4 y = f^{(4)}(x)dx^4,\ \cdots,\ d^n y = f^{(n)}(x)dx^n.$$

由高阶微分的定义可知,求高阶微分,关键是求出高阶导数,如求 $d^n y$,求出 $y = f(x)$ 的 n 阶导数,然后再乘以 $(dx)^n$ 就可以了.

本 章 小 结

1. 导数表示的是变化量之比的极限,即函数变化的速率问题. 导数的几何意义:函数在点 x_0 的导数等于函数在曲线上点 $(x_0, f(x_0))$ 处切线的斜率.

2. 可导与连续的关系:可导一定连续,连续不一定可导.

3. 应用求导法则及基本初等函数的求导公式求函数的导数.

4. 微分表示的是当自变量有一微小变化时,函数改变量的主要变化情况,即函数变化的程度问题. 微分的几何意义:函数在点 x_0 相应于 Δx 的微分,就是曲线在点 $(x_0, f(x_0))$ 的切线相应纵坐标的改变量.

关 键 术 语

导数(derivative);   斜率(slope);   二阶导数(second derivative);
三阶导数(third derivative);   微分(differential).

习 题 2

1. 用导数的定义求下列函数的导数.

(1) $f(x) = e^x$;   (2) $f(x) = \dfrac{1}{x}$,求 $f'(1)$.

2. 已知某物体做变速直线运动,其运动距离 $s(\text{m})$ 与时间 $t(\text{min})$ 的关系为 $s = t^2$,求该物体在 $t = 4$ 时的速度.

3. 求 $y = x + 2x^2$ 在点 $(-1, 1)$ 处的切线方程和法线方程.

4. 求曲线 $y = \sin x$ 上 $x = \dfrac{\pi}{4}$ 处的切线方程和法线方程.

5. 讨论函数 $f(x) = x\arctan x$ 在点 $x = 0$ 处的连续性和可导性.

6. 求下列函数的导数.

(1) $y = 3x^2 + 2\sin x + 4$;

(2) $y = x^2 \ln x + \dfrac{\sin x}{x^2}$;

(3) $y = e^x \cos x$;

(4) $y = \tan x \cdot \log_2 x$;

(5) $y = \dfrac{1 + x^{\frac{1}{2}}}{a^x}$;

(6) $y = 3\arcsin x + (1 + x^2)\arctan x$;

(7) $y = (2x^3 + 5)^4$;

(8) $y = \sqrt{x + \ln^2 x}$;

(9) $y = e^{2x} \sec 2x$;

(10) $y = \ln(x + \sqrt{a^2 + x^2})$;

(11) $y = 2^{\frac{\sin x}{\ln x}}$;

(12) $y = \lg(e^x - 1)$;

(13) $y = e^{\arctan \sqrt{x}}$;

(14) $y = \ln \tan \dfrac{x}{2}$;

(15) $y = \arctan \dfrac{x + 1}{x - 1}$;

(16) $y = \arcsin \dfrac{2x}{1 + x^2}$;

(17) $y = \ln[\ln^2(\ln^3 x)]$;

(18) $y = \sqrt{x + \sqrt{x + \sqrt{x}}}$.

7. 若 $f'(x)$ 存在,求下列函数的导数 $\dfrac{dy}{dx}$.

(1) $y = f(\ln x)$;

(2) $y = f(\sin^2 x)$;

(3) $y = \ln f(x)$;

(4) $y = f^2(x)$.

8. 求下列函数在给定点的导数.

(1) $f(x) = \dfrac{\sin x}{x^2}$,求 $f'\left(\dfrac{\pi}{3}\right)$;

(2) $f(x) = x\sqrt{1 - x^2}$,求 $f'(0)$;

(3) $f(t) = (t^2 - 3)^{\frac{5}{2}}$,求 $f'(-2)$;

(4) 已知 $y = f(\sin x)$,且 $f'(0) = 2$,求 $\dfrac{dy}{dx}\Big|_{x=0}$.

9. 求下列隐函数的导数.

(1) $\arctan \dfrac{y}{x} = \ln \sqrt{x^2 + y^2}$;

(2) $\cos^2(x^2 + y) = x$;

(3) $\sqrt{x} + \sqrt{y} = 1$;

(4) $y + \ln(xy) = 2$;

(5) $e^{xy} + x^2 - y^2 = 0$,求 $\dfrac{dy}{dx}\Big|_{x=0}$;

(6) $x - \ln(x^2 + 2y) = 0$,求 $\dfrac{dy}{dx}\Big|_{x=0}$.

10. 利用对数求导法求下列函数的导数.

(1) $y = 2x^{\sqrt{x}}$;

(2) $y = \left(\dfrac{x}{1 + x}\right)^x$;

(3) $y = \sqrt{\dfrac{x - 1}{x(x + 2)}}$;

(4) $y = x(\sin x)^{x^2}$.

11. 求下列函数的二阶导数.

(1) $y = 2x^2 + \ln x$;

(2) $y = \arcsin x$;

(3) $y = 1 + xe^x$;

(4) $y = \tan \dfrac{x}{2}$,求 $y''\left(\dfrac{2\pi}{3}\right)$;

(5) $y = f(x^2)$ [假定 $f''(x)$ 存在].

(6) 设函数 $y = y(x)$ 由参数方程 $e^y + xy = e$ 所确定，求 $y''(0)$.

12. 求下列函数的 n 阶导数.

(1) $y = (x-a)^{n+1}$；

(2) $y = e^{2x}$；

(3) $y = \sin 2x$；

(4) $y = x \ln x$.

13. 求下列函数的微分.

(1) $y = \dfrac{1}{3} \tan^3 x - \tan x$；

(2) $y = e^{-x} \cos(3-x)$；

(3) $y = \dfrac{\cos x}{1-x^2}$；

(4) $y = \arctan(e^x)$；

(5) $y = x^2 e^{2x}$；

(6) $y = e^{x^2} \ln(2x^2+1)$.

14. 将适当的函数填入到下列各括号内.

(1) $d(\qquad) = 2dx$；

(2) $d(\qquad) = \dfrac{1}{x^2} dx$；

(3) $d(\qquad) = \dfrac{1}{2\sqrt{x}} dx$；

(4) $d(\qquad) = \sec^2 x \, dx$；

(5) $d(\qquad) = e^{-x} dx$；

(6) $d(\qquad) = \cos 3x \, dx$.

15. 求下列各式的近似值.

(1) $\sqrt{1.003}$；

(2) $\sin 29°$；

(3) $e^{1.01}$；

(4) $\ln 1.02$.

16. 设水管壁的正截面为一圆环，其内径为 R，壁厚为 $h(h$ 很小$)$，利用微分计算圆环面积的近似值.

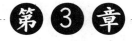

微分中值定理及导数应用

第 2 章介绍了导数和微分的概念和计算方法. 本章将介绍导数的几个重要定理, 并应用这些定理来研究函数的特征和曲线的某些性态. 通过本章的学习将会看到, 导数在解决许多复杂的数学问题, 如复杂的极限运算、不等式证明、方程求根及许多应用问题中起到重要作用.

3.1 中值定理

3.1.1 费马引理

定理 3.1 设函数 $f(x)$ 在 x_0 的某领域内有定义, 且在 x_0 可导. 若点 x_0 为 $f(x)$ 的极值点, 则必有

$$f'(x_0) = 0.$$

证明 不妨设 x_0 为 $f(x)$ 的极大值点 (对于极小值点情形也可类似证明).

按上述定义, 存在 x_0 的某领域 $U(x_0)$, 使得对一切 $x \in U(x_0)$ 有

$$f(x) \leqslant f(x_0),$$

因此, 当 $x < x_0$ 时, 有

$$\frac{f(x) - f(x_0)}{x - x_0} \geqslant 0,$$

而当 $x > x_0$ 时, 则有

$$\frac{f(x) - f(x_0)}{x - x_0} \leqslant 0,$$

由 $f(x)$ 在 x_0 可导及极限的不等式性质,得到

$$f'(x_0) = f'_-(x_0) = \lim_{x \to x_0^-} \frac{f(x) - f(x_0)}{x - x_0} \geqslant 0,$$

$$f'(x_0) = f'_+(x_0) = \lim_{x \to x_0^+} \frac{f(x) - f(x_0)}{x - x_0} \leqslant 0,$$

于是,$f'(x_0) = 0$.

3.1.2　罗尔(Rolle)定理

定理 3.2　若函数 $f(x)$ 满足如下条件:

(1) 在闭区间 $[a, b]$ 上连续;

(2) 在开区间 (a, b) 内可导;

(3) $f(a) = f(b)$,

那么在 (a, b) 内至少存在一点 ξ,使得

$$f'(\xi) = 0 \quad (a < \xi < b).$$

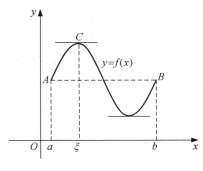

图 3.1

罗尔定理的**几何意义**:若连续的曲线弧 $\overparen{AB}$ 每一点都有不垂直于 x 轴的切线,且两端点处函数值相等,则此曲线弧 $\overparen{AB}$ 上至少存在一条水平切线(图 3.1).

注 1　定理的条件是充分不必要.另外,定理的三个条件缺少或变动任何一个,结论将不一定成立,但有时也可能存在这样的 $\xi \in (a, b)$,使 $f'(\xi) = 0$.

注 2　罗尔定理只表明了 ξ 的存在,并没有说明 ξ 在 (a, b) 内的具体位置.但这并不影响定理的应用.后面将会看到罗尔定理在微分学中的重要作用.

3.1.3　拉格朗日(Lagrange)中值定理

定理 3.3　若函数 $f(x)$ 满足如下条件:

(1) 在闭区间 $[a, b]$ 上连续;

(2) 在开区间 (a, b) 内可导,

那么在 (a, b) 内至少存在一点 ξ,使得

$$f'(\xi) = \frac{f(b) - f(a)}{b - a} \quad (a < \xi < b).$$

显然,该定理比罗尔定理少了最后一个条件,在证明该定理时,可以先根据要证明的结论构造辅助函数,使其满足罗尔定理的条件,然后利用罗尔定理推证本定理.

证明　我们可以得到与 $f'(\xi) = \dfrac{f(b) - f(a)}{b - a}$,$\xi \in (a, b)$ 等价的式子

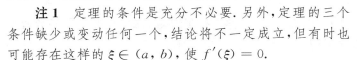

这与前面介绍的罗尔定理的结论相似,所以我们考虑函数 $F(x)=f(x)-\dfrac{f(b)-f(a)}{b-a}x$ 是否满足罗尔定理的三个条件.

显然 $F(x)$ 在闭区间 $[a,b]$ 上连续和开区间 (a,b) 内可导,并且

$$F(a)=F(b)=\frac{f(a)b-f(b)a}{b-a}.$$

由罗尔定理得,至少存在一点 $\xi\in(a,b)$,使 $F'(\xi)=0$,

即 $$f'(\xi)=\frac{f(b)-f(a)}{b-a}\quad(a<\xi<b).$$

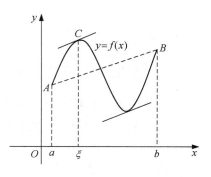

图 3.2

拉格朗日中值定理的**几何意义**:若连续的曲线弧 $\overset{\frown}{AB}$ 上每一点都有不垂直于 x 轴的切线,则至少有一条切线平行于弦 $\overline{AB}$(图 3.2).

拉格朗日中值定理是微分学中非常重要的定理,又称为**微分中值定理**.拉格朗日中值定理有以下的**等价形式**:

$$f(b)-f(a)=(b-a)f'(\xi),\quad a<\xi<b;$$
$$f(b)-f(a)=(b-a)f'[a+\theta(b-a)],\quad 0<\theta<1;$$
$$f(x+\Delta x)=f(x)+\Delta x f'(x+\theta\Delta x),\quad 0<\theta<1.$$

最后一种形式是一个函数增量的精确表达式,又称为**有限增量公式**.它揭示了函数改变量与导数间的联系,从而为我们建立了利用导数研究函数的途径.

推论 1 若函数 $f(x)$ 在区间 I 上可导,且 $f'(x)\equiv0$,则 $f(x)$ 为 I 上的一个常量函数.

证明 在区间 I 上任取不同的两个点 x_1,x_2(不妨设 $x_1<x_2$),显然函数 $f(x)$ 在以 x_1,x_2 为端点的区间上满足拉格朗日中值定理的条件,所以必存在一点 $\xi\in(x_1,x_2)$,使 $f(x_2)-f(x_1)=(x_2-x_1)f'(\xi)$,因为闭区间 I 上 $f'(x)\equiv0$,所以 $f(x_2)-f(x_1)=0$.即 $f(x)$ 在 I 上恒为同一数值,亦即 $f(x)$ 是 I 上的常量函数.

推论 2 若函数 $f(x)$ 和 $g(x)$ 均在区间 I 上可导,且 $f'(x)=g'(x)$,则在 I 上有

$$f(x)=g(x)+C.$$

证明由推论 1 易得,从略.

例 3.1 证明 $\arcsin x+\arccos x=\dfrac{\pi}{2}$,$x\in[-1,1]$.

证明 设 $f(x)=\arcsin x+\arccos x$,
因为 $f'(x)=(\arcsin x+\arccos x)'=0$,由推论 1 得

$$f(x)=\arcsin x+\arccos x=C,\quad x\in[-1,1].$$

取 $x=0$ 时,上式仍然成立,即 $0+\dfrac{\pi}{2}=C$,故 $\arcsin x+\arccos x=\dfrac{\pi}{2}$,$x\in[-1,1]$.

例 3.2　证明：当 $x>0$ 时，$\dfrac{x}{1+x}<\ln(1+x)<x$.

证　令 $f(x)=\ln(1+x)$，

显然，$f(x)$ 在 $[0,x]$ 上满足拉格朗日中值定理条件，则

$$f(x)-f(0)=f'(\xi)(x-0),\quad 0<\xi<x.$$

因为 $f(0)=0$，$f'(\xi)=\dfrac{1}{1+\xi}$. 将其代入上式，得

$$f(x)=\ln(1+x)=\frac{x}{1+\xi}.$$

又因为 $0<\xi<x$，所以 $\dfrac{x}{1+x}<\dfrac{x}{1+\xi}<x$.

故当 $x>0$ 时，有
$$\frac{x}{1+x}<\ln(1+x)<x.$$

知识拓展

柯西(Cauchy)定理

若函数 $f(x)$ 和 $g(x)$ 满足如下条件：

(1) 在闭区间 $[a,b]$ 上连续；

(2) 在开区间 (a,b) 内可导，且 $g'(x)\neq 0$；

则在 (a,b) 内至少存在一点 ξ，使得

$$\frac{f'(\xi)}{g'(\xi)}=\frac{f(b)-f(a)}{g(b)-g(a)},\quad \xi\in(a,b).$$

该定理中，若令 $g(x)=x$，则此定理便是拉格朗日中值定理，也就是说，拉格朗日中值定理是柯西定理的特例.

证明该定理时，可以根据要证明的结论构造辅助函数 $F(x)=f(x)-\dfrac{f(b)-f(a)}{g(b)-g(a)}g(x)$，使其满足罗尔定理的条件，然后利用罗尔定理推证本定理.

3.2　洛必达法则

当 $x\to a$（或 $x\to\infty$）时，两个函数 $f(x)$ 和 $g(x)$ 都趋于零或都趋于无穷大，那么极限 $\lim\limits_{\substack{x\to a\\(x\to\infty)}}\dfrac{f(x)}{g(x)}$ 可能存在，也可能不存在. 通常把这类极限称为未定式，分别简记为 $\dfrac{0}{0}$ 或 $\dfrac{\infty}{\infty}$.

例如，极限 $\lim\limits_{x\to 0}\dfrac{\sin x}{x}$ 就是 $\dfrac{0}{0}$ 型的未定式，$\lim\limits_{x\to\infty}\dfrac{x^3-2x-1}{2x^3+3x^2+1}$ 是 $\dfrac{\infty}{\infty}$ 型的未定式. 如何求解未定式的极限呢？法国数学家洛必达(L'Hospital)在 1696 年出版的《无穷小分析》一书中对此进行了详尽的论述，这就是后人以他的名字命名的未定式极限**洛必达法则**.

3.2.1 $\dfrac{0}{0}$ 型未定式的洛必达法则

定理 3.3 若函数 $f(x)$ 和 $g(x)$ 满足以下条件:

(1) $\lim\limits_{x \to a} f(x) = \lim\limits_{x \to a} g(x) = 0$;

(2) $f(x)$ 和 $g(x)$ 在点 a 的去心邻域内可导,且 $g'(x) \neq 0$;

(3) $\lim\limits_{x \to a} \dfrac{f'(x)}{g'(x)}$ 存在(或为无穷大),那么

$$\lim_{x \to a} \frac{f(x)}{g(x)} = \lim_{x \to a} \frac{f'(x)}{g'(x)}.$$

如果 $\dfrac{f'(x)}{g'(x)}$ 当 $x \to a$ 时仍属于 $\dfrac{0}{0}$ 型,且 $f'(x)$ 和 $g'(x)$ 满足定理条件,那么可以继续使用洛必达法则,即

$$\lim_{x \to a} \frac{f(x)}{g(x)} = \lim_{x \to a} \frac{f'(x)}{g'(x)} = \lim_{x \to a} \frac{f''(x)}{g''(x)},$$

且可以以此类推.

若将定理中 $x \to a$ 换成 $x \to a^+$,$x \to a^-$,$x \to \infty$,$x \to \pm\infty$,只要相应地修正条件(2),也得到同样的结论.

例 3.3 求极限 $\lim\limits_{x \to 0} \dfrac{a^x - b^x}{\ln(1+x)}$.

解 这是 $\dfrac{0}{0}$ 型未定式,由洛必达法则得

$$原式 = \lim_{x \to 0} \frac{(a^x - b^x)'}{[\ln(1+x)]'} = \lim_{x \to 0} \frac{a^x \ln a - b^x \ln b}{\dfrac{1}{1+x}} = \ln a - \ln b = \ln \frac{a}{b}.$$

例 3.4 求极限 $\lim\limits_{x \to 1} \dfrac{x^3 - 3x + 2}{x^3 - x^2 - x + 1}$.

解 这是 $\dfrac{0}{0}$ 型未定式,由洛必达法则得

$$原式 = \lim_{x \to 1} \frac{3x^2 - 3}{3x^2 - 2x - 1} = \lim_{x \to 1} \frac{6x}{6x - 2} = \frac{3}{2}.$$

例 3.5 求极限 $\lim\limits_{x \to \infty} \dfrac{\dfrac{\pi}{2} - \arctan x}{\dfrac{1}{x}}$.

解 这是 $\dfrac{0}{0}$ 型未定式,由洛必达法则得

$$原式 = \lim_{x \to \infty} \frac{\left(\frac{\pi}{2} - \arctan x\right)'}{\left(\frac{1}{x}\right)'} = \lim_{x \to \infty} \frac{-\frac{1}{1+x^2}}{-\frac{1}{x^2}} = \lim_{x \to \infty} \frac{x^2}{1+x^2} = \lim_{x \to \infty} \frac{2x}{2x} = 1.$$

3.2.2　$\dfrac{\infty}{\infty}$ 型未定式的洛必达法则

定理 3.4　若函数 $f(x)$ 和 $g(x)$ 满足以下条件：

(1) $\lim\limits_{x \to a} f(x) = \infty$，$\lim\limits_{x \to a} g(x) = \infty$；

(2) $f(x)$ 和 $g(x)$ 在点 a 的去心邻域内可导，且 $g'(x) \neq 0$；

(3) $\lim\limits_{x \to a} \dfrac{f'(x)}{g'(x)}$ 存在（或为无穷大），那么

$$\lim_{x \to a} \frac{f(x)}{g(x)} = \lim_{x \to a} \frac{f'(x)}{g'(x)}.$$

需要说明的是，该法则对其他极限过程同样适用，并且在满足定理条件时，可多次使用洛必达法则.

例 3.6　求极限 $\lim\limits_{x \to 0^+} \dfrac{\ln \cot x}{\csc x}$.

解　这是 $\dfrac{\infty}{\infty}$ 型未定式，由洛必达法则得

$$原式 = \lim_{x \to 0^+} \frac{(\ln \cot x)'}{(\csc x)'} = \lim_{x \to 0^+} \frac{\frac{1}{\cot x} \cdot (-\csc^2 x)}{-\csc x \cdot \cot x} = \lim_{x \to 0^+} \frac{\csc x}{\cot^2 x} = \lim_{x \to 0^+} \frac{\sin x}{\cos^2 x} = 0.$$

3.2.3　其他未定式的极限

除上述讨论的两种基本类型外，还有 $0 \cdot \infty$，$\infty - \infty$，0^0，∞^0，1^∞ 型的未定式，可以通过转化为 $\dfrac{0}{0}$ 或 $\dfrac{\infty}{\infty}$ 型未定式，然后再用洛必达法则进行计算. 下面举例说明.

例 3.7　求极限 $\lim\limits_{x \to 0^+} x \ln x$.

解　这是 $0 \cdot \infty$ 型的未定式. 由于 $x \ln x = \dfrac{\ln x}{\frac{1}{x}}$，所以它能转化为 $\dfrac{\infty}{\infty}$ 型未定式，应用洛必达法则，得

$$原式 = \lim_{x \to 0^+} \frac{\ln x}{\frac{1}{x}} = \lim_{x \to 0^+} \frac{\frac{1}{x}}{-\frac{1}{x^2}} = \lim_{x \to 0^+} (-x) = 0.$$

例 3.8　求极限 $\lim\limits_{x \to \frac{\pi}{2}} (\sec x - \tan x)$.

解 这是 $\infty - \infty$ 型的未定式,由于 $\sec x - \tan x = \dfrac{1 - \sin x}{\cos x}$,所以它能转化为 $\dfrac{0}{0}$ 型未定式,应用洛必达法则,得

$$原式 = \lim_{x \to \frac{\pi}{2}} \frac{1 - \sin x}{\cos x} = \lim_{x \to \frac{\pi}{2}} \frac{-\cos x}{-\sin x} = 0.$$

例 3.9 求极限 $\lim\limits_{x \to 0^+} x^x$.

解 这是 0^0 型的未定式,利用例 3.7 的结论,得

$$原式 = \lim_{x \to 0^+} \exp(x \ln x) = \exp\left(\lim_{x \to 0^+} x \ln x\right) = e^0 = 1.$$

注 $\exp(x) = e^x$.

例 3.10 求极限 $\lim\limits_{x \to 0^+} \left(1 + \dfrac{1}{x}\right)^x$.

解 这是 ∞^0 型的未定式,因为

$$\lim_{x \to 0^+} x \ln\left(1 + \frac{1}{x}\right) = \lim_{x \to 0^+} \frac{\ln\left(1 + \frac{1}{x}\right)}{\frac{1}{x}} = \lim_{x \to 0^+} \frac{\dfrac{1}{1 + \dfrac{1}{x}}\left(-\dfrac{1}{x^2}\right)}{\left(-\dfrac{1}{x^2}\right)}$$

$$= \lim_{x \to 0^+} \frac{1}{1 + \dfrac{1}{x}} = \lim_{x \to 0^+} \frac{x}{1 + x} = 0,$$

所以 $\quad 原式 = \lim\limits_{x \to 0^+} \exp\left[x \ln\left(1 + \dfrac{1}{x}\right)\right] = \exp\left[\lim\limits_{x \to 0^+} x \ln\left(1 + \dfrac{1}{x}\right)\right] = e^0 = 1.$

例 3.11 求极限 $\lim\limits_{x \to 0} (\cos x)^{\frac{1}{x^2}}$.

解 这是 1^∞ 型的未定式,因为

$$\lim_{x \to 0} \frac{\ln \cos x}{x^2} = \lim_{x \to 0} \frac{-\tan x}{2x} = -\frac{1}{2},$$

所以 $\quad 原式 = \lim\limits_{x \to 0} \exp\left(\dfrac{\ln \cos x}{x^2}\right) = \exp\left(\lim\limits_{x \to 0^+} \dfrac{\ln \cos x}{x^2}\right) = e^{-\frac{1}{2}}.$

例 3.12 求极限 $\lim\limits_{x \to \infty} \dfrac{x + \sin x}{x}$.

解 这是 $\dfrac{\infty}{\infty}$ 型的未定式. 但极限 $\lim\limits_{x \to \infty} \dfrac{(x + \sin x)'}{x'} = \lim\limits_{x \to \infty}(1 + \cos x)$,不满足定理 $\lim\limits_{x \to \infty} \dfrac{f'(x)}{g'(x)}$ 存在或为无穷的条件,故洛必达法则失效.

可进行如下求解:

$$原式 = \lim_{x \to \infty} \left(1 + \frac{\sin x}{x} \right) = 1 + \lim_{x \to \infty} \frac{\sin x}{x} = 1.$$

3.3　函数的单调性与极值

3.3.1　函数的单调性

单调性作为函数的重要性态,第 1 章中已经给出了定义,然而有的时候使用定义法判断函数的单调性并不是那么容易.本章将介绍利用函数的导数研究单调性.

观察函数图像,若函数 $y = f(x)$ 在区间 $[a, b]$ 上单调增加,如图 3.3 所示(或单调减少,如图 3.4 所示),那么它的图形为上升(或下降)曲线,这时,曲线上各点处的切线斜率是非负(或非正)的,即 $f'(x) \geqslant 0$ [或 $f'(x) \leqslant 0$].由此可见,函数的单调性与导数的符号之间有紧密的联系.

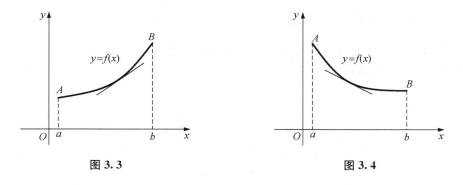

图 3.3　　　　　　　　　　　　　　图 3.4

下面给出利用导数符号判断函数单调性的定理.

定理 3.5　设函数 $y = f(x)$ 在 $[a, b]$ 上连续,在 (a, b) 内可导,则有

(1) 若在 (a, b) 内恒有 $f'(x) > 0$,那么,函数 $y = f(x)$ 在 $[a, b]$ 上单调增加;

(2) 若在 (a, b) 内恒有 $f'(x) < 0$,那么,函数 $y = f(x)$ 在 $[a, b]$ 上单调减少.

证明　在 $[a, b]$ 上任取两点 x_1,$x_2 (x_1 < x_2)$,$f(x)$ 在 $[x_1, x_2]$ 上满足拉格朗日中值定理的条件,于是

$$f(x_2) - f(x_1) = f'(\xi)(x_2 - x_1), \quad \xi \in (x_1, x_2),$$

若在 (a, b) 内 $f'(x) > 0$,那么 $f'(\xi) > 0$,又因为 $x_2 - x_1 > 0$,于是

$$f(x_2) - f(x_1) = f'(\xi)(x_2 - x_1) > 0, \quad 即 \quad f(x_2) > f(x_1),$$

故 $f(x)$ 在 $[a, b]$ 上单调增加.

同理可证(2).

注 1　若将定理中的闭区间换成其他各种区间(包括无穷区间),定理结论仍成立.

注 2　本定理中的区间未必是函数的整个定义域,也就是说,讨论单调性时,可能要将定义域分段进行.

注3 定理中允许个别点存在 $f'(x) = 0$.

如 $f(x) = x^3$，在 $x = 0$ 处，有 $f'(x) = 0$，但在 $(-\infty, +\infty)$ 内的其他点 $f'(x) > 0$，所以 $f(x) = x^3$ 在 $(-\infty, +\infty)$ 内是单调增加的.

根据这个定理，可以得到求某个函数单调性的一般步骤：

(1) 确定函数 $f(x)$ 的定义域；

(2) 求出 $f'(x) = 0$ 和 $f'(x)$ 不存在的点，并以这些点把定义域分成若干小区间；

(3) 确定 $f'(x)$ 在各小区间的符号，标明单调性.

为直观起见，也可按上述步骤列表进行.

例 3.13 讨论 $f(x) = (x-1)x^{\frac{2}{3}}$ 的单调性.

解 显然该函数的定义域为 $(-\infty, +\infty)$，

$$f'(x) = x^{\frac{2}{3}} + (x-1)\frac{2}{3}x^{-\frac{1}{3}} = \frac{5x-2}{3\sqrt[3]{x}}.$$

易得当 $x = 0$ 时，$f'(x)$ 不存在；当 $x = \frac{2}{5}$ 时，$f'(x) = 0$.

将定义域 $(-\infty, +\infty)$ 分段列表，并确定单调性，如下表：

x	$(-\infty, 0)$	0	$\left(0, -\frac{2}{5}\right)$	$\frac{2}{5}$	$\left(-\frac{2}{5}, +\infty\right)$
$f'(x)$	+	不存在	−	0	+
$f(x)$	↗		↘		↗

例 3.14 证明不等式：当 $x > 1$ 时，$2\sqrt{x} > 3 - \frac{1}{x}$.

证明 令 $f(x) = 2\sqrt{x} + \frac{1}{x} - 3$，因为

$$f'(x) = \frac{1}{\sqrt{x}} - \frac{1}{x^2} = \frac{x^{\frac{3}{2}} - 1}{x^2},$$

显然，当 $x > 1$ 时，$f'(x) > 0$，即 $f(x)$ 单调增加.

又由于 $f(1) = 0$，所以当 $x > 1$ 时，$f(x) = 2\sqrt{x} + \frac{1}{x} - 3 > 0$，即

$$2\sqrt{x} > 3 - \frac{1}{x}.$$

3.3.2 函数的极值

曲线在升和降的转折点形成"峰"或"谷"，从而函数在相应点处的值满足局部的最大或

最小,这些值相应地称为极大值和极小值,统称为**极值**.

定义 3.1　设函数 $f(x)$ 在 x_0 的某邻域内有定义,若对于该邻域内的任意点 x $(x \neq x_0)$,恒有 $f(x) < f(x_0)$ [或 $f(x) > f(x_0)$],那么 $f(x_0)$ 是函数 $f(x)$ 的一个**极大值**(local maximum)或**极小值**(local minimum). 点 x_0 为函数 $f(x)$ 的一个**极大值点或极小值点**.

函数的极值是局部概念,仅就某点的邻域来考察,并不一定是整个定义域的最大或最小. 它只是对 x_0 的某一个邻域来说比其他的函数值大(或者小). 而与其他区域无关,所以一个函数在定义域内可能有多个极大值或极小值,而且极小值有可能大于极大值,当然也可能无极值,如图 3.5 所示.

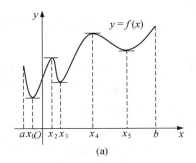
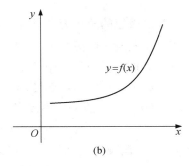

图 3.5

进一步观察还发现,在函数的极值点,曲线有水平切线. 根据费马引理可知,若函数 $f(x)$ 在 x_0 点可导,且在该点取得极值,那么 $f'(x_0) = 0$. 可以得到以下定理:

定理 3.6(极值存在的必要条件)　若函数 $f(x)$ 在 x_0 点处可导,且在该点取得极值,那么 $f'(x_0) = 0$.

证明　不妨设 $f(x_0)$ 为函数的极大值,取 x_0 邻域内一点 $x = x_0 + \Delta x$,由极大值定义,必有 $f(x) < f(x_0)$,则

当 $\Delta x < 0$ (x 在 x_0 左邻域)时,有

$$\frac{f(x_0 + \Delta x) - f(x_0)}{\Delta x} > 0;$$

当 $\Delta x > 0$ (x 在 x_0 右邻域)时,有

$$\frac{f(x_0 + \Delta x) - f(x_0)}{\Delta x} < 0.$$

因为函数 $y = f(x)$ 在 x_0 点处可导,由函数极限性质,必有

$$\lim_{x \to x_0^-} \frac{f(x_0 + \Delta x) - f(x_0)}{\Delta x} \geqslant 0 \quad 及 \quad \lim_{x \to x_0^+} \frac{f(x_0 + \Delta x) - f(x_0)}{\Delta x} \leqslant 0,$$

且上述两极限应相等.

所以　　　　　　　$$f'(x) = \lim_{x \to x_0} \frac{f(x_0 + \Delta x) - f(x_0)}{\Delta x} = 0.$$

同理,可证明 $f(x_0)$ 为函数的极小值的情况.

通常把 $f'(x) = 0$ 的点称为 $f(x)$ 的**驻点**(stationary point).

由这个定理可知,可导函数 $f(x)$ 的极值点必定是它的驻点,但是函数的驻点却不一定是极值点. 例如,$f(x) = x^3$ 的导数 $f'(x) = 3x^2$,$f'(0) = 0$,因此 $x = 0$ 是函数的驻点,但是我们可以很容易看出它并不是函数的极值点. 需要指出的是,函数在导数不存在的点也可能取得极值. 例如,$f(x) = |x|$ 在 $x = 0$ 点不可导,但在该点取得极小值.

总之,求解函数的极值首先要找到函数的驻点和导数不存在的点,再对这些点进行判断,到底这些点是不是极值点,如果是的话到底是极大值还是极小值? 下面的定理给出了这个问题的解答.

定理 3.7(判定极值的第一充分条件) 若函数 $f(x)$ 在点 x_0 的某个领域内连续,且在该领域内可导,且 $f'(x_0) = 0$ 或不存在,则

(1) 当 $x < x_0$ 时,$f'(x) > 0$;当 $x > x_0$ 时,$f'(x) < 0$,则 $f(x)$ 在 x_0 点取极大值;

(2) 当 $x < x_0$ 时,$f'(x) < 0$;当 $x > x_0$ 时,$f'(x) > 0$,则 $f(x)$ 在 x_0 点取极小值;

(3) 在 x_0 两侧 $f'(x)$ 的符号不改变,则 $f(x)$ 在 x_0 点没有极值.

证明 当 $x < x_0$ 时,$f'(x) > 0$,$f(x)$ 单调增加,从而 $f(x) < f(x_0)$;当 $x > x_0$ 时,$f'(x) < 0$,$f(x)$ 单调减少,从而 $f(x) < f(x_0)$. 于是对 x_0 邻域内的任一点 $x(x \neq x_0)$,总有 $f(x) < f(x_0)$,故 $f(x)$ 在 x_0 点取极大值.

类似的,可以得到结论(2)与(3).

由定理可得到求函数的极值的一般步骤:

(1) 求出函数 $f(x)$ 的定义域;

(2) 求出 $f'(x) = 0$ 和 $f'(x)$ 不存在的点,并用这些点把定义域分成若干小区间;

(3) 计算 $f'(x)$ 在各小区间的符号,则在这些点的两侧导数符号变号的点就是极值点;

(4) 求出这些点的函数值,即得函数的极值.

例 3.15 求函数 $f(x) = (x+3)x^{\frac{1}{3}}$ 的单调区间和极值.

解 所给函数 $f(x)$ 的定义域为 $(-\infty, +\infty)$,$f'(x) = x^{\frac{1}{3}} + \frac{1}{3}x^{-\frac{2}{3}}(x+3) = \frac{4x+3}{3\sqrt[3]{x^2}}$.

显然当 $x = -\frac{3}{4}$ 时,$f'(x) = 0$;当 $x = 0$ 时,$f'(x)$ 不存在.

将定义域分段,$f'(x)$ 的符号及 $f(x)$ 的相应单调性和极值列表如下:

x	$\left(-\infty, -\frac{3}{4}\right)$	$-\frac{3}{4}$	$\left(-\frac{3}{4}, 0\right)$	0	$(0, +\infty)$
$f'(x)$	$-$	0	$+$	不存在	$+$
$f(x)$	$\searrow$	$y_{\min} = -\frac{9}{8}\sqrt[3]{6}$	$\nearrow$	非极值	$\nearrow$

若函数 $f(x)$ 在其驻点处有不等于零的二阶导数时,则有下面有更为简便的判别极值的充分条件.

定理 3.8　（判定极值的第二充分条件）　设 x_0 是函数 $f(x)$ 的驻点,且在 x_0 处二阶导数 $f''(x)$ 存在,则

(1) 当 $f''(x_0) < 0$, x_0 是函数 $f(x)$ 的极大值点;

(2) 当 $f''(x_0) > 0$, x_0 是函数 $f(x)$ 的极小值点.

证明　由于 x_0 是函数 $f(x)$ 的驻点,所以 $f'(x_0) = 0$,又由 $f''(x_0) < 0$,利用二阶导数的定义,得

$$f''(x_0) = \lim_{x \to x_0} \frac{f'(x) - f'(x_0)}{x - x_0} = \lim_{x \to x_0} \frac{f'(x)}{x - x_0} < 0.$$

根据函数极限的保号性,在 x_0 的去心邻域内有

$$\frac{f'(x)}{x - x_0} < 0.$$

因此,当 $x < x_0$ 时, $f'(x) > 0$;当 $x > x_0$ 时, $f'(x) < 0$,则 $f(x)$ 在 x_0 点取极大值. 同理可证得(2).

上面定理表明,若函数 $f(x)$ 在驻点 x_0 的二阶导数 $f''(x_0) \neq 0$,则 x_0 一定是 $f(x)$ 的极值点,并可以通过定理判断是极大值还是极小值,但是若 $f''(x_0) = 0$,定理就不能应用了,这时候可能是极大值,可能是极小值,也可能根本不是极值. 需要通过定理 3.7 进行判断.

例 3.16　求函数 $f(x) = 2\sin x + \sin 2x$ 在 $[0, 2\pi]$ 上的极值.

解　$f'(x) = 2\cos x + 2\cos 2x = 2(\cos x + 2\cos^2 x - 1)$
$= 2(2\cos x - 1)(\cos x + 1),$

$f''(x) = -2\sin x - 4\sin 2x.$

令 $f'(x) = 0$,求得 $f(x)$ 的驻点: $x_1 = \dfrac{\pi}{3}$, $x_2 = \dfrac{5\pi}{3}$, $x_3 = \pi$.

因为
$$f''\left(\frac{\pi}{3}\right) = -3\sqrt{3} < 0,$$

所以 $f(x)$ 在 $x_1 = \dfrac{\pi}{3}$ 处取得极大值,且 $f\left(\dfrac{\pi}{3}\right) = \dfrac{3\sqrt{3}}{2}$.

因为
$$f''\left(\frac{5\pi}{3}\right) = 3\sqrt{3} > 0,$$

所以 $f(x)$ 在 $x_2 = \dfrac{5\pi}{3}$ 处取得极小值,且 $f\left(\dfrac{5\pi}{3}\right) = -\dfrac{3\sqrt{3}}{2}$.

因为 $f''(0) = 0$,不能判断 $f(x)$ 在 $x_3 = \pi$ 处是否有极值.

但 $f'(x)$ 在 $x_3 = \pi$ 的左右两侧符号皆为负,由第一充分条件知, $f(x)$ 在 $x_3 = \pi$ 处不取得极值.

3.3.3 最大值与最小值

在实际工作中,最大值与最小值的概念是应用很广泛的,如在一定条件下,如何使产量最大、成本最小、发病率最低等.这些问题的解决经常要用到求函数的最值的方法.

所谓**最值**就是指函数在某个区间内所有函数值中的最大或最小者.

前面的定理曾指出,若函数 $f(x)$ 在闭区间连续,则在该闭区间上一定存在最大值和最小值.这已经给出了判断函数最值存在的充分条件,现在我们来讨论怎样求出这个最大(小)值.

一般来说,函数的最值和极值是两个不同的概念,一个是对整个区间而言,另外一个是对极值点的领域这个局部而言的.虽然如此,它们之间还是存在着内在联系.最大值和最小值既可能在 (a,b) 取得,也可能在区间的端点处取得.若函数的最大值(或最小值)在 (a,b) 取得,那么 $f(x_0)$ 一定是 $f(x)$ 的极大值(或极小值).因此归纳出求函数最值的方法如下:

(1) 求出函数 $f(x)$ 在 (a,b) 内的所有驻点以及导数不存在点;

(2) 计算驻点、不可导点和区间端点处的函数值;

(3) 比较以上各函数值的大小,可以得到函数 $f(x)$ 在区间 $[a,b]$ 的最大值和最小值.

需要指出的是,若函数 $f(x)$ 在区间内部只有一个极值,则若是函数的极大值时,它就是函数的最大值;若是函数的极小值时,就是函数的最小值.

有的时候,对于实际问题所建立的函数,对于在定义区间内部驻点唯一,而且实际问题本身确有最大值(最小值),那么可以直接断定在驻点处函数取得最大值(或最小值).

例 3.17 求函数 $f(x) = 3x^4 - 16x^3 + 30x^2 - 24x + 4$ 在区间 $[0,3]$ 上的最值.

解 $f'(x) = 12x^3 - 48x^2 + 60x - 24$.

令 $f'(x) = 0$,得驻点 $x = 1$ 和 $x = 2$,

将驻点及区间端点代入原函数得 $f(0) = 4$,$f(1) = -3$,$f(2) = -4$,$f(3) = 13$.

比较以上各函数值,得最大值 $f(3) = 13$,最小值 $f(2) = -4$.

例 3.18 要建造一个体积为 50 m^3 的有盖圆柱形仓库,问其高和底半径为多少时用料最省?

解 用料最省就是圆柱面的表面积最小.设圆柱高为 h,底半径为 r,于是

$$S = 2\pi r^2 + 2\pi rh,\ \text{且}\ V = \pi r^2 h\ \text{或}\ h = \frac{50}{\pi r^2},\ \text{从而}\ S = 2\pi r^2 + \frac{100}{r},\ S' = 4\pi r - \frac{100}{r^2}.$$

令 $S'_r = 4\pi r - \dfrac{100}{r^2} = 0$,得驻点 $r = \sqrt[3]{\dfrac{25}{\pi}}$,此点亦是最小值点,因而

$$h = \frac{V}{\pi r^2} = \frac{50}{\pi \left[\sqrt[3]{\dfrac{25}{\pi}}\right]^2} = \sqrt[3]{\frac{200}{\pi}} = 2 \cdot \sqrt[3]{\frac{25}{\pi}} = 2r.$$

由上述可知,当底面半径 $r = \sqrt[3]{\dfrac{25}{\pi}} \text{(m)}$,高 $h = 2r$ 时用料最省.

例 3.19 某流行病传播的数学模型为

$$s = \frac{90}{9 + \mathrm{e}^{2t}},$$

求该流行病的传播速度及在何时速率最大.

解 设传播速率 $v(t) = \dfrac{\mathrm{d}s}{\mathrm{d}t} = \dfrac{-180\mathrm{e}^{2t}}{(9 + \mathrm{e}^{2t})^2}.$

因为
$$v'(t) = \frac{-360\mathrm{e}^{2t}(9 - \mathrm{e}^{2t})}{(9 + \mathrm{e}^{2t})^3},$$

令 $v'(t) = 0$，得 $9 - \mathrm{e}^{2t} = 0$，从而 $t \approx 1.1$，由实际问题的意义，当 $t \approx 1.1$ 时，该流行病传播速率最大，最大速率为 $v(1.1) \approx 5$.

3.4 曲线的凹凸性与拐点

3.4.1 曲线的凹凸性

前面已经介绍了函数的单调性，这在很大程度上对于绘制函数图像帮助很大，但是仅仅知道函数在不同区间的升降还不能非常准确地绘制图像. 在同样的升降状态下，如果曲线的弯曲方向不同，所呈现的图像也就不一样了. 凹凸性就是用来描述函数曲线的弯曲方向的，而拐点则表明曲线在何处改变了弯曲方向.

由图 3.6 和图 3.7 可以看到，不同的凹凸性反映到图像上就是任取两点，曲线与弦具有不同的位置关系，由此我们给出曲线凹凸性的定义.

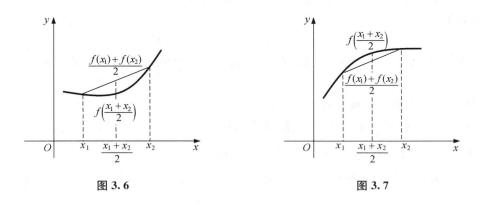

图 3.6　　　　　　　　　　　图 3.7

定义 3.2 设函数 $f(x)$ 在区间 I 上连续，对于 I 上的任意两点，恒有

$$f\left(\frac{x_1 + x_2}{2}\right) < \frac{f(x_1) + f(x_2)}{2},$$

那么称 $f(x)$ 在 I 上的图形是**凹**的（简称**凹弧**）；如果恒有

$$f\left(\frac{x_1+x_2}{2}\right)>\frac{f(x_1)+f(x_2)}{2}$$

那么称 $f(x)$ 在 I 上的图形是凸的(简称凸弧).

简单地说,若曲线位于其某一点切线的上方,则称曲线在该区间内是**凹曲线**(concave curve);若曲线位于其每一点切线的下方,则称曲线在该区间内是**凸曲线**(convex curve).

若函数 $f(x)$ 在区间 I 上有二阶导数,那么可以利用二阶导数的符号来判断曲线的凹凸性.在这里,我们只讨论区间 I 为闭区间的情况,当 I 不是闭区间时可以类似得到相应结论.

定理 3.8 设 $f(x)$ 在 $[a,b]$ 上连续,在 (a,b) 内具有一阶和二阶导数,那么

(1) 若在 (a,b) 内 $f''(x)>0$,则 $f(x)$ 在 $[a,b]$ 上的图形是凹的;

(2) 若在 (a,b) 内 $f''(x)<0$,则 $f(x)$ 在 $[a,b]$ 上的图形是凸的.

证明略.

3.4.2 拐点

定义 3.3 连续函数凹弧与凸弧的分界点,称为该曲线的**拐点**(inflection point).

如何求曲线的拐点呢? 由凹凸性的判定定理可知,若 $f''(x)$ 在 x_0 两侧具有不同的符号,说明两侧的曲线具有不同的凹凸性,也就说明 $(x_0,f(x_0))$ 是曲线的拐点.因此,要求曲线的拐点,只要找到 $f''(x)$ 符号改变的分界点即可,如图 3.8 所示.

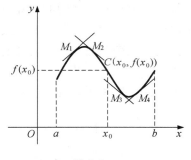

图 3.8

归纳上述讨论,可以总结出求连续曲线的凹凸性和拐点的一般步骤如下:

(1) 求 $f''(x)$,令 $f''(x)=0$,解出实根 x,以及 $f''(x)$ 不存在的点,以这些点为分界点将函数 $f(x)$ 的定义域分成若干区间;

(2) 按照定理确定函数在各个区间上 $f''(x)$ 的凹凸性;

(3) 讨论拐点,若 $f''(x)$ 在 x_0 两侧异号,则点 $(x_0,f(x_0))$ 是曲线的拐点.

例 3.20 讨论曲线 $y=e^{-x^2}$ 的凹凸性和拐点.

解 该函数的定义域为 $(-\infty,+\infty)$,对函数分别求一阶导数和二阶导数,得

$$f'(x)=-2xe^{-x^2},\quad f''(x)=2e^{-x^2}(2x^2-1).$$

令 $f''(x)=0$,得 $x=-\frac{\sqrt{2}}{2}$ 和 $x=\frac{\sqrt{2}}{2}$.

将该函数的定义域分段列表,并确定凹凸性和拐点,列表如下:

x	$\left(-\infty, -\dfrac{\sqrt{2}}{2}\right)$	$-\dfrac{\sqrt{2}}{2}$	$\left(-\dfrac{\sqrt{2}}{2}, \dfrac{\sqrt{2}}{2}\right)$	$\dfrac{\sqrt{2}}{2}$	$\left(\dfrac{\sqrt{2}}{2}, +\infty\right)$
$f''(x)$	$+$	0	$-$	0	$+$
$f(x)$	$\cup$	拐点 $\left(-\dfrac{\sqrt{2}}{2}, \mathrm{e}^{-\frac{1}{2}}\right)$	$\cap$	拐点 $\left(\dfrac{\sqrt{2}}{2}, \mathrm{e}^{-\frac{1}{2}}\right)$	$\cup$

3.5　函数图像的绘制

3.5.1　渐近线

通过对函数单调性和凹凸性的讨论,我们已经可以对函数图像有了较为清晰的描述,然而为了进一步研究函数的变化趋势,还有必要讨论曲线的渐近线. 若函数 $f(x)$ 上的动点 P 沿着曲线无限远离坐标原点时,它与某直线的距离趋于零,则称此直线为该曲线的**渐近线**(Asymptote).

按渐近线所在的位置不同,可分为水平渐近线、垂直渐近线和斜渐近线,如图 3.9 所示.

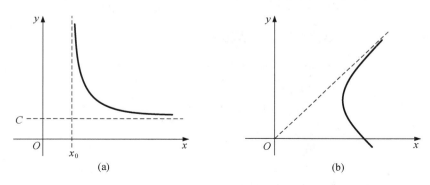

(a)　　　　　　　　(b)

图 3.9

图 3.9(a)中的两条虚线分别是曲线的水平渐近线和垂直渐近线;图 3.9(b)中的虚线是曲线的斜渐近线.

1. 水平渐近线和垂直渐近线

从图 3.9(a)可以看出:

(1) 若 $\lim\limits_{x \to \infty} y = \lim\limits_{x \to \infty} f(x) = C$,则 $y = C$ 是曲线的水平渐近线;

(2) 若 $\lim\limits_{x \to x_0} y = \lim\limits_{x \to x_0} f(x) = \infty$,则 $x = x_0$ 是曲线的垂直渐近线.

例如,曲线 $y = \dfrac{1}{x-1}$,因为 $\lim\limits_{x \to \infty} y = \lim\limits_{x \to \infty} \dfrac{1}{x-1} = 0$,所以 $y = 0$ 为其水平渐近线;又

因为 $\lim\limits_{x \to 1} y = \lim\limits_{x \to 1} \dfrac{1}{x-1} = \infty$,所以 $x = 1$ 为其垂直渐近线.

2. 斜渐近线

设曲线的斜渐近线为 $y = ax + b$,为了确定它,就必须求出 a 和 b. 为此,由渐近线的定义有

$$\lim_{x \to \pm\infty} [f(x) - (ax + b)] = 0,$$

化简得 $\lim\limits_{x \to \pm\infty} x\left[\dfrac{f(x)}{x} - a + \dfrac{b}{x}\right] = 0$,又因为 x 为无穷大,所以有

$$\lim_{x \to \pm\infty} \left[\frac{f(x)}{x} - a\right] = 0,$$

即 $a = \lim\limits_{x \to \pm\infty} \dfrac{f(x)}{x}$. 再由 $b = \lim\limits_{x \to \pm\infty} [f(x) - ax]$ 求出 b.

例 3.21 试确定曲线 $y = \dfrac{x^3}{x^2 + 2x - 3}$ 的渐近线.

解 当 $x \to \infty$ 时,函数极限不为常数,所以函数不存在水平渐近线.

因为 $\qquad$ 原式 $= \dfrac{x^3}{(x - 1)(x + 3)}$,

所以 $\qquad \lim\limits_{x \to 1} \dfrac{x^3}{x^2 + 2x - 3} = \infty, \quad \lim\limits_{x \to -3} \dfrac{x^3}{x^2 + 2x - 3} = \infty$,

故直线 $x = 1$ 及 $x = -3$ 是曲线的两条垂直渐近线.

因为 $\qquad a = \lim\limits_{x \to \infty} \dfrac{f(x)}{x} = \lim\limits_{x \to \infty} \dfrac{x^2}{x^2 + 2x - 3} = 1$,

$$b = \lim_{x \to \infty} [f(x) - ax] = \lim_{x \to \infty} \left(\frac{x^3}{x^2 + 2x - 3} - x\right)$$

$$= \lim_{x \to \infty} \frac{-2x^2 + 3x}{x^2 + 2x - 3} = -2,$$

所以,$y = x - 2$ 为曲线的一条斜渐近线.

3.5.2 函数图形的描绘

根据前面对函数性质与性态的讨论,可归纳出函数图形描绘的一般步骤如下:

(1) 确定函数 $f(x)$ 的定义域;

(2) 确定曲线关于坐标轴的对称性以及周期性;

(3) 确定曲线与坐标轴的交点(有时可不求);

(4) 确定函数 $f(x)$ 的增减性和极值;

(5) 确定函数 $f(x)$ 的凹凸性和拐点;

(6) 确定曲线的渐近线;

(7) 需要时,由曲线方程计算出一些适合的点的坐标;

(8) 讨论上述结果并最终绘制出函数 $f(x)$ 的图像.

例 3.22　试描绘函数 $y = x^3 - 3x^2 + 1$ 的图形.

解　（1）该函数的定义域为 $(-\infty, +\infty)$.

（2）由渐近线的定义容易看出该函数无渐近线.

（3）求出 $f'(x) = 3x^2 - 6x$，$f''(x) = 6x - 6$.

令 $f'(x) = 0$，得 $x = 0$ 和 $x = 2$；令 $f''(x) = 0$，得 $x = 1$.

用 $x = 0$，$x = 1$ 及 $x = 2$ 三点将定义域分为四个区间，即 $(-\infty, 0)$，$(0, 1)$，$(1, 2)$ 和 $(2, +\infty)$，且 $f(0) = 1$，$f(1) = 1$，$f(2) = -3$.

（4）将上述结果列表如下：

x	$(-\infty, 0)$	0	$(0, 1)$	1	$(1, 2)$	2	$(2, +\infty)$
y'	$+$	0	$-$	$-$	$-$	0	$+$
y''	$-$	$-$	$-$	0	$+$	$+$	$+$
y	增凸	极大值 1	减凸	拐点 $(1, -1)$	减凹	极小值 -3	增凹

（5）根据上面的讨论描点，连线得到函数图形，如图 3.10 所示.

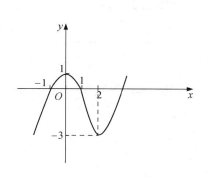

图 3.10

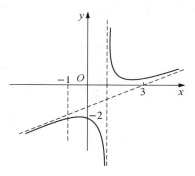

图 3.11

例 3.23　试描绘曲线 $y = \dfrac{(x-3)^2}{4(x-1)}$ 的图形.

解　（1）该函数的定义域为 $(-\infty, 1) \bigcup (1, +\infty)$.

（2）该函数无水平渐近线.

因为
$$\lim_{x \to 1} y = \lim_{x \to 1} \frac{(x-3)^2}{4(x-1)} = \infty,$$

所以，$x = 1$ 为函数的垂直渐近线.

又因为
$$a = \lim_{x \to \infty} \frac{f(x)}{x} = \lim_{x \to \infty} \frac{(x-3)^2}{4x(x-1)} = \frac{1}{4},$$
$$b = \lim_{x \to \infty} [f(x) - ax] = \lim_{x \to \infty} \left[\frac{(x-3)^2}{4(x-1)} - \frac{1}{4}x \right]$$

$$= \lim_{x \to \infty} \frac{-5x+9}{4(x-1)} = -\frac{5}{4},$$

所以,该函数有斜渐近线 $y = \frac{1}{4}x - \frac{5}{4}$.

(3) $f'(x) = \frac{(x-3)(x+1)}{4(x-1)^2}$, $f''(x) = \frac{2}{(x-1)^3}$.

令 $f'(x) = 0$ 和 $x = -1$ 和 $x = 3$,而 $f''(x) \neq 0$.

使 $f'(x)$ 和 $f''(x)$ 不存在的点为 $x = 1$.

用 $x = -1$,$x = 1$ 和 $x = 3$ 三点将定义域分为四个区间,即 $(-\infty, -1)$,$(-1, 1)$,$(1, 3)$ 和 $(3, +\infty)$,且 $f(-1) = -2$,$f(3) = 0$,而 $f(1)$ 不存在.

(4) 将上述结果列表如下:

x	$(-\infty, -1)$	-1	$(-1, 1)$	1	$(1, 3)$	3	$(3, +\infty)$
y'	$+$	0	$-$	无	$-$	0	$+$
y''	$-$	$-$	$-$	无	$+$	$+$	$+$
y	增凸	极大值-2	减凸	无	减凹	极小值0	增凹

(5) 根据上面的讨论描点、连线得到函数图形,如图 3.11 所示.

知识拓展

泰 勒 公 式

学习微分时,我们已经知道当 $|\Delta x|$ 很小时,dy 可以近似代替 Δy,即有近似计算公式:

$$f(x) \approx f(x_0) + f'(x_0)(x - x_0).$$

把右边的式子记作 $p_1(x)$,即

$$p_1(x) = f(x_0) + f'(x_0)(x - x_0). \tag{3-1}$$

这里 $p_1(x)$ 是关于 x 的一次多项式,近似公式(3-1)实际上是在 x_0 点附近用一个一次多项式近似代替函数 $f(x)$,其误差是 $(x - x_0)$ 的高阶无穷小量,当实际问题精确度要求高时,近似公式(3-1)往往不能满足要求,而且,用公式(3-1)做近似计算时,不能具体估计误差大小. 因此,需要寻找更高次的多项式使其更接近于 $f(x)$.

不难看出,一次多项式 $p_1(x)$ 与 $f(x)$ 之间满足等式:

$$p_1(x_0) = f(x_0), \quad p_1'(x_0) = f'(x_0).$$

设函数 $f(x)$ 在含有 x_0 的区间内具有直到 $(n+1)$ 阶导数,下面求一个关于 $x - x_0$ 的 n 次多项式

$$p_n(x) = a_0 + a_1(x - x_0) + a_2(x - x_0)^2 + \cdots + a_n(x - x_0)^n. \tag{3-2}$$

要求 $p_n(x)$ 与 $f(x)$ 之间满足等式:

$$p_n(x_0) = f(x_0), \quad p_n'(x_0) = f'(x_0), \cdots, p_n^{(n)}(x_0) = f^{(n)}(x_0).$$

按这些等式来确定多项式 $p_n(x)$ 的系数 $a_0, a_1, \cdots, a_n$ 的值. 对公式(3-2)求各阶导数:

$$p'_n(x) = a_1 + 2a_2(x-x_0) + \cdots + n\,a_n(x-x_0)^{n-1},$$

$$p''_n(x) = 2!a_2 + \cdots + n(n-1)a_n(x-x_0)^{n-2},$$

$$\cdots$$

$$p_n^{(n)}(x) = n!a_n.$$

结合以上等式得

$$a_0 = p_n(x_0) = f(x_0),\ a_1 = p'_n(x_0) = f'(x_0),\ a_2 = \frac{1}{2!}p''_n(x_0) = f''(x_0),$$

$$\cdots,\ a_n = \frac{1}{n!}p_n^{(n)}(x_0) = \frac{1}{n!}f^{(n)}(x_0),$$

故　　$p_n(x) = f(x_0) + f'(x_0)(x-x_0) + \dfrac{1}{2!}f''(x_0)(x-x_0)^2 + \cdots + \dfrac{1}{n!}f^{(n)}(x_0)(x-x_0)^n.$

令 $R_n(x) = f(x) - p_n(x)$（称为余项），则有

$$R_n(x_0) = R'_n(x_0) = \cdots = R_n^{(n)}(x_0) = 0.$$

下面多次应用柯西中值定理，得

$$\frac{R_n(x)}{(x-x_0)^{n+1}} = \frac{R_n(x) - R_n(x_0)}{(x-x_0)^{n+1} - 0} = \frac{R'_n(\xi_1)}{(n+1)(\xi_1-x_0)^n} \quad (\xi_1 \text{ 在 } x_0 \text{ 与 } x \text{ 之间})$$

$$= \frac{R'_n(\xi_1) - R'_n(x_0)}{(n+1)(\xi_1-x_0)^n - 0} = \frac{R''_n(\xi_2)}{(n+1)n(\xi_2-x_0)^{n-1}} \quad (\xi_2 \text{ 在 } x_0 \text{ 与 } \xi_1 \text{ 之间})$$

$$= \cdots = \frac{R_n^{(n)}(\xi_n) - R_n^{(n)}(x_0)}{(n+1)\cdots 2(\xi_n-x_0)} = \frac{R_n^{(n+1)}(\xi)}{(n+1)!} \quad (\xi \text{ 在 } x_0 \text{ 与 } \xi_n \text{ 之间，因而也在 } x_0 \text{ 与 } x \text{ 之间}).$$

上式表明　　$\dfrac{R_n(x)}{(x-x_0)^{n+1}} = \dfrac{R_n^{(n+1)}(\xi)}{(n+1)!} \quad (\xi \text{ 在 } x_0 \text{ 与 } x \text{ 之间}).$

又因为 $p_n^{(n+1)}(x) = 0$，$R_n(x) = f(x) - p_n(x)$，所以 $R_n^{(n+1)}(x) = f^{(n+1)}(x)$，故得

$$R_n(x) = \frac{f^{(n+1)}(\xi)}{(n+1)!}(x-x_0)^{n+1} \quad (\xi \text{ 在 } x_0 \text{ 与 } x \text{ 之间}).$$

当在 x_0 的某邻域内 $|f^{(n+1)}(x)| \leqslant M$ 时，$|R_n(x)| \leqslant \dfrac{M}{(n+1)!}|x-x_0|^{n+1}$，

及　　　　　　　　　　$\displaystyle\lim_{x \to x_0} \frac{R_n(x)}{(x-x_0)^n} = 0,$

所以　　　　　　　　$R_n(x) = o[(x-x_0)^n] \quad (x \to x_0).$

泰勒中值定理　若 $f(x)$ 在包含 x_0 的开区间 (a,b) 内具有直到 $(n+1)$ 阶的导数，则当 $x \in (a,b)$ 时，有

$$f(x) = f(x_0) + f'(x_0)(x-x_0) + \frac{f''(x_0)}{2!}(x-x_0)^2 + \cdots + \frac{f^{(n)}(x_0)}{n!}(x-x_0)^n + R_n(x).$$

$$(3-3)$$

其中
$$R_n(x) = \frac{f^{(n+1)}(\xi)}{(n+1)!}(x-x_0)^{n+1} \quad (\xi \text{ 在 } x_0 \text{ 与 } x \text{ 之间}) \tag{3-4}$$

公式(3-3)称为 $f(x)$ 在点 x_0 的 **n 阶泰勒公式**. 公式(3-4)称为 n 阶泰勒公式的**拉格朗日余项**.

注意到
$$R_n(x) = o[(x-x_0)^n] \quad (x \to x_0) \tag{3-5}$$

在不需要余项的精确表达式时,泰勒公式可写为

$$f(x) = f(x_0) + f'(x_0)(x-x_0) + \frac{f''(x_0)}{2!}(x-x_0)^2 + \cdots$$
$$+ \frac{f^{(n)}(x_0)}{n!}(x-x_0)^n + o[(x-x_0)^n].$$

公式(3-5)称为 n 阶泰勒公式的**佩亚诺(Peano)余项**.

当 $n=0$ 时,泰勒公式给出拉格朗日中值定理

$$f(x) = f(x_0) + f'(\xi)(x-x_0) \quad (\xi \text{ 在 } x_0 \text{ 与 } x \text{ 之间});$$

当 $n=1$ 时,泰勒公式变为

$$f(x) = f(x_0) + f'(x_0)(x-x_0) + \frac{f''(\xi)}{2!}(x-x_0)^2 \quad (\xi \text{ 在 } x_0 \text{ 与 } x \text{ 之间}).$$

可见

$$f(x) \approx f(x_0) + f'(x_0)(x-x_0) \quad (\xi \text{ 在 } x_0 \text{ 与 } x \text{ 之间}),$$

而
$$\mathrm{d}f = f'(x_0)(x-x_0),$$

此时误差
$$R_1(x) = \frac{f''(\xi)}{2!}(x-x_0)^2 \quad (\xi \text{ 在 } x_0 \text{ 与 } x \text{ 之间}).$$

本 章 小 结

1. 微分中值定理.
2. 用洛必达法则求函数的极限.
3. 判断函数的单调性与极值一般步骤;极值点与驻点的关系;最值的求法.
4. 判断曲线凹凸性与拐点的一般步骤.

关 键 术 语

极大值(local maximum);　　极小值(local minimum);　　驻点(stationary point);

极值点(extreme point);　　凹曲线(concave curve);　　凸曲线(convex curve);

渐近线(asymptote).

习 题 3

1. 判断下列函数在给定区间上是否满足罗尔定理的条件.

(1) $f(x) = |x|$, $x \in [-1, 1]$;　　　　(2) $f(x) = \ln x^2$, $x \in [-2, 2]$;

(3) $f(x) = \mathrm{e}^{\sin x}$, $x \in [0, \pi]$.

2. 证明下列各式.

(1) $\arctan x + \operatorname{arccot} x = \dfrac{\pi}{2}$;

(2) $\dfrac{a-b}{a} \leqslant \ln \dfrac{a}{b} \leqslant \dfrac{a-b}{b}$ $(0 < b \leqslant a)$;

(3) 当 $x > 1$ 时, $\mathrm{e}^x > \mathrm{e}x$;

(4) $|\arctan b - \arctan a| \leqslant |b - a|$.

3. 用洛必达法则求下列极限.

(1) $\displaystyle\lim_{x \to 1} \dfrac{x^2 - 1}{\ln x}$;

(2) $\displaystyle\lim_{x \to 0} \dfrac{\ln(1 + x^2)}{x^2}$;

(3) $\displaystyle\lim_{x \to \pi} \dfrac{\sin 3x}{\tan 5x}$;

(4) $\displaystyle\lim_{x \to 0^+} \dfrac{\ln x}{\cot x}$;

(5) $\displaystyle\lim_{x \to +\infty} \dfrac{x^2}{\mathrm{e}^{2x}}$;

(6) $\displaystyle\lim_{x \to 0} \left(\cot x - \dfrac{1}{x} \right)$;

(7) $\displaystyle\lim_{x \to 0} x^2 \mathrm{e}^{x^{-2}}$;

(8) $\displaystyle\lim_{x \to 0} x \cot 2x$;

(9) $\displaystyle\lim_{x \to 0} (\cos x)^{x^{-2}}$;

(10) $\displaystyle\lim_{x \to 0} x^{\sin x}$.

4. 求极限 $\displaystyle\lim_{x \to \infty} \dfrac{x - \sin x}{x + \sin x}$, 能用洛必达法则求吗?

5. 设 $f(x) = \begin{cases} \dfrac{g(x)}{x}, & x \neq 0, \\ 0, & x = 0, \end{cases}$ 且 $g(0) = g'(0) = 0$, $g''(0) = 1$, 求 $f'(0)$.

6. 求下列函数的单调区间和极值.

(1) $y = 2x^3 + 3x^2 - 12x + 1$;

(2) $y = x + \dfrac{1}{x}$;

(3) $y = x - \mathrm{e}^x$;

(4) $y = \arctan x - x$;

(5) $y = 2x - \ln(4x)^2$;

(6) $y = x^2 \mathrm{e}^{-x}$;

(7) $y = x - \ln(1 + x)$;

(8) $y = 3 - 2(x + 1)^{\frac{1}{3}}$.

7. 求下列函数在给定区间上的最值.

(1) $y = \sqrt{5 - 4x}$, $x \in [-1, 1]$;

(2) $y = \arctan \dfrac{1 - x}{1 + x}$, $x \in [0, 1]$;

(3) $y = 2x^3 + 3x^2$, $x \in [-1, 4]$;

(4) $y = x^4 - 8x^2 + 2$, $x \in [-1, 3]$.

8. 用 20 cm 长的铁丝围成矩形, 问边长为多少时矩形最大?

9. 已知口服一定剂量的某种药品后, 血液浓度 c 与时间 t 的关系为 $c = 40(\mathrm{e}^{-0.2t} - \mathrm{e}^{-2.3t})$, 求最高血液浓度及达到最高血液浓度所需的时间.

10. 求下列函数的凹凸区间和拐点.

(1) $y = 5 - 2x - x^2$;

(2) $y = x^2 \ln x$;

(3) $y = x + \dfrac{1}{x}$;

(4) $y = x\mathrm{e}^{-x}$.

11. 作出下列函数的图形.

(1) $y = x^3 - 6x^2 + 9x - 4$;

(2) $y = x\mathrm{e}^{-x^2}$;

(3) $y = x^2 + \dfrac{1}{x}$;

(4) $y = \ln(1 + x^2)$.

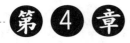

不 定 积 分

    微分学的基本问题是：已知一个函数，求它的导函数或微分. 在医药科学和其他科技领域中，还常常遇到与此相反的问题：已知某函数的导数或微分，求原来的函数. 这样的问题实际上就是微分的逆运算——不定积分问题. 我们讨论的积分学与第 2 章研究的微分学，就是一对和谐的平衡体.

    本章研究不定积分的概念、性质和积分方法.

4.1　不定积分的概念与性质

4.1.1　原函数与不定积分的概念

1. 不定积分的概念

定义 4.1　若在某个区间 I 上，函数 $F(x)$ 与 $f(x)$ 满足关系式：

$$F'(x) = f(x) \quad 或 \quad dF(x) = f(x)dx,$$

则称函数 $F(x)$ 为函数 $f(x)$ 在区间 I 上的一个**原函数**（primitive function）.

    今后提到的原函数都是指某一区间上的原函数，对此不再一一说明.

    求原函数是求导的逆运算.

    例如，因为 $(x^2)' = 2x$，所以 x^2 是 $2x$ 在 $(-\infty, +\infty)$ 内的原函数.

    又如，$\sin x$ 是 $\cos x$ 在 $(-\infty, +\infty)$ 内的原函数.

    $\ln x$ 是 $\dfrac{1}{x}$ 在 $(0, +\infty)$ 内的原函数，但不是在 $(-\infty, +\infty)$ 内的原函数.

应当指出,函数 $F(x)$ 的导数 $f(x)$ 是唯一的,而函数 $f(x)$ 的原函数如果存在的话,就不止一个.

例如,x^2 并不是函数 $2x$ 唯一的原函数,由于 $(x^2+1)'=2x$,$(x^2-3)'=2x$,所以 x^2+1,x^2-3 也是函数 $2x$ 的原函数.

事实上这种原函数有无穷多个,可将它们概括为表达式 x^2+C,其中 C 是任意常数.

定理 4.1   如果函数 $F(x)$ 是 $f(x)$ 的一个原函数,则 $f(x)$ 有无限多个原函数,且 $F(x)+C$ 就是 $f(x)$ 的全体原函数.

证明   函数 $F(x)$ 是 $f(x)$ 的一个原函数,则有 $F'(x)=f(x)$,而

$$[F(x)+C]'=F'(x)+C'=f(x),$$

说明对任意的常数 C,$F(x)+C$ 都是 $f(x)$ 的原函数,即 $f(x)$ 有无穷多个原函数.

设 $G(x)$ 也是 $f(x)$ 的一个原函数,则 $\Phi'(x)=f(x)$,又因为 $F'(x)=f(x)$,故 $G'(x)=F'(x)$.

根据拉格朗日中值定理的推论 2,有 $G(x)-F(x)=C$,即

$$G(x)=F(x)+C,$$

说明 $f(x)$ 的任意两个原函数之间至多相差一个常数,则 $f(x)$ 的所有原函数可表示成 $F(x)+C$.

定义 4.2   函数 $f(x)$ 的原函数的全体称为 $f(x)$ 的**不定积分**(indefinite integral),记作 $\int f(x)\mathrm{d}x$. 其中,$f(x)$ 称为 **被积函数**(integrand),$f(x)\mathrm{d}x$ 称为 **被积式**(integrand expression),x 称为**积分变量**(integral variable),$\int$ 称为**积分号**.

由上述可知,只要找到 $f(x)$ 的一个原函数 $F(x)$,即得 $f(x)$ 的不定积分

$$\int f(x)\mathrm{d}x=F(x)+C.$$

式中,任意常数 C 称为**积分常数**(integral constant).

例如,$\int 2x\mathrm{d}x=x^2+C$,$\int \dfrac{1}{2\sqrt{x}}\mathrm{d}x=\sqrt{x}+C$,$\int \cos x\mathrm{d}x=\sin x+C$.

求已知函数的原函数的方法称为**不定积分法**,简称**积分法**(integration). 显然,积分法是微分法的逆运算.

2. 不定积分的基本公式

根据导数的基本公式和不定积分的定义,就可得到相应的不定积分的基本积分公式. 为了便于记忆和应用,我们把一些基本的积分公式列成一个表,通常称为**基本积分表**.

(1) $\int k\mathrm{d}x=kx+C$(k 是常数);   (2) $\int x^\mu \mathrm{d}x=\dfrac{1}{\mu+1}x^{\mu+1}+C$($\mu \neq -1$);

(3) $\int \dfrac{1}{x}\mathrm{d}x=\ln|x|+C$($x \neq 0$);   (4) $\int \mathrm{e}^x\mathrm{d}x=\mathrm{e}^x+C$;

(5) $\int a^x\mathrm{d}x=\dfrac{a^x}{\ln a}+C$($a>0$,$a \neq 1$);   (6) $\int \cos x\mathrm{d}x=\sin x+C$;

(7) $\int \sin x \mathrm{d}x = -\cos x + C$;　　　　(8) $\int \dfrac{1}{\cos^2 x} \mathrm{d}x = \int \sec^2 x \mathrm{d}x = \tan x + C$;

(9) $\int \dfrac{1}{\sin^2 x} \mathrm{d}x = \int \csc^2 x \mathrm{d}x = -\cot x + C$;　(10) $\int \dfrac{1}{1+x^2} \mathrm{d}x = \arctan x + C$;

(11) $\int \dfrac{1}{\sqrt{1-x^2}} \mathrm{d}x = \arcsin x + C$;　　　(12) $\int \sec x \tan x \mathrm{d}x = \sec x + C$;

(13) $\int \csc x \cot \mathrm{d}x = -\csc x + C$.

以上基本积分表是求不定积分的基础,必须熟记.

对公式(3)略作说明:因 $\ln x$ 只是在 $x > 0$ 时才有意义,故公式

$$\int \frac{1}{x} \mathrm{d}x = \ln x + C$$

仅当 $x > 0$ 时才成立. 但当 $x < 0$ 时,由于

$$[\ln(-x)]' = \frac{1}{-x} \cdot (-x)' = \frac{1}{x},$$

故当 $x < 0$ 时,有 $\int \dfrac{1}{x} \mathrm{d}x = \ln(-x) + C$.

将上述两种情况合并在一起,写成一个公式,即

$$\int \frac{1}{x} \mathrm{d}x = \ln |x| + C.$$

例 4.1　求 $\int \dfrac{1}{x^3} \mathrm{d}x$.

解　$\int \dfrac{1}{x^3} \mathrm{d}x = \int x^{-3} \mathrm{d}x = \dfrac{1}{-3+1} x^{-3+1} + C = -\dfrac{1}{2x^2} + C$.

例 4.2　$\int x^2 \sqrt{x} \mathrm{d}x$.

解　$\int x^2 \sqrt{x} \mathrm{d}x = \int x^{\frac{5}{2}} \mathrm{d}x = \dfrac{1}{\dfrac{5}{2}+1} x^{\frac{5}{2}+1} + C = \dfrac{2}{7} x^{\frac{7}{2}} + C = \dfrac{2}{7} x^3 \sqrt{x} + C$.

例 4.3　$\int \dfrac{\mathrm{d}x}{x \sqrt[3]{x}}$.

解　$\int \dfrac{\mathrm{d}x}{x \sqrt[3]{x}} = \int x^{-\frac{4}{3}} \mathrm{d}x = \dfrac{x^{-\frac{4}{3}+1}}{-\dfrac{4}{3}+1} + C = -3x^{-\frac{1}{3}} + C = -\dfrac{3}{\sqrt[3]{x}} + C$.

3. 不定积分的几何意义

不妨先考虑特殊函数 $y = 2x$ 的不定积分的几何意义. 因为函数 $2x$ 的不定积分为 $\int 2x \mathrm{d}x$

$= x^2 + C$，而 $y = x^2 + C$ 的图形是一簇抛物线(图 4.1).

不论 C 取何值，$y' = (x^2 + C)' = 2x$，说明曲线簇中的每一条曲线，在横坐标 x 相同的各点处，切线的斜率相同，因而切线是相互平行的.

一般地，$\int f(x)\mathrm{d}x = F(x) + C$ 是无穷多个函数，$y = F(x) + C$ 的图形是一簇曲线，称为**积分曲线簇**(family of integral curves). 该曲线簇中各曲线在横坐标 x 相同的各点的切线是相互平行的，其斜率等于被积函数 $f(x)$ 在这个点处的函数值.

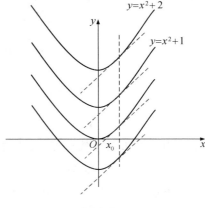

图 4.1

4.1.2 不定积分的性质与直接积分法

1. 不定积分的性质

由不定积分的定义可直接得到以下三个性质：

性质 1 不定积分的导数等于被积函数，即

$$\left[\int f(x)\mathrm{d}x\right]' = f(x).$$

性质 2 不定积分的微分等于被积式，即

$$\mathrm{d}\int f(x)\mathrm{d}x = f(x)\mathrm{d}x.$$

性质 3 一个函数微分的不定积分与该函数仅相差一个常数，即

$$\int \mathrm{d}f(x) = f(x) + C \quad \text{或} \quad \int f'(x)\mathrm{d}x = f(x) + C.$$

以上三个性质清楚地表明了不定积分运算与微分运算之间的互逆关系.

性质 4 常数因子可由积分号内提出，即

$$\int kf(x)\mathrm{d}x = k\int f(x)\mathrm{d}x \quad (k \neq 0).$$

证明 由性质 1，有 $\left[k\int f(x)\mathrm{d}x\right]' = kf(x)$，同时又有

$$\left[k\int f(x)\mathrm{d}x\right]' = k\left[\int f(x)\mathrm{d}x\right]' = kf(x).$$

这两个函数的导数相等，故二者只可能相差一个常数. 但此常数不必写出，因为它可被认为已包含在性质 4 等式右边的不定积分中，故性质 4 成立.

性质 5 有限个函数代数和的不定积分等于各函数不定积分的代数和，即

$$\int (u + v - w)\mathrm{d}x = \int u\mathrm{d}x + \int v\mathrm{d}x - \int w\mathrm{d}x.$$

式中，u，v，w 均为 x 的函数.

证明 对等式两边分别求导，得

$$\left[\int (u+v-w)\mathrm{d}x\right]' = u+v-w,$$

$$\left(\int u\mathrm{d}x + \int v\mathrm{d}x - \int w\mathrm{d}x\right)' = \left(\int u\mathrm{d}x\right)' + \left(\int v\mathrm{d}x\right)' - \left(\int w\mathrm{d}x\right)'$$
$$= u+v-w.$$

由于两边的导数相等，故两边只可能相差一个常数，但此常数可被看作已包含在不定积分式中，故性质 5 成立.

性质 6 如果 $\int f(x)\mathrm{d}x = F(x)+C$，$u$ 为 x 的任意可微函数，则有

$$\int f(u)\mathrm{d}u = F(u)+C.$$

这个性质称为积分形式不变性，证明从略. 后面将会看到，这个性质将使已知的积分公式的应用范围大为拓宽.

2. 直接积分法

利用不定积分的性质和基本公式，或被积函数经过化简与变形，再利用不定积分性质和基本公式，就能直接求出一些简单函数的不定积分，这种积分方法称为直接积分法.

例 4.4 求 $\int \dfrac{(x-1)^3}{x^2}\mathrm{d}x$.

解 $\int \dfrac{(x-1)^3}{x^2}\mathrm{d}x = \int \dfrac{x^3-3x^2+3x-1}{x^2}\mathrm{d}x = \int \left(x-3+\dfrac{3}{x}-\dfrac{1}{x^2}\right)\mathrm{d}x$

$$= \int x\mathrm{d}x - 3\int \mathrm{d}x + 3\int \dfrac{1}{x}\mathrm{d}x - \int \dfrac{1}{x^2}\mathrm{d}x$$

$$= \dfrac{1}{2}x^2 - 3x + 3\ln|x| + \dfrac{1}{x} + C.$$

例 4.5 求 $\int \dfrac{1+x+x^2}{x(1+x^2)}\mathrm{d}x$.

解 $\int \dfrac{1+x+x^2}{x(1+x^2)}\mathrm{d}x = \int \dfrac{x+(1+x^2)}{x(1+x^2)}\mathrm{d}x = \int \left(\dfrac{1}{1+x^2}+\dfrac{1}{x}\right)\mathrm{d}x$

$$= \int \dfrac{1}{1+x^2}\mathrm{d}x + \int \dfrac{1}{x}\mathrm{d}x = \arctan x + \ln|x| + C.$$

例 4.6 求 $\int \dfrac{x^4}{1+x^2}\mathrm{d}x$.

解 $\int \dfrac{x^4}{1+x^2}\mathrm{d}x = \int \dfrac{x^4-1+1}{1+x^2}\mathrm{d}x = \int \dfrac{(x^2+1)(x^2-1)+1}{1+x^2}\mathrm{d}x$

$$= \int \left(x^2-1+\dfrac{1}{1+x^2}\right)\mathrm{d}x = \int x^2\mathrm{d}x - \int \mathrm{d}x + \int \dfrac{1}{1+x^2}\mathrm{d}x$$

$$= \frac{1}{3}x^3 - x + \arctan x + C.$$

例 4.7　求 $\int \tan^2 x \mathrm{d}x$.

解　$\int \tan^2 x \mathrm{d}x = \int (\sec^2 x - 1)\mathrm{d}x = \int \sec^2 x \mathrm{d}x - \int \mathrm{d}x = \tan x - x + C.$

例 4.8　求 $\int \sin^2 \frac{x}{2} \mathrm{d}x$.

解　$\int \sin^2 \frac{x}{2} \mathrm{d}x = \int \frac{1 - \cos x}{2} \mathrm{d}x = \frac{1}{2} \int (1 - \cos x)\mathrm{d}x = \frac{1}{2}(x - \sin x) + C.$

例 4.9　求 $\int \dfrac{1}{\sin^2 \frac{x}{2} \cos^2 \frac{x}{2}} \mathrm{d}x$.

解　$\int \dfrac{1}{\sin^2 \frac{x}{2} \cos^2 \frac{x}{2}} \mathrm{d}x = 4 \int \dfrac{1}{\sin^2 x} \mathrm{d}x = -4 \cot x + C.$

以上例子大都采用了初等数学(代数或三角函数)中的运算技巧,将被积函数进行适当的变形,因此在进行积分运算时,应该重视有关初等数学知识的灵活运用.

直接积分法的优点是操作简单、易掌握,缺点是利用此法解决的问题非常有限.

4.2　换元积分法

把复合函数求导法则的步骤反过来用于求不定积分,利用中间变量代换,就可得到复合函数的积分法,称为**换元积分法**(integration by substitution).利用这种方法,可以把某些不定积分化为基本积分表中所列的积分,从而求得积分结果.通常把换元法分为两类:第一类换元法和第二类换元法.

4.2.1　第一类换元法

有一些不定积分,虽然不能直接应用不定积分基本公式和性质,但是通过适当的变量代换,就能够用基本公式和性质进行相应的积分计算.例如求解积分 $\int \cos 2x \mathrm{d}x$ 时,与基本积分 $\int \cos x \mathrm{d}x = \sin x + C$ 相比,就会发现 $\int \cos 2x \mathrm{d}x$ 与 $\int \cos x \mathrm{d}x$ 中被积函数的余弦函数内只相差一个系数 2.因此,如果把 $\int \cos 2x \mathrm{d}x$ 中被积表达式凑为

$$\int \frac{1}{2} \cos 2x \mathrm{d}(2x),$$

且令 $u = 2x$,那么上述积分就可写成

$$\int \cos 2x \mathrm{d}x = \int \frac{1}{2} \cos 2x \mathrm{d}(2x) = \frac{1}{2} \int \cos 2x \mathrm{d}(2x) = \frac{1}{2} \int \cos u \mathrm{d}u.$$

结合性质 6,得 $\int \cos u \mathrm{d}u = \sin u + C$,然后再代回原来的积分变量 x,最终得到不定积分

$$\int \cos 2x \mathrm{d}x = \frac{1}{2} \int \cos u \mathrm{d}u = \frac{1}{2} \sin u + C = \frac{1}{2} \sin 2x + C.$$

一般地,当不定积分 $\int f(x) \mathrm{d}x$ 不能直接求出时,可设法把它凑成如下形式:

$$\int g[\varphi(x)] \varphi'(x) \mathrm{d}x,$$

然后作变换 $u = \varphi(x)$,从而 $\mathrm{d}u = \varphi'(x) \mathrm{d}x$,于是上式变为 $\int g(u) \mathrm{d}u$. 如果这个积分可在基本公式中查到为 $\int g(u) \mathrm{d}u = G(u) + C$,再代回变量 x,就得到所求的积分,即

$$\int f(x) \mathrm{d}x = \int g[\varphi(x)] \varphi' \mathrm{d}x = \int g(u) \mathrm{d}u = G(u) + C$$
$$= G[\varphi(x)] + C = F(x) + C.$$

这种积分方法称为**第一类换元积分法**. 由于这种方法的解题过程就是把被积表达式凑成基本公式的形式,所以也称**凑微分法**.

例 4.10   求 $\int 2\cos 2x \mathrm{d}x$.

解 $\int 2\cos 2x \mathrm{d}x = \int \cos 2x \cdot (2x)' \mathrm{d}x = \int \cos 2x \mathrm{d}(2x) = \int \cos u \mathrm{d}u$
$= \sin u + C = \sin 2x + C.$

例 4.11   求 $\int \dfrac{1}{3+2x} \mathrm{d}x$.

解 $\int \dfrac{1}{3+2x} \mathrm{d}x = \dfrac{1}{2} \int \dfrac{1}{3+2x} (3+2x)' \mathrm{d}x = \dfrac{1}{2} \int \dfrac{1}{3+2x} \mathrm{d}(3+2x)$
$= \dfrac{1}{2} \int \dfrac{1}{u} \mathrm{d}x = \dfrac{1}{2} \ln |u| + C = \dfrac{1}{2} \ln |3+2x| + C.$

例 4.12   求 $\int x\sqrt{1-x^2} \mathrm{d}x$.

解 $\int x\sqrt{1-x^2} \mathrm{d}x = \dfrac{1}{2} \int \sqrt{1-x^2} (x^2)' \mathrm{d}x = \dfrac{1}{2} \int \sqrt{1-x^2} \mathrm{d}x^2$
$= -\dfrac{1}{2} \int \sqrt{1-x^2} \mathrm{d}(1-x^2) = -\dfrac{1}{2} \int u^{\frac{1}{2}} \mathrm{d}u = -\dfrac{1}{3} u^{\frac{3}{2}} + C$
$= -\dfrac{1}{3} (1-x^2)^{\frac{3}{2}} + C.$

例 4.13   求 $\int \tan x \mathrm{d}x$.

解 $\int \tan x \mathrm{d}x = \int \dfrac{\sin x}{\cos x} \mathrm{d}x = -\int \dfrac{1}{\cos x} \mathrm{d}\cos x = -\int \dfrac{1}{u} \mathrm{d}u$

$$= -\ln |u| + C = -\ln |\cos x| + C.$$

类似地,可得 $\int \cot x \mathrm{d}x = \ln |\sin x| + C.$

在运算比较熟练之后可不用写出中间变量的形式. 下面再举几个例子.

例 4.14　求 $\int \dfrac{1}{a^2 + x^2} \mathrm{d}x.$

解　$\displaystyle \int \frac{1}{a^2 + x^2} \mathrm{d}x = \frac{1}{a^2} \int \frac{1}{1 + \left(\dfrac{x}{a}\right)^2} \mathrm{d}x = \frac{1}{a} \int \frac{1}{1 + \left(\dfrac{x}{a}\right)^2} \mathrm{d}\frac{x}{a}$

$$= \frac{1}{a} \arctan \frac{x}{a} + C.$$

例 4.15　求 $\int \dfrac{1}{\sqrt{a^2 - x^2}} \mathrm{d}x.$

解　$\displaystyle \int \frac{1}{\sqrt{a^2 - x^2}} \mathrm{d}x = \frac{1}{a} \int \frac{1}{\sqrt{1 - \left(\dfrac{x}{a}\right)^2}} \mathrm{d}x = \int \frac{1}{\sqrt{1 - \left(\dfrac{x}{a}\right)^2}} \mathrm{d}\frac{x}{a} = \arcsin \frac{x}{a} + C.$

例 4.16　求 $\int \dfrac{1}{x^2 - a^2} \mathrm{d}x.$

解　$\displaystyle \int \frac{1}{x^2 - a^2} \mathrm{d}x = \frac{1}{2a} \int \left(\frac{1}{x-a} - \frac{1}{x+a}\right) \mathrm{d}x = \frac{1}{2a} \left(\int \frac{1}{x-a} \mathrm{d}x - \int \frac{1}{x+a} \mathrm{d}x\right)$

$$= \frac{1}{2a} \left[\int \frac{1}{x-a} \mathrm{d}(x-a) - \int \frac{1}{x+a} \mathrm{d}(x+a)\right]$$

$$= \frac{1}{2a} (\ln |x-a| - \ln |x+a|) + C = \frac{1}{2a} \ln \left|\frac{x-a}{x+a}\right| + C.$$

例 4.17　求 $\int \sin^3 x \mathrm{d}x.$

解　$\displaystyle \int \sin^3 x \mathrm{d}x = \int \sin^2 x \cdot \sin x \mathrm{d}x = -\int (1 - \cos^2 x) \mathrm{d}\cos x$

$$= -\int \mathrm{d}\cos x + \int \cos^2 x \mathrm{d}\cos x = -\cos x + \frac{1}{3} \cos^3 x + C.$$

例 4.18　求 $\int \csc x \mathrm{d}x.$

解　$\displaystyle \int \csc x \mathrm{d}x = \int \frac{1}{\sin x} \mathrm{d}x = \int \frac{1}{2 \sin \dfrac{x}{2} \cos \dfrac{x}{2}} \mathrm{d}x = \int \frac{\mathrm{d}\dfrac{x}{2}}{\tan \dfrac{x}{2} \cos^2 \dfrac{x}{2}}$

$$= \int \frac{\mathrm{d}\tan \dfrac{x}{2}}{\tan \dfrac{x}{2}} = \ln \left|\tan \frac{x}{2}\right| + C = \ln |\csc x - \cot x| + C.$$

同理可得 $\int \sec x \mathrm{d}x = \ln|\sec x + \tan x| + C$.

例 4.19 求 $\displaystyle\int \frac{\cos x}{3+\cos^2 x}\mathrm{d}x$.

解
$$\int \frac{\cos x}{3+\cos^2 x}\mathrm{d}x = \int \frac{1}{3+1-\sin^2 x}\mathrm{d}\sin x = \int \frac{1}{4-\sin^2 x}\mathrm{d}\sin x$$

$$= \frac{1}{4}\int\left(\frac{1}{2-\sin x}+\frac{1}{2+\sin x}\right)\mathrm{d}\sin x$$

$$= \frac{1}{4}\ln\left|\frac{2+\sin x}{2-\sin x}\right|+C.$$

例 4.20 求 $\displaystyle\int \cos^4 x \mathrm{d}x$.

解
$$\int \cos^4 x \mathrm{d}x = \int (\cos^2 x)^2 \mathrm{d}x = \int \left[\frac{1}{2}(1+\cos 2x)\right]^2 \mathrm{d}x$$

$$= \frac{1}{4}\int (1+2\cos 2x + \cos^2 2x)\mathrm{d}x$$

$$= \frac{1}{4}\int\left(\frac{3}{2}+2\cos 2x + \frac{1}{2}\cos 4x\right)\mathrm{d}x$$

$$= \frac{1}{4}\left(\frac{3}{2}x+\sin 2x + \frac{1}{8}\sin 4x\right)+C$$

$$= \frac{3}{8}x + \frac{1}{4}\sin 2x + \frac{1}{32}\sin 4x + C.$$

第一类换元法在积分学中经常使用,如何适当选择变量代换,没有一般的法则可循. 这种方法的特点是凑微分,要掌握这种方法,需要熟记一些函数的微分公式. 例如,

$$\mathrm{d}x = \frac{1}{a}\mathrm{d}(ax+b); \qquad x\mathrm{d}x = \frac{1}{2}\mathrm{d}(x^2+c); \qquad \frac{1}{x}\mathrm{d}x = \mathrm{d}(\ln x);$$

$$\frac{1}{\sqrt{x}}\mathrm{d}x = 2\mathrm{d}(\sqrt{x}); \qquad \frac{1}{x^2}\mathrm{d}x = -\mathrm{d}\left(\frac{1}{x}\right); \qquad \frac{1}{1+x^2}\mathrm{d}x = \mathrm{d}(\arctan x);$$

$$\frac{1}{\sqrt{1-x^2}}\mathrm{d}x = \mathrm{d}(\arcsin x); \quad \mathrm{e}^x \mathrm{d}x = \mathrm{d}(\mathrm{e}^x); \qquad \sin x \mathrm{d}x = -\mathrm{d}(\cos x);$$

$$\cos x \mathrm{d}x = \mathrm{d}(\sin x); \qquad \sec^2 x \mathrm{d}x = \mathrm{d}(\tan x); \qquad \csc^2 x \mathrm{d}x = -\mathrm{d}(\cot x).$$

根据这些微分公式,从被积表达式中凑出合适的微分因子.

4.2.2 第二类换元法

在第一类换元法中,作变换 $u = \varphi(x)$,把积分 $\displaystyle\int f[\varphi(x)]\varphi'(x)\mathrm{d}x$ 变成 $\displaystyle\int f(u)\mathrm{d}u$ 后再直接积分. 有一类函数(最常见的是含有根式的)需要作以上相反的变换,令 $x = \varphi(t)$,把 $\displaystyle\int f(x)\mathrm{d}x$ 化成 $\displaystyle\int f[\varphi(t)]\varphi'(t)\mathrm{d}t$ 的形式后再进行积分运算.

定理 4.2　设 $x = \varphi(t)$ 单调可导，且 $\varphi'(t) \neq 0$，又设 $f[\varphi(t)]\varphi'(t)$ 具有原函数 $F(t)$，则有

$$\int f(x)\mathrm{d}x \xrightarrow{\text{令}x=\varphi(t)} \int f[\varphi(t)]\varphi'(t)\mathrm{d}t = F(t) + C \xrightarrow{t=\varphi^{-1}(x)} F[\varphi^{-1}(x)] + C.$$

区分前面的第一类换元积分法，这种换元积分法称为**第二类换元积分法**. 第二换元积分法的关键在于选择满足定理 4.2 条件的变换 $x = \varphi(t)$，从而使代换后的不定积分容易求出. 那么如何选择变换 $x = \varphi(t)$ 呢? 这往往与被积函数的形式有关. 例如，若被积函数中有根式，一般选择适当的变换 $x = \varphi(t)$ 来去掉根式，从而使被积函数得到简化，不定积分容易求出.

当被积函数中含有 $\sqrt[n]{ax+b}$ 的形式，可以令 $t = \sqrt[n]{ax+b}$，这种代换称为**根式代换**.

例 4.21　求 $\displaystyle\int \frac{\sqrt{x-1}}{x}\mathrm{d}x$.

解　设 $\sqrt{x-1} = u$，即 $x = u^2 + 1$，则

$$\int \frac{\sqrt{x-1}}{x}\mathrm{d}x = \int \frac{u}{u^2+1} \cdot 2u\mathrm{d}u = 2\int \frac{u^2}{u^2+1}\mathrm{d}u$$

$$= 2\int \left(1 - \frac{1}{1+u^2}\right)\mathrm{d}u = 2(u - \arctan u) + C$$

$$= 2(\sqrt{x-1} - \arctan\sqrt{x-1}) + C.$$

例 4.22　求 $\displaystyle\int \frac{\mathrm{d}x}{1+\sqrt[3]{x+2}}$.

解　设 $\sqrt[3]{x+2} = u$，即 $x = u^3 - 2$，则

$$\int \frac{\mathrm{d}x}{1+\sqrt[3]{x+2}} = \int \frac{1}{1+u} \cdot 3u^2\mathrm{d}u = 3\int \frac{u^2-1+1}{1+u}\mathrm{d}u$$

$$= 3\int \left(u - 1 + \frac{1}{1+u}\right)\mathrm{d}u = 3\left(\frac{u^2}{2} - u + \ln|1+u|\right) + C$$

$$= \frac{3}{2}\sqrt[3]{(x+2)^2} - 3\sqrt[3]{x+2} + \ln|1+\sqrt[3]{x+2}| + C.$$

例 4.23　求 $\displaystyle\int \frac{\mathrm{d}x}{(1+\sqrt[3]{x})\sqrt{x}}$.

解　设 $x = t^6$，于是 $\mathrm{d}x = 6t^5\mathrm{d}t$，从而

$$\int \frac{\mathrm{d}x}{(1+\sqrt[3]{x})\sqrt{x}} = \int \frac{6t^5}{(1+t^2)t^3}\mathrm{d}t = 6\int \frac{t^2}{1+t^2}\mathrm{d}t = 6\int \left(1 - \frac{1}{1+t^2}\right)\mathrm{d}t$$

$$= 6(t - \arctan t) + C = 6(\sqrt[6]{x} - \arctan\sqrt[6]{x}) + C.$$

例 4.24　求 $\displaystyle\int \frac{1}{x}\sqrt{\frac{1+x}{x}}\mathrm{d}x$.

解 设 $\sqrt{\dfrac{1+x}{x}} = t$，即 $x = \dfrac{1}{t^2-1}$，于是

$$\int \frac{1}{x}\sqrt{\frac{1+x}{x}}\mathrm{d}x = \int (t^2-1)t \cdot \frac{-2t}{(t^2-1)^2}\mathrm{d}t = -2\int \frac{t^2}{t^2-1}\mathrm{d}t$$

$$= -2\int \left(1 + \frac{1}{t^2-1}\right)\mathrm{d}t = -2t - \ln\left|\frac{t-1}{t+1}\right| + C$$

$$= -2\sqrt{\frac{1+x}{x}} - \ln\frac{\sqrt{1+x}-\sqrt{x}}{\sqrt{1+x}+\sqrt{x}} + C.$$

当被积函数中含有 $\sqrt{a^2 \pm x^2}$ 或 $\sqrt{x^2-a^2}$ 时，使用简单根式代换是无效的，为了去根号，可采用三角代换.

例 4.25 求 $\displaystyle\int \sqrt{a^2-x^2}\,\mathrm{d}x\ (a>0)$.

解 设 $x = a\sin t$，$-\dfrac{\pi}{2} < t < \dfrac{\pi}{2}$，

那么 $\mathrm{d}x = a\cos t\,\mathrm{d}t$，于是

$$\int \sqrt{a^2-x^2}\,\mathrm{d}x = \int a\cos t \cdot a\cos t\,\mathrm{d}t = a^2\int \cos^2 t\,\mathrm{d}t$$

$$= a^2\left(\frac{1}{2}t + \frac{1}{4}\sin 2t\right) + C.$$

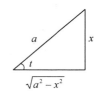

图 4.2

因为 $x = a\sin t$，由图 4.2 知，$\sin 2t = 2\sin t\cos t = 2\dfrac{x}{a} \cdot \dfrac{\sqrt{a^2-x^2}}{a}$，所以

$$\int \sqrt{a^2-x^2}\,\mathrm{d}x = a^2\left(\frac{1}{2}t + \frac{1}{4}\sin 2t\right) + C$$

$$= \frac{a^2}{2}\arcsin\frac{x}{a} + \frac{1}{2}x\sqrt{a^2-x^2} + C.$$

例 4.26 求 $\displaystyle\int \frac{\mathrm{d}x}{\sqrt{x^2+a^2}}$ $(a>0)$.

解 设 $x = a\tan t$，$-\dfrac{\pi}{2} < t < \dfrac{\pi}{2}$，

那么 $\mathrm{d}x = a\sec^2 t\,\mathrm{d}t$，于是

$$\int \frac{\mathrm{d}x}{\sqrt{x^2+a^2}} = \int \frac{a\sec^2 t}{a\sec t}\mathrm{d}t = \int \sec t\,\mathrm{d}t$$

$$= \ln|\sec t + \tan t| + C_1.$$

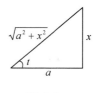

图 4.3

由图 4.3 知，$\tan t = \dfrac{x}{a}$，$\sec t = \dfrac{\sqrt{x^2+a^2}}{a}$，所以

原式 $= \ln|\sec t + \tan t| + C_1 = \ln\left(\dfrac{x}{a} + \dfrac{\sqrt{x^2 + a^2}}{a}\right) + C_1$

$\quad = \ln(x + \sqrt{x^2 + a^2}) + C \quad (C = C_1 - \ln a).$

例 4.27　求 $\displaystyle\int \dfrac{\mathrm{d}x}{\sqrt{x^2 - a^2}} \quad (a > 0).$

解　设 $x = a\sec t,\ 0 < t < \dfrac{\pi}{2},$

那么 $\mathrm{d}x = a\sec t\tan t\,\mathrm{d}t,$ 于是

$$\int \dfrac{\mathrm{d}x}{\sqrt{a^2 - x^2}} = \int \dfrac{a\sec t \cdot \tan t}{a\tan t}\mathrm{d}t = \int \sec t\,\mathrm{d}t$$

$$= \ln|\sec t + \tan t| + C_1.$$

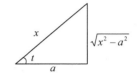

图 4.4

由图 4.4 知，$\sec t = \dfrac{x}{a},\ \tan t = \dfrac{\sqrt{x^2 - a^2}}{a},$ 所以

原式 $= \ln|\sec t + \tan t| + C_1 = \ln\left|\dfrac{x}{a} + \dfrac{\sqrt{x^2 - a^2}}{a}\right| + C_1$

$\quad = \ln|x + \sqrt{x^2 - a^2}| + C \quad (C = C_1 - \ln a).$

知识拓展

倒代换　当分母次数高于分子次数，且分子、分母均为"因式"时，可试用倒代换 $x = \dfrac{1}{t},\ \mathrm{d}x = -\dfrac{1}{t^2}\mathrm{d}t.$

例 4.28　求 $\displaystyle\int \dfrac{\mathrm{d}x}{x\,\sqrt{x^4 + x^2}}.$

解　$\displaystyle\int \dfrac{\mathrm{d}x}{x\,\sqrt{x^4 + x^2}} = \dfrac{1}{2}\int \dfrac{\mathrm{d}(x^2)}{x^2\,\sqrt{x^4 + x^2}} \xlongequal{u = x^2} \dfrac{1}{2}\int \dfrac{\mathrm{d}u}{u\,\sqrt{u^2 + u}}$

$$\xlongequal{u = \frac{1}{t} > 0} \dfrac{1}{2}\int \dfrac{-\dfrac{1}{t^2}\mathrm{d}t}{\dfrac{1}{t}\sqrt{\dfrac{1}{t^2} + \dfrac{1}{t}}} = -\dfrac{1}{2}\int \dfrac{\mathrm{d}t}{\sqrt{1 + t}} = -(1 + t)^{\frac{1}{2}} + C$$

$$= -\left(1 + \dfrac{1}{x^2}\right)^{\frac{1}{2}} + C = -\dfrac{\sqrt{x^2 + 1}}{|x|} + C.$$

欧拉代换　对于被积函数中含有 $\sqrt{ax^2 + bx + c}$ 的不定积分，可以用如下的代换来对其进行有理化：

第一代换：当 $a > 0$ 时，令 $\sqrt{ax^2 + bx + c} = t \pm \sqrt{a}x$；

第二代换：当 $c > 0$ 时，令 $\sqrt{ax^2 + bx + c} = tx \pm \sqrt{c}$；

第三代换：当 $ax^2 + bx + c = 0$ 有两个实数根 α 和 β 时，令 $\sqrt{ax^2 + bx + c} = t(x - \alpha)$，

上述代换称为欧拉代换.下面举例说明.

例 4.29 $\int \dfrac{x^3}{\sqrt{1+x^2}}\mathrm{d}x$.

解法 1 令 $\sqrt{1+x^2}=t-x$，则

$$原式=\int \dfrac{(t^2-1)^3}{8t^4}\mathrm{d}t=\dfrac{1}{24}t^3-\dfrac{3}{8}t-\dfrac{3}{8t}+\dfrac{1}{24t^3}+C$$

$$=\dfrac{1}{24}(\sqrt{1+x^2}+x)^3-\dfrac{3}{8}(\sqrt{1+x^2}+x)-\dfrac{3}{8(\sqrt{1+x^2}+x)}+\dfrac{1}{24(\sqrt{1+x^2}+x)^3}+C.$$

解法 2 令 $\sqrt{1+x^2}=xt-1$，则

$$原式=-16\int \dfrac{t^3}{8(t^2-1)^4}\mathrm{d}t=\dfrac{4}{(t^2-1)^2}+\dfrac{8}{3(t^2-1)^3}+C$$

$$=\dfrac{x^4}{(1+\sqrt{1+x^2})^2}+\dfrac{x^6}{3(1+\sqrt{1+x^2})^3}+C.$$

由此可以看出，欧拉代换虽然可以将不定积分有理化，但实际上计算很复杂，所以不到万不得已尽量使用其他方法，但欧拉代换本身作为一种方法其意义是巨大的.

根据被积函数的根式类型，常用的变换可以概括如下：

(1) 若被积函数含有 $\sqrt[n]{ax+b}$，一般令 $t=\sqrt[n]{ax+b}$；

(2) 若被积函数含有 $\sqrt{a^2-x^2}$，一般令 $x=a\sin t$ 或 $x=a\cos t$；

(3) 若被积函数含有 $\sqrt{x^2-a^2}$，一般令 $x=a\sec t$ 或 $x=a\csc t$；

(4) 若被积函数含有 $\sqrt{a^2+x^2}$，一般令 $x=a\tan t$ 或 $x=a\cot t$.

在本节例题中的一些积分通常也当作公式使用. 这样常用的积分公式除了基本积分表中的几个外，再扩充下面几个：

(14) $\int \tan x\mathrm{d}x=-\ln|\cos x|+C$；   (15) $\int \cot x\mathrm{d}x=\ln|\sin x|+C$；

(16) $\int \sec x\mathrm{d}x=\ln|\sec x+\tan x|+C$；   (17) $\int \csc x\mathrm{d}x=\ln|\csc x-\cot x|+C$；

(18) $\int \dfrac{1}{a^2+x^2}\mathrm{d}x=\dfrac{1}{a}\arctan\dfrac{x}{a}+C$；   (19) $\int \dfrac{1}{x^2-a^2}\mathrm{d}x=\dfrac{1}{2a}\ln\left|\dfrac{x-a}{x+a}\right|+C$；

(20) $\int \dfrac{1}{\sqrt{a^2-x^2}}\mathrm{d}x=\arcsin\dfrac{x}{a}+C$；   (21) $\int \dfrac{\mathrm{d}x}{\sqrt{x^2+a^2}}=\ln(x+\sqrt{x^2+a^2})+C$；

(22) $\int \dfrac{\mathrm{d}x}{\sqrt{x^2-a^2}}=\ln|x+\sqrt{x^2-a^2}|+C$.

4.3　分部积分法

在 4.2 节，我们利用复合函数微分法得到了换元积分法. 现在我们利用两个函数乘积的微分法，推导出另一种求不定积分的基本方法，称为**分部积分法**(integration by parts).

设 $u=u(x)$ 与 $v=v(x)$ 均具有连续导数. 由两个函数乘积的求导公式，有

$$(uv)' = u'v + uv',$$

移项得
$$uv' = (uv)' - u'v.$$

再由不定积分的定义及线性性质,有

$$\int uv' dx = uv - \int u'v dx. \tag{4-1}$$

公式(4-1)称为不定积分的**分部积分公式**. 一般地,利用分部积分公式求不定积分就是追求被积函数形式的转变,把比较难求甚至无法求出的不定积分 $\int uv' dx$ 转变成容易求的不定积分 $\int u'v dx$,起到化繁为简的作用.

为了方便起见,公式(4-1)也可写作

$$\int u dv = uv - \int v du.$$

对于给定的不定积分 $\int f(x) dx$ 作分部积分运算,通常要把被积函数 $f(x)$ 分解为两个因子的乘积,这会有多种选择,对两个因子中哪一个选作 u 也会有多种选择. 选择不同,效果是不一样的. 因此,分部积分法求积分的关键是恰当地选取 u 和 v',这需要通过练习不断积累解题经验.

下面通过例子来说明如何运用分部积分公式.

例 4.30 求 $\int x\cos x dx$.

解 $\int x\cos x dx = \int x d\sin x = x\sin x - \int \sin x dx = x\sin x - \cos x + C.$

例 4.31 求 $\int x e^x dx$.

解 $\int x e^x dx = \int x de^x = x e^x - \int e^x dx = x e^x - e^x + C.$

例 4.32 求 $\int x^2 e^x dx$.

解 $\int x^2 e^x dx = \int x^2 de^x = x^2 e^x - \int e^x dx^2 = x^2 e^x - 2\int x e^x dx = x^2 e^x - 2x e^x + 2\int e^x dx$
$$= x^2 e^x - 2x e^x + 2 e^x + C.$$

例 4.33 求 $\int x\ln x dx$.

解 $\int x\ln x dx = \frac{1}{2}\int \ln x dx^2 = \frac{1}{2}x^2\ln x - \frac{1}{2}\int x^2 \cdot \frac{1}{x} dx$
$$= \frac{1}{2}x^2\ln x - \frac{1}{2}\int x dx = \frac{1}{2}x^2\ln x - \frac{1}{4}x^2 + C.$$

例 4.34 求 $\int \arccos x dx$.

解 $\int \arccos x \mathrm{d}x = x\arccos x - \int x \mathrm{d}\arccos x = x\arccos x + \int x \dfrac{1}{\sqrt{1-x^2}}\mathrm{d}x$

$= x\arccos x - \dfrac{1}{2}\int (1-x^2)^{-\frac{1}{2}}\mathrm{d}(1-x^2)$

$= x\arccos x - \sqrt{1-x^2} + C.$

例 4.35 求 $\int x\arctan x \mathrm{d}x.$

解 $\int x\arctan x \mathrm{d}x = \dfrac{1}{2}\int \arctan x \mathrm{d}x^2 = \dfrac{1}{2}x^2\arctan x - \dfrac{1}{2}\int x^2 \cdot \dfrac{1}{1+x^2}\mathrm{d}x$

$= \dfrac{1}{2}x^2\arctan x - \dfrac{1}{2}\int \left(1 - \dfrac{1}{1+x^2}\right)\mathrm{d}x$

$= \dfrac{1}{2}x^2\arctan x - \dfrac{1}{2}x + \dfrac{1}{2}\arctan x + C.$

例 4.36 求 $\int \mathrm{e}^x \sin x \mathrm{d}x.$

解 $\int \mathrm{e}^x \sin x \mathrm{d}x = \int \sin x \mathrm{d}\mathrm{e}^x = \mathrm{e}^x \sin x - \int \mathrm{e}^x \mathrm{d}\sin x$

$= \mathrm{e}^x \sin x - \int \mathrm{e}^x \cos x \mathrm{d}x = \mathrm{e}^x \sin x - \int \cos x \mathrm{d}\mathrm{e}^x$

$= \mathrm{e}^x \sin x - \mathrm{e}^x \cos x + \int \mathrm{e}^x \mathrm{d}\cos x$

$= \mathrm{e}^x \sin x - \mathrm{e}^x \cos x + \int \mathrm{e}^x \mathrm{d}\cos x$

$= \mathrm{e}^x \sin x - \mathrm{e}^x \cos x - \int \mathrm{e}^x \sin x \mathrm{d}x,$

移项后得 $\int \mathrm{e}^x \sin x \mathrm{d}x = \dfrac{1}{2}\mathrm{e}^x(\sin x - \cos x) + C.$

本题若选取 $u = \sin x$，$v' = \mathrm{e}^x$，也会得到相同的结果. 但多次使用分部积分法时，每次选取的 u 和 v' 必须是相同类型的因子，否则会进入无限循环积分过程.

在积分过程中，有时往往要兼用换元积分法和分部积分法. 下面举例说明.

例 4.37 求 $\int \mathrm{e}^{\sqrt{x}}\mathrm{d}x.$

解法 1 令 $t = \sqrt{x}$，则 $x = t^2$，$\mathrm{d}x = 2t\mathrm{d}t$. 于是

$$\int \mathrm{e}^{\sqrt{x}}\mathrm{d}x = 2\int t\mathrm{e}^t \mathrm{d}t = 2\int t\mathrm{d}\mathrm{e}^t = 2t\mathrm{e}^t - 2\int \mathrm{e}^t \mathrm{d}t = 2\mathrm{e}^t(t-1) + C$$

$$= 2\mathrm{e}^{\sqrt{x}}(\sqrt{x}-1) + C.$$

解法 2 $\int \mathrm{e}^{\sqrt{x}}\mathrm{d}x = \int \mathrm{e}^{\sqrt{x}}\mathrm{d}(\sqrt{x})^2 = 2\int \sqrt{x}\mathrm{e}^{\sqrt{x}}\mathrm{d}\sqrt{x} = 2\int \sqrt{x}\mathrm{d}\mathrm{e}^{\sqrt{x}}$

$= 2\sqrt{x}\mathrm{e}^{\sqrt{x}} - 2\int \mathrm{e}^{\sqrt{x}}\mathrm{d}\sqrt{x} = 2\sqrt{x}\mathrm{e}^{\sqrt{x}} - 2\mathrm{e}^{\sqrt{x}} + C$

$$= 2\mathrm{e}^{\sqrt{x}}(\sqrt{x}-1)+C.$$

分部积分法一般适用于被积函数为两类函数乘积的形式,即对于五类基本初等函数中,任意两种不同类型的函数的乘积作为被积函数的不定积分问题,分部积分法具有优越性.

4.4　几种特殊类型函数的积分

4.4.1　有理真分式的积分

有理函数是指由两个多项式的商所表示的函数,即具有下列形式的函数:

$$\frac{P(x)}{Q(x)}=\frac{a_0 x^n + a_1 x^{n-1}+\cdots+a_{n-1}x+a_n}{b_0 x^m + b_1 x^{m-1}+\cdots+b_{m-1}x+b_m}.$$

其中,m 和 n 都是非负整数,a_0,a_1,$\cdots$,a_n 及 b_0,b_1,$\cdots$,b_m 都是实数,且 $a_0 b_0 \neq 0$,并且分子多项式 $P(x)$ 与分母多项式 $Q(x)$ 没有公因式,当 $P(x)$ 的次数 n 小于 $Q(x)$ 的次数 m 时,称这种有理函数为真分式;当 $n \geqslant m$ 时,称之为假分式.利用多项式的除法,总可以将一个假分式化为一个多项式与一个真分式之和的形式,例如,

$$\frac{x^4+x^3}{x^2-1}=x^2+x+1+\frac{x+1}{x^2-1},$$

由于多项式的积分比较简单,所以下面主要讨论真分式的积分问题.

　　定理 4.3　设多项式 $Q(x)$ 在实数范围内分解成一次因式和二次质因式的乘积为

$$Q(x)=b_0(x-a)^{\alpha}\cdots(x-b)^{\beta}(x^2+px+q)^{\lambda}\cdots(x^2+rx+s)^{\mu},$$

其中 $p^2-4q<0$,$\cdots$,$r^2-4s<0$,那么真分式 $\dfrac{P(x)}{Q(x)}$ 可以分解成如下形式的部分分式之和:

$$\frac{P(x)}{Q(x)}=\frac{A_1}{x-a}+\frac{A_2}{(x-a)^2}+\cdots+\frac{A_\alpha}{(x-a)^\alpha}+\cdots+$$

$$\frac{B_1}{x-b}+\frac{B_2}{(x-b)^2}+\cdots+\frac{B_\beta}{(x-b)^\beta}+$$

$$\frac{M_1 x+N_1}{x^2+px+q}+\frac{M_2 x+N_2}{(x^2+px+q)^2}+\cdots+\frac{M_\lambda x+N_\lambda}{(x^2+px+q)^\lambda}+\cdots+$$

$$\frac{R_1 x+S_1}{x^2+rx+s}+\frac{R_2 x+S_2}{(x^2+rx+s)^2}+\cdots+\frac{R_\mu x+S_\mu}{(x^2+rx+s)^\mu}$$

其中 A_i,$\cdots$,B_i,M_i,N_i,$\cdots$,R_i 及 S_i 是常数.

　　证明略.

　　由该定理知道,有理真分式总可化为部分分式 $\dfrac{A}{x-a}$,$\dfrac{A}{(x-a)^k}$,$\dfrac{Mx+N}{x^2+px+q}$,

$$\frac{Mx+N}{(x^2+px+q)^k}(A,a,M,N,p,q \text{ 为常数},k \text{ 为正整数},且 p^2-4q<0) \text{ 的代数和}.$$

下面举例说明有理真分式化为部分分式的方法.

例 4.38 把 $\dfrac{2x}{x^3-x^2+x-1}$ 分解为部分分式之和.

解 由前面定理,已知有理真分式可以化为下列部分分式之和:

$$\frac{2x}{x^3-x^2+x-1}=\frac{2x}{(x-1)(x^2+1)}=\frac{A}{x-1}+\frac{Bx+C}{x^2+1},$$

其中 A,B,C 是待定常数.上式右端通分,得

$$\frac{2x}{x^3-x^2+x-1}=\frac{(A+B)x^2+(C-B)x+A-C}{(x-1)(x^2+1)},$$

于是得到恒等式

$$2x=(A+B)x^2+(C-B)x+A-C.$$

比较两端同次幂的系数,得到方程组

$$\begin{cases}A+B=0,\\C-B=2,\\A-C=0.\end{cases}$$

解之得 $A=1,B=-1,C=1.$ 于是所求分解式为

$$\frac{2x}{x^3-x^2+x-1}=\frac{1}{x-1}+\frac{-x+1}{x^2+1}.$$

上例介绍的方法称为**待定系数法**.当我们把一个有理函数分解为一个多项式及一些部分分式之和以后,有理函数中只出现多项式及形如 $\dfrac{A}{x-a}$,$\dfrac{A}{(x-a)^k}$,$\dfrac{Mx+N}{x^2+px+q}$,$\dfrac{Mx+N}{(x^2+px+q)^k}$ 的部分分式,因此有理函数的积分问题最终归结为如下四种部分分式的积分问题:

(1) $\displaystyle\int\frac{A}{x-a}dx=A\ln|x-a|+C$;

(2) $\displaystyle\int\frac{A}{(x-a)^k}dx=\frac{A}{1-k}(x-a)^{1-k}+C\quad(k>1)$;

(3) 当 $p^2-4q<0$ 时,考虑到 $x^2+px+q=\left(x+\dfrac{p}{2}\right)^2+q-\dfrac{p^2}{4}=\left(x+\dfrac{p}{2}\right)^2+a^2$,

其中 $a^2=q-\dfrac{p^2}{4}$,

又 $Mx+N=M\left(x+\dfrac{p}{2}\right)+N-\dfrac{1}{2}Mp=M\left(x+\dfrac{p}{2}\right)+B$,所以有

$$\int \frac{Mx+N}{x^2+px+q}\mathrm{d}x = \int \frac{M\left(x+\dfrac{p}{2}\right)}{x^2+px+q}\mathrm{d}x + \int \frac{B}{\left(x+\dfrac{p}{2}\right)^2+a^2}\mathrm{d}x$$

$$= \frac{M}{2}\ln(x^2+px+q) + \frac{B}{a}\arctan\frac{2x+p}{2a} + C;$$

（4）当 $k \geqslant 2$ 时，由（3）中的推导知

$$\int \frac{Mx+N}{(x^2+px+q)^k}\mathrm{d}x = \frac{-M}{2(k-1)(x^2+px+q)^{k-1}} + \int \frac{B}{\left[\left(x+\dfrac{p}{2}\right)^2+a^2\right]_k}\mathrm{d}x.$$

为求上式右端的积分，可令 $x+\dfrac{p}{2}=a\tan t$，则

$$\int \frac{B}{\left[\left(x+\dfrac{p}{2}\right)^2+a^2\right]_k}\mathrm{d}x = \int \frac{Ba\sec^2 t}{a^{2k}\sec^{2k}t}\mathrm{d}t = \frac{B}{a^{2k-1}}\int \cos^{2k-2}t\,\mathrm{d}t.$$

而对于形如 $I_{2n}=\int \cos^{2n}x\,\mathrm{d}x=\int \cos^{2n-1}x\,\mathrm{d}\sin x$ 的积分可由通过分部积分得到的递推公式而最终求出，因此第四种形式的积分可以用上述方法求得.

总之，各项部分分式的积分都能求出，且结果都是初等函数. 从理论上说，实系数多项式 $Q(x)$ 在实数范围内总可以分解成一次因式和二次质因式的乘积，从而有理函数 $\dfrac{P(x)}{Q(x)}$ 总可以分解成多项式与部分分式之和，因此有理函数的原函数都是初等函数.

例 4.39 求 $\displaystyle\int \frac{5x-3}{x^2-6x-7}\mathrm{d}x$.

解 设 $\dfrac{5x-3}{x^2-6x-7}=\dfrac{5x-3}{(x-7)(x+1)}=\dfrac{A}{x-7}+\dfrac{B}{x+1}$，

用上述方法解得 $A=4$，$B=1$. 因此

$$\int \frac{5x-3}{x^2-6x-7}\mathrm{d}x = \int \left(\frac{4}{x-7}+\frac{1}{x+1}\right)\mathrm{d}x = \ln|(x-7)^4(x+1)|+C.$$

例 4.40 求 $\displaystyle\int \frac{x+4}{x^3+2x-3}\mathrm{d}x$.

解 设 $\dfrac{x+4}{x^3+2x-3}=\dfrac{x+4}{(x-1)(x^2+x+3)}=\dfrac{A}{x-1}+\dfrac{Bx+C}{x^2+x+3}$，

用上述方法解得 $A=1$，$B=-1$，$C=-1$. 因此

$$\int \frac{x+4}{x^3+2x-3}\mathrm{d}x = \int \frac{\mathrm{d}x}{x-1} - \int \frac{x+1}{x^2+x+3}\mathrm{d}x$$

$$= \ln|x-1| - \frac{1}{2}\int \frac{2x+1}{x^3+2x-3}\mathrm{d}x - \frac{1}{2}\int \frac{1}{x^3+2x-3}\mathrm{d}x$$

$$=\ln|x-1|-\frac{1}{2}\ln(x^2+x+3)-\frac{1}{\sqrt{11}}\arctan\frac{2x+1}{\sqrt{11}}+C.$$

一般说来,有理函数的积分如果分母能分解成一次或二次因式,则相应的不定积分计算过程是机械的,但又是相当烦琐的.

4.4.2 三角函数有理式的积分

三角函数有理式是指由三角函数和常数经过有限次四则运算所构成的函数,其特点是分子分母都包含三角函数的和差与乘积运算. 由于各种三角函数都可以用 $\sin x$ 及 $\cos x$ 的有理式表示,故三角函数有理式也就是 $\sin x$, $\cos x$ 的有理式.

下面举例说明三角函数有理式的积分.

例 4.41 求 $\displaystyle\int\frac{1}{1+\sin x+\cos x}\mathrm{d}x$.

解 由三角函数知识知道,$\sin x$ 与 $\cos x$ 都可以用 $\tan\frac{x}{2}$ 的有理式表示,即

$$\sin x=2\sin\frac{x}{2}\cos\frac{x}{2}=\frac{2\tan\frac{x}{2}}{\sec^2\frac{x}{2}}=\frac{2\tan\frac{x}{2}}{1+\tan^2\frac{x}{2}},$$

$$\cos x=\cos^2\frac{x}{2}-\sin^2\frac{x}{2}=\frac{1-\tan^2\frac{x}{2}}{\sec^2\frac{x}{2}}=\frac{1-\tan^2\frac{x}{2}}{1+\tan^2\frac{x}{2}},$$

所以,如果作变换 $u=\tan\frac{x}{2}$,那么

$$\sin x=\frac{2u}{1+u^2},\quad \cos x=\frac{1-u^2}{1+u^2}.$$

而 $x=2\arctan u$,从而 $\mathrm{d}x=\frac{2}{1+u^2}\mathrm{d}u$,于是

$$\int\frac{\mathrm{d}x}{1+\sin x+\cos x}=\int\frac{\frac{2\mathrm{d}u}{1+u^2}}{1+\frac{2u}{1+u^2}+\frac{1-u^2}{1+u^2}}=\int\frac{\mathrm{d}u}{1+u}=\ln|1+u|+C$$

$$=\ln\left|1+\tan\frac{x}{2}\right|+C.$$

由于 $\tan x$, $\cot x$, $\sec x$, $\csc x$ 都可以用 $\sin x$, $\cos x$ 的有理式表示,所以任何三角函数都可以用正弦函数与余弦函数的有理式表示,所以变量代换 $u=\tan\frac{x}{2}$ 对三角函数有理式的积分都可以应用.但应根据被积函数的具体情况选择最合适的变量代换.

例 4.42 求 $\displaystyle\int \frac{1}{\sin^4 x}\mathrm{d}x$.

解 可以用上述变量代换 $u = \tan\dfrac{x}{2}$，也可以用下列变量代换 $u = \tan x$，则有 $\sin x = \dfrac{2u}{1+u^2}$，$\cos x = \dfrac{1-u^2}{1+u^2}$，所以

$$原式 = \int \frac{1}{\left(\dfrac{u}{\sqrt{1+u^2}}\right)^4} \cdot \frac{1}{1+u^2}\mathrm{d}u = \int \frac{1+u^2}{u^4}\mathrm{d}u = -\frac{1}{3u^3} - \frac{1}{u} + C$$

$$= -\frac{1}{3}\cot^3 x - \cot x + C.$$

知识链接

欧拉　莱昂哈德·欧拉(L. Euler, 1707—1783)，瑞士数学家，英国皇家学会会员.

欧拉从小着迷数学，是个不折不扣的数学天才.他 13 岁便成为著名的巴塞尔大学的学生，16 岁获硕士学位，23 岁就晋升为教授.1727 年，他应邀去俄国圣彼得堡科学院工作.过度的劳累，致使他双目失明.但这并没有影响他的工作.欧拉具有惊人的记忆力.1771 年圣彼德堡的一场大火，把他的大量藏书和手稿化为灰烬.他凭着惊人的记忆，口授发表了论文 400 多篇、论著多部.

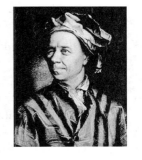

欧拉这位 18 世纪数学巨星，在微积分、微分方程、几何、数论、变分学等领域都作出了巨大贡献，从而确立了他作为变分法的奠基人、复变函数先驱者的地位.同时，他还是一位出色的科普作家，他发表的科普读物，在长达 90 年内不断重印.欧拉是古往今来最多产的数学家，据说他留下的宝贵的文化遗产够当时的圣彼得堡所有的印刷机同时忙上几年.

欧拉作为历史上对数学贡献最大的四位数学家之一(另外三位是阿基米德、牛顿、高斯)，被誉为"数学界的莎士比亚".

本 章 小 结

1. 知识脉络

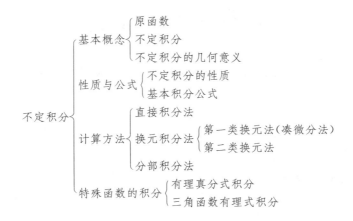

2. 两个基本概念

原函数：若 $F(x)$ 为 $f(x)$ 的一个原函数[即 $F'(x) = f(x)$]，则 $f(x)$ 有无限多个原函数，且 $F(x) + C$ 就是 $f(x)$ 的所有原函数.

不定积分：$f(x)$ 的不定积分就是 $f(x)$ 的全体原函数 $F(x) + C$，即

$$\int f(x)\mathrm{d}x = F(x) + C.$$

3. 基本公式与性质

(1) $\displaystyle\int k\mathrm{d}x = kx + C$ (k 是常数)；

(2) $\displaystyle\int x^{\mu}\mathrm{d}x = \frac{1}{\mu+1}x^{\mu+1} + C$ ($\mu \neq -1$)；

(3) $\displaystyle\int \frac{1}{x}\mathrm{d}x = \ln|x| + C$ ($x \neq 0$)；

(4) $\displaystyle\int e^{x}\mathrm{d}x = e^{x} + C$；

(5) $\displaystyle\int a^{x}\mathrm{d}x = \frac{a^{x}}{\ln a} + C$ ($a > 0, a \neq 1$)；

(6) $\displaystyle\int \cos x\mathrm{d}x = \sin x + C$；

(7) $\displaystyle\int \sin x\mathrm{d}x = -\cos x + C$；

(8) $\displaystyle\int \frac{1}{\cos^{2}x}\mathrm{d}x = \int \sec^{2}x\mathrm{d}x = \tan x + C$；

(9) $\displaystyle\int \frac{1}{\sin^{2}x}\mathrm{d}x = \int \csc^{2}x\mathrm{d}x = -\cot x + C$；

(10) $\displaystyle\int \frac{1}{1+x^{2}}\mathrm{d}x = \arctan x + C$；

(11) $\displaystyle\int \frac{1}{\sqrt{1-x^{2}}}\mathrm{d}x = \arcsin x + C$；

(12) $\displaystyle\int \sec x \tan x\mathrm{d}x = \sec x + C$；

(13) $\displaystyle\int \csc x \cot x\mathrm{d}x = -\csc x + C$.

性质 1 $\quad \left[\displaystyle\int f(x)\mathrm{d}x\right]' = f(x).$

性质 2 $\quad \mathrm{d}\displaystyle\int f(x)\mathrm{d}x = f(x)\mathrm{d}x.$

性质 3 $\quad \displaystyle\int \mathrm{d}f(x) = f(x) + C \quad$ 或 $\quad \displaystyle\int f'(x)\mathrm{d}x = f(x) + C.$

性质 4 $\quad \displaystyle\int kf(x)\mathrm{d}x = k\displaystyle\int f(x)\mathrm{d}x \ (k \neq 0).$

性质 5 $\quad \displaystyle\int (u+v-w)\mathrm{d}x = \displaystyle\int u\mathrm{d}x + \displaystyle\int v\mathrm{d}x - \displaystyle\int w\mathrm{d}x$，式中，$u$，$v$，$w$ 均为 x 的函数.

性质 6 $\quad$ 如果 $\displaystyle\int f(x)\mathrm{d}x = F(x) + C$，$u$ 为 x 的任意可微函数，则有

$$\int f(u)\mathrm{d}u = F(u) + C.$$

4. 求不定积分的方法

(1) 直接积分法：最多只要对被积函数进行化简或适当的恒等变形，然后利用基本公式和性质可以求出不定积分的方法.

(2) 第一类换元法，也叫凑微分法：设 $\displaystyle\int f(x)\mathrm{d}x = F(x) + C$，则有 $\displaystyle\int f(x)\mathrm{d}x = \displaystyle\int g[\varphi(x)]\varphi'\mathrm{d}x = \displaystyle\int g(u)\mathrm{d}u = G(u) + C = G[\varphi(x)] + C = F(x) + C.$

(3) 第二类换元法：主要针对 $\sqrt[n]{ax+b}$ 与 $\sqrt{a^{2}-x^{2}}$，$\sqrt{a^{2}+x^{2}}$，$\sqrt{x^{2}-a^{2}}$，换元的目的是去根号，即

$$\int f(x)\mathrm{d}x \xrightarrow{\ 令\ x=\varphi(t)\ } \int f[\varphi(t)]\varphi'(t)\mathrm{d}t = F(t)+C \xrightarrow{\ t=\varphi^{-1}(x)\ } F[\varphi^{-1}(x)]+C.$$

（4）分部积分法：这种方法求解的被积函数主要有三种形式，此方法关键是要正确选择 $u(x)$ 和 $v(x)$，即 $\int u(x)\mathrm{d}v(x) = u(x)v(x) - \int v(x)\mathrm{d}u(x)$.

（5）有理真分式的积分：两个多项式的商所表示的函数称为有理函数，有理函数总可以化为多项式与真分式的代数和，而真分式总可以分解为部分分式的代数和，所以有理函数的积分可化为整式和下列四种部分分式的积分.

① $\displaystyle\int \frac{1}{x-a}\mathrm{d}x$；

② $\displaystyle\int \frac{1}{(x-a)^n}\mathrm{d}x$；

③ $\displaystyle\int \frac{bx+c}{x^2+px+q}\mathrm{d}x$；

④ $\displaystyle\int \frac{bx+c}{(x^2+px+q)^n}\mathrm{d}x$.

而求这四种积分也可用凑微分法或第二类换元法.

（6）三角函数有理式的积分：三角函数有理式的积分，总可用万能代换 $u=\tan\dfrac{x}{2}$ 将原不定积分化为 u 为积分变量的有理函数的积分，但对有些三角有理式的积分，有时用三角公式转再用前所述的基本公式或积分方法求解，可能更简便些.

关 键 术 语

原函数（primitive function）；　不定积分（indefinite integral）；　被积函数（integrand）；

被积式（integrand expression）；　积分变量（integral variable）；　积分常数（integral constant）；

积分法（integration）；　　　　　积分曲线簇（family of integral curves）；

换元积分法（integration by substitution）　分部积分法（integration by parts）.

习 题 4

1. 写出下列函数的一个原函数.

(1) $2x^5$；　　　　(2) $-\cos x$；　　　　(3) $\dfrac{1}{2\sqrt{t}}$；　　　　(4) $-\dfrac{2}{\sqrt{1-x^2}}$.

2. 用直接积分法求下列不定积分.

(1) $\displaystyle\int \sqrt{x}(x^2-4)\mathrm{d}x$；

(2) $\displaystyle\int \frac{(1-x)^2}{\sqrt{x}}\mathrm{d}x$；

(3) $\displaystyle\int 2^x \mathrm{e}^x \mathrm{d}x$；

(4) $\displaystyle\int \frac{2\cdot 3^x - 5\cdot 2^x}{3^x}\mathrm{d}x$；

(5) $\displaystyle\int \frac{1}{x^2(1+x^2)}\mathrm{d}x$；

(6) $\displaystyle\int \frac{x^4}{1+x^2}\mathrm{d}x$；

(7) $\displaystyle\int \sec x(\sec x - \tan x)\mathrm{d}x$；

(8) $\displaystyle\int \frac{1}{1+\cos 2x}\mathrm{d}x$；

(9) $\displaystyle\int \frac{\cos 2x}{\sin^2 x}\mathrm{d}x$；

(10) $\displaystyle\int \sin^2 \frac{x}{2}\mathrm{d}x$；

(11) $\displaystyle\int \frac{\cos 2x}{\cos^2 x \sin^2 x}\mathrm{d}x$；

(12) $\displaystyle\int (\tan x + \cot x)^2 \mathrm{d}x$.

3. 在下列各式等号右端的空白处填入适当的系数,使等式成立.

(1) $\mathrm{d}x = \underline{\quad}\mathrm{d}(5x-1)$;

(2) $x\mathrm{d}x = \underline{\quad}\mathrm{d}(2-x^2)$;

(3) $x^3\mathrm{d}x = \underline{\quad}\mathrm{d}(3x^4+2)$;

(4) $\mathrm{e}^{-2x}\mathrm{d}x = \underline{\quad}\mathrm{d}(\mathrm{e}^{-2x})$;

(5) $\dfrac{\mathrm{d}x}{1+9x^2} = \underline{\quad}\mathrm{d}(\arctan 3x)$;

(6) $\dfrac{\mathrm{d}x}{1+2x^2} = \underline{\quad}\mathrm{d}(\arctan\sqrt{2}x)$;

(7) $(3x^2-2)\mathrm{d}x = \underline{\quad}\mathrm{d}(2x-x^3)$;

(8) $\dfrac{\mathrm{d}x}{x} = \underline{\quad}\mathrm{d}(3\ln|x|)$;

(9) $\dfrac{\mathrm{d}x}{\sqrt{1-x^2}} = \underline{\quad}\mathrm{d}(2-\arcsin x)$;

(10) $\dfrac{x\mathrm{d}x}{\sqrt{1-x^2}} = \underline{\quad}\mathrm{d}\sqrt{1-x^2}$.

4. 用凑微分法求下列不定积分.

(1) $\displaystyle\int a^{3x}\mathrm{d}x$;

(2) $\displaystyle\int (3-2x)^{\frac{3}{2}}\mathrm{d}x$;

(3) $\displaystyle\int \dfrac{\mathrm{d}x}{1-2x}$;

(4) $\displaystyle\int \dfrac{\mathrm{e}^{\frac{1}{x}}}{x^2}\mathrm{d}x$;

(5) $\displaystyle\int \dfrac{\sin\sqrt{t}}{\sqrt{t}}\mathrm{d}t$;

(6) $\displaystyle\int \dfrac{\mathrm{d}x}{x\ln x}$;

(7) $\displaystyle\int \dfrac{\mathrm{e}^x}{1+\mathrm{e}^x}\mathrm{d}x$;

(8) $\displaystyle\int \dfrac{1}{1+\mathrm{e}^x}\mathrm{d}x$;

(9) $\displaystyle\int \dfrac{x-1}{x^2-1}\mathrm{d}x$;

(10) $\displaystyle\int \tan\sqrt{1+x^2}\cdot\dfrac{x\mathrm{d}x}{\sqrt{1+x^2}}$;

(11) $\displaystyle\int \dfrac{\mathrm{d}x}{\mathrm{e}^x+\mathrm{e}^{-x}}$;

(12) $\displaystyle\int \dfrac{x}{\sqrt{2-3x^2}}\mathrm{d}x$;

(13) $\displaystyle\int \dfrac{3x^3}{1-x^4}\mathrm{d}x$;

(14) $\displaystyle\int \cos^4 x\mathrm{d}x$;

(15) $\displaystyle\int \dfrac{1-x}{\sqrt{9-4x^2}}\mathrm{d}x$;

(16) $\displaystyle\int \dfrac{x^3}{4+x^2}\mathrm{d}x$.

5. 用第二类换元法求下列不定积分.

(1) $\displaystyle\int \dfrac{1}{\sqrt{2x-3}+1}\mathrm{d}x$;

(2) $\displaystyle\int \dfrac{\mathrm{d}x}{x^2\sqrt{1-x^2}}$;

(3) $\displaystyle\int \dfrac{x^2}{\sqrt{a^2-x^2}}\mathrm{d}x\ (a>0)$;

(4) $\displaystyle\int \dfrac{\mathrm{d}x}{\sqrt{(x^2+1)^3}}$;

(5) $\displaystyle\int \dfrac{\sqrt{x^2-9}}{x}\mathrm{d}x$;

(6) $\displaystyle\int \dfrac{\mathrm{d}x}{x+\sqrt{1-x^2}}$;

(7) $\displaystyle\int \dfrac{\mathrm{d}x}{1+\sqrt{1-x^2}}$;

(8) $\displaystyle\int \dfrac{\mathrm{d}x}{x^4\sqrt{1+x^2}}$;

(9) $\displaystyle\int \dfrac{\sqrt{4-x^2}}{x^2}\mathrm{d}x$;

(10) $\displaystyle\int \sqrt{\mathrm{e}^x-1}\mathrm{d}x$.

6. 用分部积分法求下列不定积分.

(1) $\displaystyle\int x\sin x\mathrm{d}x$;

(2) $\displaystyle\int x\mathrm{e}^{-x}\mathrm{d}x$;

(3) $\displaystyle\int \arcsin x\mathrm{d}x$;

(4) $\displaystyle\int \mathrm{e}^{-x}\cos x\mathrm{d}x$;

(5) $\int e^{-2x} \sin \dfrac{x}{2} \, dx$;

(6) $\int x \tan^2 x \, dx$;

(7) $\int t e^{-2t} \, dt$;

(8) $\int (\arcsin x)^2 \, dx$;

(9) $\int \cos(\ln x) \, dx$;

(10) $\int (x^2 - 1) \sin 2x \, dx$;

(11) $\int x \ln(x - 1) \, dx$;

(12) $\int x^2 \cos^2 \dfrac{x}{2} \, dx$.

7. 求下列特殊类型函数的不定积分.

(1) $\displaystyle\int \dfrac{\tan \dfrac{x}{2} \, dx}{1 + \sin x + \cos x}$;

(2) $\displaystyle\int \dfrac{dx}{\sin 2x + 2 \sin x}$;

(3) $\displaystyle\int \dfrac{dx}{(x^2 + 1)(x^2 + x + 1)}$;

(4) $\displaystyle\int \dfrac{1 + \cos x}{1 + \cos x - \sin x} \, dx$;

(5) $\displaystyle\int \dfrac{2x + 3}{(x - 2)(x + 5)} \, dx$;

(6) $\displaystyle\int \dfrac{x}{(x + 1)(x + 2)(x + 3)} \, dx$.

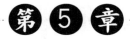

定 积 分

学习目标

　　掌握　积分上限函数的导数的计算方法；牛顿–莱布尼兹公式计算定积分；定积分的换元积分法和分部积分法；利用定积分计算平面图形的面积和旋转体的体积.

　　熟悉　定积分的概念；定积分的基本性质；定积分的几何意义；积分上限函数的概念.

　　了解　定积分的近似计算；定积分在物理上的应用.

　　定积分和不定积分是积分学中密切相关的两个基本概念. 定积分在自然科学及医药学等领域都有着广泛的应用，如曲线的弧长、平面图形的面积、旋转体的体积、变力做功、连续函数的平均值等都可以归结为定积分问题. 本章将从实例出发介绍定积分的概念、性质和微积分基本定理，最后讨论定积分在几何、物理上的一些简单应用.

5.1　定积分的概念与性质

　　定积分无论在理论上还是在实际应用上，都有着十分重要的意义，它是整个高等数学最重要的内容之一.

5.1.1　实例分析

1. 曲边梯形的面积

　　在许多实际问题中，经常需要计算由平面曲线所围成的平面图形的面积，而这些平面图形的面积在适当选择坐标系后，往往可以化为若干个曲边梯形的面积进行计算.

　　所谓曲边梯形是指在直角坐标系中，四边形的三条边 ab，Bb，Aa 是直线段，且 Bb 和 Aa 都垂直于 ab，另一边 AB 是一段连续曲线，为便于讨论，我们取 ab 为 x 轴，Aa，Bb 两边的方程分别为 $x=a$ 和 $x=b$，AB 的方程为 $y=f(x) \geqslant 0$(图 5.1).

　　如图 5.2 所示，曲边图形 $DFCE$ 的面积等于曲边梯形 $ABCED$ 的面积减去曲边梯形 $ABCFD$ 的面积.

下面求图 5.3 的曲边梯形的面积. 用以往的知识没有办法解决, 为了求得它的面积, 我们按下述步骤来计算:

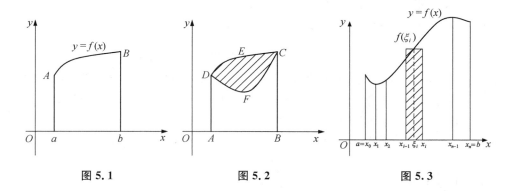

图 5.1　　　　　　　图 5.2　　　　　　　图 5.3

(1) **分割**　将曲边梯形分割成小曲边梯形.

在区间 $[a, b]$ 上任意插入 $(n-1)$ 个分点:

$$a = x_0 < x_1 < x_2 < \cdots < x_{n-1} < x_n = b,$$

把区间 $[a, b]$ 分割成 n 个小区间 $[x_{i-1}, x_i]$, 它们的长度为

$$\Delta x_i = x_i - x_{i-1} \quad (i = 1, 2, \cdots, n).$$

过每一个分点 x_i 作平行于 y 轴的直线与曲线相交, 这样便把曲边梯形分成 n 个小曲边梯形, 各个小曲边梯形的面积记为

$$\Delta A_i \quad (i = 1, 2, \cdots, n).$$

(2) **近似代替**　用小矩形的面积近似代替小曲边梯形的面积.

在每个小区间 $[x_{i-1}, x_i]$ 上任取一点 $\xi_i (x_{i-1} \leqslant \xi_i \leqslant x_i)$, 以函数值 $f(\xi_i)$ 为高, 相应小区间长 Δx_i 为底的小矩形的面积 $f(\xi_i)\Delta x_i$ 去代替小曲边梯形的面积, 即

$$\Delta A_i \approx f(\xi_i)\Delta x_i \quad (i = 1, 2, \cdots, n).$$

(3) **求和**　求 n 个小矩形面积之和.

n 个小矩形面积之和近似等于曲边梯形之和 A, 即

$$A = \sum_{i=1}^{n} \Delta A_i \approx \sum_{i=1}^{n} f(\xi_i)\Delta x_i. \tag{5-1}$$

(4) **取极限**　记

$$\lambda = \max\{\Delta x_1, \Delta x_2, \cdots, \Delta x_i, \cdots, \Delta x_n\},$$

其中, λ 表示所有小区间长度的最大者, 当 $\lambda \to 0$ 时, 就意味着分割是无限地进行的 (此时必有 $n \to \infty$), 因而式 (5-1) 右端的极限便是曲边梯形面积 A 的精确值, 即

$$A = \lim_{\lambda \to 0} \sum_{i=1}^{n} f(\xi_i)\Delta x_i. \tag{5-2}$$

2. 变速直线运动的路程

设物体作变速直线运动,已知速度 $v=v(t)\geqslant 0$,它是时间 t 在闭区间 $[a,b]$ 上的连续函数,如何计算物体在这段时间内经过的路程呢?

大家熟知,等速运动路程的计算公式为

$$路程 = 速度 \times 时间.$$

对于变速运动的路程,虽不能直接应用上式计算,但由于速度函数是连续的,在很短的一段时间内,速度变化不大,近似等速.因此,我们可仿照解决第一个问题的思路来求路程.

(1) **分割** 把整个运动时间分成 n 个时间段.

在时间区间 $[a,b]$ 内任意插入 $(n-1)$ 个分点 $a=t_0<t_1<t_2<\cdots<t_{n-1}<t_n=b$,

得到 n 小段时间区间 $[t_{i-1},t_i]$,每小段时间长为

$$\Delta t_i = t_i - t_{i-1} \quad (i=1,2,\cdots,n),$$

相应的路程为 $\Delta s_i(i=1,2,\cdots,n)$.

(2) **近似代替** 在每个小区间上以匀速直线运动的路程近似代替变速直线运动的路程.

在时间区间 $[t_{i-1},t_i]$ 内任取一时刻 $\tau_i(t_{i-1}\leqslant\tau_i\leqslant t_i)$,以此时刻的速度 $v(\tau_i)$ 代替该区间上各个时刻的速度,这样,路程 Δs_i 的近似值为

$$\Delta s_i \approx v(\tau_i)\Delta t_i \quad (i=1,2,\cdots,n).$$

(3) **求和** 求 n 个小时间段路程之和.

把各小段路程的近似值相加,得到总路程 s 的近似值,即

$$s = \sum_{i=1}^{n} \Delta s_i \approx \sum_{i=1}^{n} v(\tau_i)\Delta t_i.$$

(4) **取极限** 得到总路程 s 的精确值,即

$$s = \lim_{\lambda \to 0} \sum_{i=1}^{n} v(\tau_i)\Delta t_i, \tag{5-3}$$

其中 λ 表示 $\Delta t_i(i=1,2,\cdots,n)$ 中的最大值.

5.1.2 定积分的定义

从上述两例看出,所求的量(面积或路程)决定于一个连续函数[变高 $y=f(x)$ 或变速 $v=v(t)$]及其自变量的变化范围(x 或 t 的变化区间 $[a,b]$).计算这些量都通过"分割、近似代替、求和、取极限"四步,将所求的量归结为具有相同结构的一种和式的极限.

抛开这些问题的具体意义,抓住它在数量关系上的共性,便抽象出定积分的概念.

定义 5.1 设函数 $f(x)$ 在闭区间 $[a,b]$ 上有定义,在 $[a,b]$ 内任意插入 $(n-1)$ 个分点:

$$a = x_0 < x_1 < x_2 < \cdots < x_{n-1} < x_n = b,$$

把区间 $[a,b]$ 分成 n 个小区间 $[x_{i-1},x_i]$，各小区间的长度分别为

$$\Delta x_i = x_i - x_{i-1} \quad (i=1,2,\cdots,n),$$

在每个小区间 $[x_{i-1},x_i]$ 上任取一点 ξ_i，并作和式

$$\sum_{i=1}^{n} f(\xi_i)\Delta x_i,$$

记 $\lambda = \max\{\Delta x_1,\Delta x_2,\cdots,\Delta x_i,\cdots,\Delta x_n\}$，如果不论小区间怎样分割及 ξ_i 怎样选取，极限

$$I = \lim_{\lambda \to 0}\sum_{i=1}^{n} f(\xi_i)\Delta x_i$$

总存在，则称极限 I 为函数 $f(x)$ 在区间 $[a,b]$ 上的**定积分**(definite integral)，这时，也称函数 $f(x)$ 在 $[a,b]$ 上可积，记作 $\int_a^b f(x)\mathrm{d}x$，即

$$I = \int_a^b f(x)\mathrm{d}x = \lim_{\lambda \to 0}\sum_{i=1}^{n} f(\xi_i)\Delta x_i. \tag{5-4}$$

其中，$f(x)$ 称为**被积函数**，$f(x)\mathrm{d}x$ 称为**被积式**，x 称为**积分变量**，a 和 b 分别称为积分下限和**上限**(lower and upper limits of integration)，区间 $[a,b]$ 称为**积分区间**(integral interval)，和式 $\sum_{i=1}^{n} f(\xi_i)\Delta x_i$ 称为**积分和**(integral sum).

由定积分的定义可知，定积分 $\int_a^b f(x)\mathrm{d}x$ 的值仅与被积函数 $f(x)$ 和积分区间 $[a,b]$ 有关，而与积分变量的记号无关，即

$$\int_a^b f(x)\mathrm{d}x = \int_a^b f(t)\mathrm{d}t = \int_a^b f(u)\mathrm{d}u. \tag{5-5}$$

为了应用的方便，我们规定：

$$\int_a^a f(x)\mathrm{d}x = 0, \quad \int_b^a f(x)\mathrm{d}x = -\int_b^a f(x)\mathrm{d}x.$$

若 $f(x)$ 在区间 $[a,b]$ 上的定积分存在，则称函数 $f(x)$ 在区间 $[a,b]$ 上**可积**，在前述两个例子中的函数 $f(x)$ 和 $v(t)$ 都要求是连续的，而定积分的定义中并不要求被积函数一定连续，但可以证明，若 $f(x)$ 在区间 $[a,b]$ 上连续，则一定可积.

根据定积分的定义，前述两个实际问题，可分别表述如下：

当 $f(x) \geqslant 0$ 时，曲线 $y=f(x)$，x 轴和直线 $x=a$，$x=b$ 所围成的曲边梯形的面积 A 等于函数 $f(x)$ 在区间 $[a,b]$ 上的定积分，即

$$A = \int_a^b f(x)\mathrm{d}x.$$

当 $v(t) \geqslant 0$ 时，在时间区间 $[a,b]$ 上作变速直线运动的物体所经过的路程 s 等于速度函数 $v(t)$ 在区间 $[a,b]$ 上的定积分，即

$$s = \int_a^b v(t)\mathrm{d}t.$$

知识链接

定积分的起源

定积分的原始思想可以追溯到古希腊.古希腊人在丈量形状不规则的土地的面积时,先尽可能地用规则图形(如矩形和三角形)把要丈量的土地分割成若干小块,并且忽略那些边边角角的不规则的小块.计算出每一小块规则图形的面积,然后将它们相加,就得到土地面积的近似值.现在看来,古希腊人丈量土地面积的方法就是面积思想的萌芽.

在17世纪之前,数学家们没有重视古希腊人的伟大思想,当时流行的方法是不可分量法.这种方法认为,面积和体积可以看作是由不可分量的运动产生出来的.这种方法没有包含极限概念,也没有采用代数与算数的方法.因此,不可分量的思想没有取得成功.虽然积分概念未能很好地建立起来,然而,到牛顿那个年代,数学家们已经能够计算许多简单函数的积分.

虽然13世纪就出现了利用分割区间作和式并计算面积的朦胧思想(奥雷姆,法国数学家).但是建立黎曼积分(即定积分)的严格定义的努力基本上由柯西开始.他比较早地用函数值的和式的极限定义积分(他还定义了广义积分).但是柯西对于积分的定义仅限于连续函数.1854年,黎曼指出了积分的函数不一定是连续的或者分段连续的,从而把柯西建立的积分进行了推广.他把可积函数类从连续函数扩大到在有限区间中具有无穷多个间断点的函数.黎曼给出关于黎曼可积的两个充分必要条件.其中一个是考察函数 $f(x)$ 的振幅;另一个充分必要条件就是对于区间 $[a, b]$ 的每一个划分 $a = x_0 \leqslant x_1 \leqslant \cdots \leqslant x_n = b$,构造积分上和与积分下和:

$$S = \sum_{i=1}^n M_i \Delta x_i, \quad s = \sum_{i=1}^n m_i \Delta x_i,$$

其中,M_i 和 m_i 分别是函数 $f(x)$ 在每个子区间上的最大值和最小值.$f(x)$ 在 $[a, b]$ 黎曼可积的充分必要条件就是

$$\lim_{\max \Delta x \to 0} (S - s) = 0.$$

至今,这个定理仍然经常出现在微积分和数学分析的教科书中.

达布(法国数学家)对于黎曼的积分的定义作了推广.他严格地证明了不连续函数,甚至有无穷多个间断点的函数,只要间断点可以被包含在长度可以任意小的有限个区间之内就是可积分的.

在牛顿和莱布尼兹之前,微分和积分作为两种数学运算、两种数学问题,是分别加以研究的.虽然有不少数学家已经开始考虑微分和积分之间的联系,然而只有莱布尼兹和牛顿(各自独立地)将微分和积分真正沟通起来,明确地找到了二者之间内在的直接联系,指出微分和积分是互逆的两种运算.而这正是建立微积分的关键所在.牛顿在1666年发表的著作《流数简论》中,从确定面积率的变化入手,通过反微分计算面积,把面积计算看作是求切线的逆,从而得到了微积分基本定理.1675年,莱布尼兹认识到作为求和过程的积分是微分的逆.他于1675—1676年给出了微积分基本定理

$$\int_a^b \frac{\mathrm{d}f}{\mathrm{d}x}\mathrm{d}x = f(b) - f(a),$$

并于1693年给出了这个定理的证明.

简单直观并且便于应用,是黎曼积分的优点.黎曼积分的缺点主要是理论方面的.一方面,黎曼积分的可积函数类太小,基本上是"分段连续函数"构成的函数类;另一方面,黎曼积分在处理诸如函数级数的逐项积分、重积分的交换积分顺序以及函数空间的完备性这样一些重要的理论问题时,存在许多不可克服的障

碍于. 直到 20 世纪末到 21 世纪初,一种新的积分理论——勒贝格积分应运而生. 它是黎曼积分的推广,勒贝格积分的建立是积分学领域的重大发展. 它在很大程度上克服了黎曼积分在理论上遇到的上述困难. 勒贝格积分是近代分析数学发展的重要动力和基础.

5.1.3　定积分的几何意义

设 $f(x)$ 是 $[a, b]$ 上的连续函数,由曲线 $y = f(x)$ 及直线 $x = a$, $x = b$, $y = 0$ 所围成的曲边梯形的面积记为 A. 由定积分的定义及实例,容易知道定积分有如下几何意义:

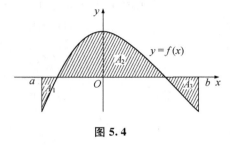

图 5.4

(1) 当 $f(x) \geqslant 0$ 时, $\int_a^b f(x)\mathrm{d}x = A$;

(2) 当 $f(x) \leqslant 0$ 时, $\int_a^b f(x)\mathrm{d}x = -A$;

(3) 如果 $f(x)$ 在 $[a, b]$ 上有时取正值,有时取负值时,那么以 $[a, b]$ 为底边,以曲线 $y = f(x)$ 为曲边的曲边梯形可分成几个部分,使得每一部分都位于 x 轴的上方或下方. 这时定积分在几何上表示上述这些部分曲边梯形面积的代数和,如图 5.4 所示,有

$$\int_a^b f(x)\mathrm{d}x = -A_1 + A_2 - A_3,$$

其中, A_1, A_2, A_3 分别是图 5.4 中三部分曲边梯形的面积,它们都是正数.

为了加深对定积分概念的理解,我们举一个根据定义计算定积分的例子.

例 5.1　根据定义计算定积分 $\int_0^1 x^2 \mathrm{d}x$.

解　因为被积函数 $f(x) = x^2$ 在 $[0, 1]$ 上是连续的,故可积,从而积分值与区间 $[0, 1]$ 的分割及点 ξ_i 的取法无关. 为了便于计算,把区间 $[0, 1]$ 分成 n 等分,每个小区间的长度都等于 $\dfrac{1}{n}$,分点仍记为

$$0 = x_0 < x_1 < x_2 < \cdots < x_{n-1} < x_n = 1,$$

并取 $\xi_i = x_i (i = 1, 2, \cdots, n)$,得积分和

$$\sum_{i=1}^n f(\xi_i)\Delta x_i = \sum_{i=1}^n \xi_i^2 \Delta x_i = \sum_{i=1}^n x_i^2 \Delta x_i = \sum_{i=1}^n \left(\frac{i}{n}\right)^2 \frac{1}{n}$$

$$= \frac{1}{n^3} \sum_{i=1}^n i^2 = \frac{1}{n^3} \cdot \frac{1}{6} n(n+1)(2n+1)$$

$$= \frac{1}{6}\left(1 + \frac{1}{n}\right)\left(2 + \frac{1}{n}\right).$$

令 $n \to \infty$(此时各小区间的长度都趋于零,故 $\lambda \to 0$),对上式取极限,由定积分的定义,得

$$\int_0^1 x^2 \, \mathrm{d}x = \lim_{\lambda \to 0} \sum_{i=1}^n \xi_i^2 \, \Delta x_i = \lim_{n \to +\infty} \frac{1}{6} \left(1 + \frac{1}{n}\right) \left(2 + \frac{1}{n}\right) = \frac{1}{3}.$$

5.1.4 定积分的性质

由定积分的定义,直接求定积分的值往往比较复杂,但易推证定积分具有下述性质,其中所涉及的函数在讨论的区间上都是可积的.

性质 1 被积函数的常数因子可以提到积分号前面,即

$$\int_a^b k f(x) \, \mathrm{d}x = k \int_a^b f(x) \, \mathrm{d}x \quad (k \text{ 为常数}).$$

性质 2 函数的和(差)的定积分等于它们的定积分的和(差),即

$$\int_a^b [f_1(x) \pm f_2(x)] \, \mathrm{d}x = \int_a^b f_1(x) \, \mathrm{d}x \pm \int_a^b f_2(x) \, \mathrm{d}x.$$

这一结论可以推广到任意有限多个函数代数和的情形.

性质 3 若在区间 $[a, b]$ 上 $f(x) \equiv k$,则有

$$\int_a^b f(x) \, \mathrm{d}x = \int_a^b k \, \mathrm{d}x = k(b-a).$$

特别地,当 $k = 1$ 时,有 $\int_a^b \mathrm{d}x = b - a$.

性质 4 对于任意三个实数 a, b, c,恒有

$$\int_a^b f(x) \, \mathrm{d}x = \int_a^c f(x) \, \mathrm{d}x + \int_c^b f(x) \, \mathrm{d}x.$$

注意 c 的任意性意味着不论 c 是在 $[a, b]$ 之内,还是在 $[a, b]$ 之外,这一性质均成立.

性质 5(积分的保序性) 如果在区间 $[a, b]$ 上有 $f(x) \leqslant g(x)$,则

$$\int_a^b f(x) \, \mathrm{d}x \leqslant \int_a^b g(x) \, \mathrm{d}x.$$

性质 6 当 $a < b$ 时,恒有

$$\left| \int_a^b f(x) \, \mathrm{d}x \right| \leqslant \int_a^b |f(x)| \, \mathrm{d}x.$$

性质 7(估值定理) 设在区间 $[a, b]$ 上函数 $f(x)$ 连续,其最大值和最小值分别是 M 和 m,则

$$m(b-a) \leqslant \int_a^b f(x) \, \mathrm{d}x \leqslant M(b-a).$$

证明 因为 $m \leqslant f(x) \leqslant M$,由性质 5,得

$$\int_a^b m \, \mathrm{d}x \leqslant \int_a^b f(x) \, \mathrm{d}x \leqslant \int_a^b M \, \mathrm{d}x,$$

即
$$m(b-a) \leqslant \int_a^b f(x)\mathrm{d}x \leqslant M(b-a).$$

性质 8(定积分中值定理) 若函数 $f(x)$ 在区间 $[a,b]$ 上连续,则在该区间内至少存在一点 ξ,使得

$$\int_a^b f(x)\mathrm{d}x = f(\xi)(b-a) \quad (a \leqslant \xi \leqslant b). \tag{5-6}$$

上式称为**积分中值公式**.

证明 因为函数 $f(x)$ 在区间 $[a,b]$ 上连续,所以 $f(x)$ 在 $[a,b]$ 上有最大值 M 和最小值 m,由性质 7,得

$$m \leqslant \frac{\int_a^b f(x)\mathrm{d}x}{b-a} \leqslant M.$$

由于定值 $\dfrac{\int_a^b f(x)\mathrm{d}x}{b-a}$ 介于函数 $f(x)$ 的最大值和最小值之间,根据闭区间上连续函数的介值定理,可知在区间 (a,b) 内至少存在一点 ξ,使得

$$f(\xi) = \frac{\int_a^b f(x)\mathrm{d}x}{b-a},$$

即
$$\int_a^b f(x)\mathrm{d}x = f(\xi)(b-a) \quad (a \leqslant \xi \leqslant b).$$

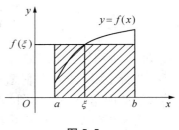

图 5.5

积分中值定理的几何意义是:在区间 (a,b) 内总可以找到一点 ξ,使得以曲线 $y=f(x)$ 为曲边的曲边梯形的面积,等于同一底边而高为 $f(\xi)$ 的矩形的面积(图 5.5).

例 5.2 估计定积分 $\int_{-1}^1 \mathrm{e}^{-x^2}\mathrm{d}x$ 的值.

解 设 $f(x)=\mathrm{e}^{-x^2}$,$f'(x)=-2x\mathrm{e}^{-x^2}$,令 $f'(x)=0$,得驻点 $x=0$,比较 $x=0$ 及区间端点 $x=\pm 1$ 的函数值,有

$$f(0)=\mathrm{e}^0=1, \quad f(\pm 1)=\mathrm{e}^{-1}=\frac{1}{\mathrm{e}}.$$

显然 $f(x)=\mathrm{e}^{-x^2}$ 在区间 $[-1,1]$ 上连续,则 $f(x)$ 在 $[-1,1]$ 上的最小值为 $m=\dfrac{1}{\mathrm{e}}$,最大值为 $M=1$,由定积分的估值性质,得

$$\frac{2}{\mathrm{e}} \leqslant \int_{-1}^1 \mathrm{e}^{-x^2}\mathrm{d}x \leqslant 2.$$

例 5.3 比较定积分 $\int_0^1 x^2\mathrm{d}x$ 与 $\int_0^1 x^3\mathrm{d}x$ 的大小.

解 因为在区间 $[0,1]$ 上,有 $x^2 \geqslant x^3$,由定积分保序性质,得

$$\int_0^1 x^2 \mathrm{d}x \geqslant \int_0^1 x^3 \mathrm{d}x.$$

5.2 定积分的计算

按定义计算定积分是困难的. 因此, 需要解决定积分的计算问题.

5.2.1 微积分基本公式

1. 积分上限的函数及其导数

定积分 $\int_a^b f(x)\mathrm{d}x$ 的值取决于被积函数 $f(x)$ 及积分区间 $[a, b]$, 与积分变量的记号无关.

定义 5.2 设函数 $f(x)$ 在区间 $[a, b]$ 上连续, 对于任意 $x \in [a, b]$, $f(x)$ 在区间 $[a, x]$ 上也连续, 所以函数 $f(x)$ 在 $[a, x]$ 上也可积. 显然对于 $[a, b]$ 上的每一个 x 的取值, 都有唯一对应的定积分 $\int_a^x f(t)\mathrm{d}t$ 和 x 对应, 因此 $\int_a^x f(t)\mathrm{d}t$ 是定义在 $[a, b]$ 上的函数, 记作

$$\Phi(x) = \int_a^x f(t)\mathrm{d}t, \quad x \in [a, b].$$

称 $\Phi(x)$ 为**积分上限函数**, 有时又称为**变上限积分函数**.

积分上限函数的几何意义是: 如果 $f(x) > 0$, 对 $[a, b]$ 上任意 x, 都对应唯一一个曲边梯形的面积 $\Phi(x)$, 如图 5.6 中的阴影部分. 因此积分上限函数有时又称为面积函数.

关于函数 $\Phi(x)$ 有如下重要定理:

定理 5.1 如果函数 $f(x)$ 在区间 $[a, b]$ 上连续, 则积分上限的函数 $\Phi(x) = \int_a^x f(t)\mathrm{d}t$ 在区间 $[a, b]$ 上可导, 且

$$\Phi'(x) = \frac{\mathrm{d}}{\mathrm{d}x}\int_a^x f(t)\mathrm{d}t = f(x). \tag{5-7}$$

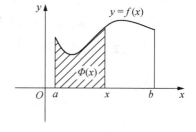

图 5.6

证明 设 x 有改变量 Δx, 则函数 $\Phi(x)$ 相应的改变量为

$$\begin{aligned}
\Delta \Phi(x) &= \Phi(x + \Delta x) - \Phi(x) \\
&= \int_a^{x+\Delta x} f(t)\mathrm{d}t - \int_a^x f(t)\mathrm{d}t \\
&= \int_x^{x+\Delta x} f(t)\mathrm{d}t.
\end{aligned}$$

在区间 $[x, x + \Delta x]$ 上应用积分中值定理, 有

$$\Delta \Phi(x) = \int_x^{x+\Delta x} f(t)\mathrm{d}t = f(\xi)\Delta x,$$

即
$$\frac{\Delta \Phi(x)}{\Delta x} = f(\xi) \quad (x < \xi < x + \Delta x).$$

根据导数的定义,并注意到 $f(x)$ 的连续性,当 $\Delta x \to 0$ 时,$\xi \to x$,得

$$\Phi'(x) = \lim_{\Delta x \to 0} \frac{\Delta \Phi(x)}{\Delta x} = \lim_{\xi \to x} f(\xi) = f(x).$$

定理 5.1 的重要意义在于它既肯定了连续函数必存在原函数,又揭示了不定积分与定积分之间的内在联系.

例 5.4 计算 $\dfrac{\mathrm{d}}{\mathrm{d}x} \displaystyle\int_0^x \mathrm{e}^{-t} \sin t \, \mathrm{d}t$.

解 $\dfrac{\mathrm{d}}{\mathrm{d}x} \displaystyle\int_0^x \mathrm{e}^{-t} \sin t \, \mathrm{d}t = \left(\int_0^x \mathrm{e}^{-t} \sin t \, \mathrm{d}t \right)' = \mathrm{e}^{-x} \sin x.$

例 5.5 求 $\displaystyle\lim_{x \to 0} \frac{1}{x^2} \int_0^x \ln(1+t) \, \mathrm{d}t$.

解 当 $x \to 0$ 时,此极限为 $\dfrac{0}{0}$ 型不定式,两次利用洛必达法则有

$$\lim_{x \to 0} \frac{1}{x^2} \int_0^x \ln(1+t) \, \mathrm{d}t = \lim_{x \to 0} \frac{\displaystyle\int_0^x \ln(1+t) \, \mathrm{d}t}{x^2} = \lim_{x \to 0} \frac{\ln(1+x)}{2x}$$

$$= \lim_{x \to 0} \frac{\dfrac{1}{1+x}}{2} = \frac{1}{2}.$$

2. 牛顿–莱布尼兹公式

定理 5.2(微积分基本定理) 如果函数 $F(x)$ 是连续函数 $f(x)$ 在区间 $[a, b]$ 上的任一原函数,则

$$\int_a^b f(x) \, \mathrm{d}x = F(b) - F(a). \tag{5-8}$$

证明 根据所给条件,$F(x)$ 是 $f(x)$ 的一个原函数.
又根据定理 5.1,函数

$$\Phi(x) = \int_a^x f(t) \, \mathrm{d}t$$

也是 $f(x)$ 的一个原函数,于是

$$F(x) = \Phi(x) + C = \int_a^x f(t) \, \mathrm{d}t + C.$$

若令 $x = a$,并注意到 $\displaystyle\int_a^a f(t) \, \mathrm{d}t = 0$,便得

$$C = F(a),$$

所以
$$F(x) = \int_a^x f(t)\mathrm{d}t + F(a).$$

再令 $x = b$, 则得
$$F(b) = \int_a^b f(t)\mathrm{d}t + F(a),$$

从而得到
$$\int_a^b f(t)\mathrm{d}t = F(b) - F(a)$$

或
$$\int_a^b f(x)\mathrm{d}x = F(b) - F(a).$$

式(5-8)称为**牛顿-莱布尼兹公式**(Newton-Leibniz formula), 又称**微积分基本公式**. 若引用记号
$$F(b) - F(a) = F(x)\Big|_a^b,$$

则上述公式又可写成
$$\int_a^b f(x)\mathrm{d}x = F(x)\Big|_a^b = F(b) - F(a),$$

其中 $F(x)$ 是 $f(x)$ 的一个原函数.

定理 5.2 揭示了定积分与被积函数的原函数之间的内在联系, 它把求定积分的问题转化为求原函数的问题. 确切地说, 要求连续函数 $f(x)$ 在 $[a, b]$ 上的定积分, 只需要求出 $f(x)$ 在区间 $[a, b]$ 上的一个原函数 $F(x)$, 然后计算 $F(b) - F(a)$ 就可以了.

例 5.6 求 $\int_0^1 x^2 \mathrm{d}x$.

解 由于 $\dfrac{1}{3}x^3$ 是 x^2 的一个原函数, 由式(5-8)得
$$\int_0^1 x^2 \mathrm{d}x = \frac{1}{3}x^3\Big|_0^1 = \frac{1}{3} - 0 = \frac{1}{3}.$$

例 5.7 设 $f(x) = \begin{cases} 2x, & 0 \leqslant x \leqslant 1, \\ x^2, & 1 \leqslant x \leqslant 2, \end{cases}$ 求 $\int_0^2 f(x)\mathrm{d}x$.

解 $\int_0^2 f(x)\mathrm{d}x = \int_0^1 f(x)\mathrm{d}x + \int_1^2 f(x)\mathrm{d}x = \int_0^1 2x\mathrm{d}x + \int_1^2 x^2 \mathrm{d}x$

$= x^2\Big|_0^1 + \dfrac{1}{3}x^3\Big|_1^2 = 1 + \dfrac{1}{3}(8-1) = 3\dfrac{1}{3}.$

例 5.8 求 $\int_{-1}^1 \dfrac{\mathrm{e}^x}{1+\mathrm{e}^x}\mathrm{d}x$.

解 $\int_{-1}^1 \dfrac{\mathrm{e}^x}{1+\mathrm{e}^x}\mathrm{d}x = \int_{-1}^1 \dfrac{\mathrm{d}(\mathrm{e}^x+1)}{1+\mathrm{e}^x} = \ln(1+\mathrm{e}^x)\Big|_{-1}^1$

$$= \ln(1+e) - \ln(1+e^{-1}) = 1.$$

例 5.9 求 $\int_{-1}^{3} |2-x| \, \mathrm{d}x$.

解 根据定积分性质,得

$$\int_{-1}^{3} |2-x| \, \mathrm{d}x = \int_{-1}^{2} |2-x| \, \mathrm{d}x + \int_{2}^{3} |2-x| \, \mathrm{d}x = \int_{-1}^{2} (2-x)\mathrm{d}x + \int_{2}^{3} (x-2)\mathrm{d}x$$

$$= \left(2x - \frac{1}{2}x^2\right)\Big|_{-1}^{2} + \left(\frac{1}{2}x^2 - 2x\right)\Big|_{2}^{3} = \frac{9}{2} + \frac{1}{2} = 5.$$

5.2.2 定积分的换元法与分部积分法

第 4 章我们学习了用换元积分法和分部积分法求已知函数的原函数. 把它们稍微改动就是定积分的换元积分法和分部积分法. 但最终的计算总是离不开牛顿-莱布尼兹公式.

1. 定积分的换元积分法

定理 5.3 假设

(1) 函数 $f(x)$ 在区间 $[a, b]$ 上连续;

(2) 函数 $x = \varphi(t)$ 在区间 $[\alpha, \beta]$ 上是单值的且有连续导数;

(3) 当 t 在区间 $[\alpha, \beta]$ 上变化时, $x = \varphi(t)$ 的值在 $[a, b]$ 上连续变化,且 $\varphi(\alpha) = a$, $\varphi(\beta) = b$,则有

$$\int_{a}^{b} f(x)\mathrm{d}x = \int_{\alpha}^{\beta} f[\varphi(t)]\varphi'(t)\mathrm{d}t. \tag{5-9}$$

式(5-9)就是定积分的**换元积分公式**. 下面通过例题说明此公式的使用方法.

例 5.10 求 $\int_{0}^{3} \frac{x}{\sqrt{1+x}} \mathrm{d}x$.

解 令 $\sqrt{1+x} = t$,则 $x = t^2 - 1$, $\mathrm{d}x = 2t\mathrm{d}t$. 当 $x = 0$ 时, $t = 1$;当 $x = 3$ 时, $t = 2$. 于是

$$\int_{0}^{3} \frac{x}{\sqrt{1+x}} \mathrm{d}x = \int_{1}^{2} \frac{t^2-1}{t} \cdot 2t\mathrm{d}t = 2\int_{1}^{2} (t^2-1)\mathrm{d}t$$

$$= 2\left[\frac{1}{3}t^3 - t\right]_{1}^{2} = \frac{8}{3}.$$

例 5.11 求 $\int_{0}^{a} \sqrt{a^2 - x^2} \mathrm{d}x$ $(a > 0)$.

解 设 $x = a\sin t$,则 $\mathrm{d}x = a\cos t \, \mathrm{d}t$. 当 $x = 0$ 时, $t = 0$; 当 $x = a$ 时, $t = \frac{\pi}{2}$. 于是

$$\int_{0}^{a} \sqrt{a^2 - x^2} \mathrm{d}x = \int_{0}^{\frac{\pi}{2}} \sqrt{a^2 - a^2\sin^2 t} \cdot a\cos t\mathrm{d}t = a^2 \int_{0}^{\frac{\pi}{2}} \cos^2 t\mathrm{d}t$$

$$= \frac{a^2}{2} \int_{0}^{\frac{\pi}{2}} (1 + \cos 2t)\mathrm{d}t = \frac{a^2}{2}\left(t + \frac{1}{2}\sin 2t\right)\Big|_{0}^{\frac{\pi}{2}} = \frac{a^2}{2} \cdot \frac{\pi}{2} = \frac{\pi}{4}a^2.$$

例 5.12 求 $\displaystyle\int_0^{\ln 2}\sqrt{\mathrm{e}^x-1}\,\mathrm{d}x$.

解 令 $\sqrt{\mathrm{e}^x-1}=t$，则 $x=\ln(1+t^2)$，$\mathrm{d}x=\dfrac{2t}{1+t^2}\mathrm{d}t$. 当 $x=0$ 时，$t=0$；当 $x=\ln 2$ 时，$t=1$. 于是

$$\int_0^{\ln 2}\sqrt{\mathrm{e}^x-1}\,\mathrm{d}x=\int_0^1 t\cdot\frac{2t}{1+t^2}\mathrm{d}t=\int_0^1\frac{2t^2}{1+t^2}\mathrm{d}t=2\int_0^1\left(1-\frac{1}{1+t^2}\right)\mathrm{d}t$$

$$=2\left[t-\arctan t\right]_0^1=2-\frac{\pi}{2}.$$

例 5.13 设 $f(x)$ 在 $[-a,a]$ 上连续，证明：

$$\int_{-a}^a f(x)\,\mathrm{d}x=\begin{cases}2\displaystyle\int_0^a f(x)\,\mathrm{d}x, & \text{当 } f(x) \text{ 为偶函数时，}\\[2mm] 0, & \text{当 } f(x) \text{ 为奇函数时.}\end{cases}$$

证明 因为

$$\int_{-a}^a f(x)\,\mathrm{d}x=\int_{-a}^0 f(x)\,\mathrm{d}x+\int_0^a f(x)\,\mathrm{d}x, \tag{5-10}$$

在上式右端的第一个积分中，令 $x=-t$，则 $\mathrm{d}x=-\mathrm{d}t$. 当 $x=-a$ 时，$t=a$；当 $x=0$ 时，$t=0$. 于是

$$\int_{-a}^0 f(x)\,\mathrm{d}x=-\int_a^0 f(-t)\,\mathrm{d}t=\int_0^a f(-t)\,\mathrm{d}t.$$

当 $f(x)$ 为偶函数时，有

$$\int_0^a f(-t)\,\mathrm{d}t=\int_0^a f(t)\,\mathrm{d}t=\int_0^a f(x)\,\mathrm{d}x;$$

当 $f(x)$ 为奇函数时，有

$$\int_0^a f(-t)\,\mathrm{d}t=-\int_0^a f(t)\,\mathrm{d}t=-\int_0^a f(x)\,\mathrm{d}x.$$

将这些等式分别代入式(5-10)，即得证.

例 5.14 求下列定积分.

(1) $\displaystyle\int_{-\sqrt{3}}^{\sqrt{3}}\frac{x^2\sin x}{1+x^4}\mathrm{d}x$； (2) $\displaystyle\int_{-2}^2 x^2\sqrt{4-x^2}\,\mathrm{d}x$.

解 (1) 因为被积函数 $f(x)=\dfrac{x^2\sin x}{1+x^4}$ 是奇函数，且积分区间 $[-\sqrt{3},\sqrt{3}]$ 是对称区间，所以

$$\int_{-\sqrt{3}}^{\sqrt{3}}\frac{x^2\sin x}{1+x^4}\mathrm{d}x=0.$$

(2) 被积函数 $f(x) = x^2\sqrt{4-x^2}$ 是偶函数，积分区间 $[-2, 2]$ 是对称区间，所以

$$\int_{-2}^{2} x^2\sqrt{4-x^2}\,dx = 2\int_{0}^{2} x^2\sqrt{4-x^2}\,dx.$$

令 $x = 2\sin t$，则 $dx = 2\cos t\,dt$，$\sqrt{4-x^2} = 2\cos t$.

当 $x = 0$ 时，$t = 0$；当 $x = 2$ 时，$t = \dfrac{\pi}{2}$. 于是

$$\int_{-2}^{2} x^2\sqrt{4-x^2}\,dx = 2\int_{0}^{\frac{\pi}{2}} 16\sin^2 t\cos^2 t\,dt = 8\int_{0}^{\frac{\pi}{2}} \sin^2 2t\,dt$$

$$= 4\int_{0}^{\frac{\pi}{2}} (1-\cos 4t)\,dt = (4t - \sin 4t)\Big|_{0}^{\frac{\pi}{2}} = 2\pi.$$

需要注意的是，在运用换元法时，若不注意 $x = \varphi(t)$ 的条件，可能导致错误的结果.

例如，$\int_{-1}^{2} x^2\,dx = \dfrac{1}{3}x^3\Big|_{-1}^{2} = 3$. 若令 $x^2 = t$，$x = \sqrt{t}$，$dx = \dfrac{1}{2\sqrt{t}}\,dt$，于是

$$\int_{-1}^{2} x^2\,dx = \int_{1}^{4} \frac{t\,dt}{2\sqrt{t}} = \frac{1}{2}\int_{1}^{4} \sqrt{t}\,dt = \frac{1}{3}t^{\frac{3}{2}}\Big|_{1}^{4} = \frac{7}{3}.$$

这显然是错误的，原因在于 $x^2 = t$ 不是单值的. 当 $-1 \leqslant x \leqslant 0$ 时，要用 $x = -\sqrt{t}$；当 $0 \leqslant x \leqslant 2$ 时，要用 $x = \sqrt{t}$，而不能不加分析地都用 $x = \sqrt{t}$ 去计算.

2. 定积分的分部积分法

设函数 $u(x)$ 和 $v(x)$ 在区间 $[a, b]$ 上具有连续的导数 $u'(x)$，$v'(x)$，则

$$d(uv) = v\,du + u\,dv.$$

在区间 $[a, b]$ 上对上式两边积分，有

$$\int_{a}^{b} d(uv) = \int_{a}^{b} v\,du + \int_{a}^{b} u\,dv,$$

根据牛顿-莱布尼兹公式，等式左边的积分为 $[uv]_{a}^{b}$，即

$$[uv]_{a}^{b} = \int_{a}^{b} v\,du + \int_{a}^{b} u\,dv,$$

移项，即得定积分的**分部积分公式**：

$$\int_{a}^{b} u\,dv = [uv]_{a}^{b} - \int_{a}^{b} v\,du. \tag{5-11}$$

例 5.15 求 $\int_{0}^{\pi} x\sin x\,dx$.

解 $\int_{0}^{\pi} x\sin x\,dx = -\int_{0}^{\pi} x\,d\cos x = -x\cos x\Big|_{0}^{\pi} + \int_{0}^{\pi} \cos x\,dx = \pi + \sin x\Big|_{0}^{\pi} = \pi.$

例 5.16 求 $\int_{1}^{2} x\ln x\,dx$.

解　设 $u = \ln x$，$\mathrm{d}v = x\mathrm{d}x$，则 $\mathrm{d}u = \dfrac{1}{x}\mathrm{d}x$，$v = \dfrac{1}{2}x^2$.

代入式(5-11)，得

$$\int_1^2 x\ln x\mathrm{d}x = \frac{1}{2}x^2\ln x\Big|_1^2 - \frac{1}{2}\int_1^2 x^2\cdot\frac{1}{x}\mathrm{d}x = 2\ln 2 - \frac{x^2}{4}\Big|_1^2$$

$$= 2\ln 2 - 1 + \frac{1}{4} = 2\ln 2 - \frac{3}{4}.$$

例 5.17　求 $\displaystyle\int_0^1 x\arctan x\mathrm{d}x$.

解　$\displaystyle\int_0^1 x\arctan x\mathrm{d}x = \int_0^1 \arctan x\mathrm{d}\left(\frac{x^2}{2}\right) = \frac{x^2}{2}\arctan x\Big|_0^1 - \frac{1}{2}\int_0^1 x^2\frac{1}{1+x^2}\mathrm{d}x$

$$= \frac{\pi}{8} - \frac{1}{2}\int_0^1\left(1 - \frac{1}{1+x^2}\right)\mathrm{d}x = \frac{\pi}{8} - \frac{1}{2}(x - \arctan x)\Big|_0^1$$

$$= \frac{\pi}{4} - \frac{1}{2}.$$

对有些定积分需要先用换元法，再用分部法计算.

例 5.18　求 $\displaystyle\int_0^1 \mathrm{e}^{\sqrt{x}}\mathrm{d}x$.

解　令 $\sqrt{x} = t$，则 $x = t^2$，$\mathrm{d}x = 2t\mathrm{d}t$. 当 $x = 0$ 时，$t = 0$；当 $x = 1$ 时，$t = 1$. 于是

$$\int_0^1 \mathrm{e}^{\sqrt{x}}\mathrm{d}x = 2\int_0^1 t\mathrm{e}^t\mathrm{d}t = 2\int_0^1 t\mathrm{d}\mathrm{e}^t = 2t\mathrm{e}^t\Big|_0^1 - 2\int_0^1 \mathrm{e}^t\mathrm{d}t$$

$$= 2\mathrm{e} - 2\mathrm{e}^t\Big|_0^1 = 2\mathrm{e} - 2\mathrm{e} + 2 = 2.$$

知识链接

戈特弗里德·威廉·莱布尼兹(Gottfried Wilhelm Leibniz，1646—1716)，德国最重要的自然科学家、数学家、物理学家、历史学家和哲学家.

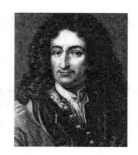

莱布尼兹是一位举世罕见的科学天才，和牛顿(1643 年 1 月 4 日—1727 年 3 月 31 日)同为微积分的创建人. 他的研究成果还遍及力学、逻辑学、化学、地理学、解剖学、动物学、植物学、气象学、航海学、地质学、语言学、法学、哲学、历史、外交等. "世界上没有两片完全相同的树叶"就是出自他之口，他还是最早研究中国文化和中国哲学的德国人，对丰富人类的知识宝库做出了不可磨灭的贡献. 然而，由于他创建了微积分，并精心设计了非常巧妙简洁的微积分符号，从而使他以"伟大数学家"的称号闻名于世.

5.3　定积分的近似计算法

用牛顿-莱布尼兹公式计算定积分，必须找出被积函数的原函数，但在实际问题中，有些

函数是用图形或表格给出的,有些被积函数的原函数或不易求出,或不能用初等函数表示.对于这些情况,就需要应用近似计算法求积分值.

我们知道,定积分 $\int_a^b f(x)\mathrm{d}x [f(x) \geqslant 0]$ 在几何上表示为以曲线 $y = f(x)$ 和直线 $x = a$, $x = b$ 及 x 轴所围成的曲边梯形的面积.因此,只要能近似地计算出曲边梯形的面积,也就得到了定积分的近似值.下面介绍两种常用的定积分的近似计算方法——梯形法和抛物线法.

5.3.1 梯形法

梯形法就是把曲边梯形分成若干个小曲边梯形,并用小梯形的面积近似代替小曲边梯形的面积,从而求得定积分的近似值.具体做法如下(图 5.7):

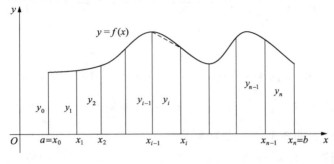

图 5.7

(1)用分点 $x_0 = a$, x_1 , x_2 , $\cdots$, x_i , $\cdots$, x_{n-1} , $x_n = b$ 将区间 $[a, b]$ 分成 n 等分,每个小区间的长度 $\Delta x = \dfrac{b-a}{n}$,同时用 y_i 表示函数 $y = f(x)$ 在分点 x_i 处的函数值($i = 0, 1, 2, \cdots, n$).

(2)每个小曲边梯形的面积都用相应的小梯形面积来代替,这 n 个小梯形的面积分别为

$$\frac{y_0 + y_1}{2} \Delta x, \ \frac{y_1 + y_2}{2} \Delta x, \ \cdots, \ \frac{y_{i-1} + y_i}{2} \Delta x, \ \cdots, \ \frac{y_{n-1} + y_n}{2} \Delta x.$$

(3)曲边梯形的面积近似等于各个小梯形面积的和,即

$$\int_a^b f(x)\mathrm{d}x \approx \frac{1}{2}(y_0 + y_1)\Delta x + \frac{1}{2}(y_1 + y_2)\Delta x + \cdots + \frac{1}{2}(y_{n-1} + y_n)\Delta x$$

$$= \frac{1}{2}(y_0 + 2y_1 + 2y_2 + \cdots + 2y_{n-1} + y_n)\Delta x$$

$$= \frac{b-a}{n}\left(\frac{1}{2}y_0 + y_1 + y_2 + \cdots + y_{n-1} + \frac{1}{2}y_n\right). \tag{5-12}$$

式(5-12)称为**梯形法公式**(trapezoidal formula).显然,分割越细近似程度越高.对于 $f(x) < 0$ 的情况,上述方法同样适用.

5.3.2 抛物线法

梯形法是用直线段代替曲线段,抛物线法则是用抛物线段代替曲线段,具体步骤如下(图 5.8):

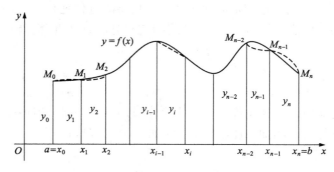

图 5.8

(1)用分点 $a = x_0$,x_1,x_2,$\cdots x_i$,$\cdots$,x_{n-1},$x_n = b$ 把区间 $[a, b]$ 分成 $n(n$ 为偶数)等分,每个小区间的长度为 $\Delta x = \dfrac{b-a}{n}$,并用 y_i 表示函数 $y = f(x)$ 在分点 x_i 处的函数值,相应的曲线被分成 n 段,曲线上的分点为 $M_i(x_i, y_i)$ $(i = 1, 2, \cdots, n)$.

(2)将通过相邻三点 $M_0 M_1 M_2$,$M_2 M_3 M_4$,$\cdots$,$M_{n-2} M_{n-1} M_n$ 的曲线段,分别用过该三点的抛物线 $y = px^2 + qx + r$ 的弧段代替(因为不在一条直线上的三点唯一决定一条抛物线,由此 n 需为偶数).

(3)计算各抛物线弧段下的面积,设通过 $M_0(x_0, y_0)$,$M_1(x_1, y_1)$,$M_2(x_2, y_2)$ 三点的抛物线方程为

$$y = px^2 + qx + r, \tag{5-13}$$

则曲线弧段下的面积为

$$
\begin{aligned}
s_1 &= \int_{x_0}^{x_2} (px^2 + qx + r)\mathrm{d}x = \left[\frac{1}{3}px^3 + \frac{1}{2}qx^2 + rx \right]_{x_0}^{x_2} \\
&= \frac{p}{3}(x_2^3 - x_0^3) + \frac{q}{2}(x_2^2 - x_0^2) + r(x_2 - x_0) \\
&= (x_2 - x_0)\left[\frac{p}{3}(x_2^2 + x_2 x_0 + x_0^2) + \frac{q}{2}(x_2 + x_0) + r \right] \\
&= \frac{1}{6}(x_2 - x_0)(2px_2^2 + 2px_2 x_0 + 2px_0^2 + 3qx_2 + 3qx_0 + 6r) \\
&= \frac{1}{6}(x_2 - x_0)\big[(px_2^2 + qx_2 + r) + (px_0^2 + qx_0 + r) + p(x_2 + x_0)^2 \\
&\quad + 2q(x_2 + x_0) + 4r \big].
\end{aligned}
$$

因为

$$\frac{1}{2}(x_2 + x_0) = x_1, \quad 即 \quad x_0 + x_2 = 2x_1,$$

且 M_0，M_1，M_2 都在抛物线上，故它们的坐标都满足方程(5-13)，即

$$px_2^2 + qx_2 + r = y_2,$$
$$px_1^2 + qx_1 + r = y_1,$$
$$px_0^2 + qx_0 + r = y_0.$$

将它们代入上式，化简得

$$s_1 = \frac{x_2 - x_0}{6}(y_2 + 4y_1 + y_0) = \frac{b-a}{3n}(y_2 + 4y_1 + y_0).$$

同理，可分别算出 $M_2 M_3 M_4$，$\cdots$，$M_{n-2} M_{n-1} M_n$ 各抛物线弧段下面的面积：

$$s_2 = \frac{b-a}{3n}(y_4 + 4y_3 + y_2),$$

$$s_3 = \frac{b-a}{3n}(y_6 + 4y_5 + y_4),$$

$$\cdots$$

$$s_{\frac{n}{2}} = \frac{b-a}{3n}(y_n + 4y_{n-1} + y_{n-2}).$$

(4) 将 s_1，s_2，$\cdots$，$s_{\frac{n}{2}}$ 加起来，就得曲线梯形面积的近似计算公式：

$$\int_a^b f(x)\mathrm{d}x \approx \frac{b-a}{3n}\left[y_0 + 4(y_1 + y_3 + \cdots + y_{n-1}) + 2(y_2 + y_4 + \cdots + y_{n-2}) + y_n\right].$$

$$(5\text{-}14)$$

式（5-14）称为 **抛物线法公式**（parabolic formula），也称为**辛普森公式**（Simpson formula）.

一般来说，计算定积分的近似值用抛物线比用梯形法精确，而梯形法比抛物线法简便.

例 5.19　某烧伤病人需植皮面积如图 5.9 所示，试根据图中测量的数据，分别用梯形法和抛物线法计算其面积的近似值.

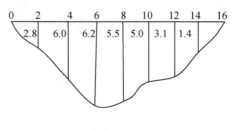

图 5.9

解　先用梯形法计算，将数据与 $n = 8$ 代入式(5-12)得

$$\int_0^{16} f(x)\mathrm{d}x \approx \frac{16-0}{8}\left(\frac{0+0}{2} + 2.8 + 6.0 + 6.2 + 5.5 + 5.0 + 3.1 + 1.4\right)$$

$$= 60(面积单位).$$

再用抛物线法计算，式(5-14)中的 $n = 8$，将数据代入式(5-14)得

$$\int_0^{16} f(x)\mathrm{d}x \approx \frac{16-0}{3 \times 8}[0+4(2.8+6.2+5.0+1.4)+2(6.0+5.5+3.1)+0]$$
$$=60.53(面积单位).$$

5.4　广义积分

前面讨论定积分的定义时,要求函数的定义域只能是有限区间 $[a,b]$,并且被积函数在积分区间上是有界的. 但是在实际问题中,还会遇到函数的定义域是无穷区间 $[a,+\infty)$,$(-\infty,a]$ 或 $(-\infty,+\infty)$,或被积函数为无界的情况. 前者称为无限区间上的积分,后者称为无界函数的积分. 一般地,我们把这两种情况下的积分称为广义积分,而前面讨论的定积分称为常义积分. 本节将介绍广义积分的概念和计算方法.

5.4.1　无穷区间上的广义积分——无穷积分

定义 5.3　设函数 $f(x)$ 在区间 $[a,+\infty)$ 上连续,b 是 $[a,+\infty)$ 内任意实数. 若极限

$$\lim_{b \to +\infty} \int_a^b f(x)\mathrm{d}x$$

存在,则称此极限为函数 $f(x)$ 在区间 $[a,+\infty)$ 上的**广义积分**(improper integral),记作 $\int_a^{+\infty} f(x)\mathrm{d}x$,即

$$\int_a^{+\infty} f(x)\mathrm{d}x = \lim_{b \to +\infty} \int_a^b f(x)\mathrm{d}x.$$

这时,称广义积分 $\int_a^{+\infty} f(x)\mathrm{d}x$ **收敛**或**存在**;如果上述极限不存在,则称广义积分**发散**或**不存在**. 但这时仍用同样的记号,只是不再表示确定的数值了.

类似地,可定义广义积分

$$\int_{-\infty}^b f(x)\mathrm{d}x = \lim_{a \to -\infty} \int_a^b f(x)\mathrm{d}x$$

及广义积分

$$\int_{-\infty}^{+\infty} f(x)\mathrm{d}x = \int_{-\infty}^a f(x)\mathrm{d}x + \int_a^{+\infty} f(x)\mathrm{d}x,$$

其中 a 为 $(-\infty,+\infty)$ 内任一实数. 当上式右端两个广义积分都存在时,才称广义积分 $\int_{-\infty}^{+\infty} f(x)\mathrm{d}x$ 收敛或存在,否则它为发散或不存在.

例 5.20　求 $\int_1^{+\infty} \frac{1}{x^2}\mathrm{d}x$.

解　$\int_1^b \frac{1}{x^2}\mathrm{d}x = \left(-\frac{1}{x}\right)\Big|_1^b = 1 - \frac{1}{b},$

故
$$\int_1^{+\infty}\frac{1}{x^2}\mathrm{d}x=\lim_{b\to+\infty}\int_1^b\frac{1}{x^2}\mathrm{d}x=\lim_{b\to+\infty}\left(1-\frac{1}{b}\right)=1.$$

一般地,若 $f(x)$ 有原函数 $F(x)$,且存在极限
$$\lim_{x\to+\infty}F(x)=F(+\infty),$$

则
$$\int_a^{+\infty}f(x)\mathrm{d}x=\lim_{b\to+\infty}\int_a^b f(x)\mathrm{d}x=\lim_{b\to+\infty}[F(b)-F(a)]$$
$$=F(+\infty)-F(a)=F(x)\Big|_a^{+\infty}.$$

同样, $\int_{-\infty}^b f(x)\mathrm{d}x=F(b)-F(-\infty)=F(x)\Big|_{-\infty}^b,$
$$\int_{-\infty}^{+\infty}f(x)\mathrm{d}x=F(+\infty)-F(-\infty)=F(x)\Big|_{-\infty}^{+\infty}.$$

利用这些结果可简化广义积分的计算步骤.

例 5.21 计算广义积分 $\int_0^{+\infty}\frac{1}{1+x^2}\mathrm{d}x$.

解 任取实数 $b>0$,则
$$\int_0^{+\infty}\frac{1}{1+x^2}\mathrm{d}x=\lim_{b\to+\infty}\int_0^b\frac{1}{1+x^2}\mathrm{d}x=\lim_{b\to+\infty}\arctan x\Big|_0^b$$
$$=\lim_{b\to+\infty}(\arctan b-\arctan 0)=\frac{\pi}{2}.$$

例 5.22 计算 $\int_0^{+\infty}\frac{x}{1+x^2}\mathrm{d}x$.

解 $\int_0^{+\infty}\frac{x}{1+x^2}\mathrm{d}x=\lim_{b\to+\infty}\int_0^b\frac{x}{1+x^2}\mathrm{d}x=\lim_{b\to+\infty}\frac{1}{2}\int_0^b\frac{1}{1+x^2}\mathrm{d}(1+x^2)$
$$=\frac{1}{2}\lim_{b\to+\infty}\ln(1+x^2)\Big|_0^b=\frac{1}{2}\lim_{b\to+\infty}\ln(1+b^2)=+\infty.$$

所以,广义积分 $\int_0^{+\infty}\frac{x}{1+x^2}\mathrm{d}x$ 发散.

例 5.23 讨论广义积分 $\int_a^{+\infty}\frac{1}{x^p}\mathrm{d}x\ (a>0)$ 的敛散性.

解 当 $p=1$ 时,
$$\int_a^{+\infty}\frac{1}{x^p}\mathrm{d}x=\int_a^{+\infty}\frac{1}{x}\mathrm{d}x=\lim_{b\to+\infty}\ln x\Big|_a^b=\lim_{b\to+\infty}(\ln b-\ln a)=+\infty\ (发散);$$

当 $p\neq 1$ 时,
$$\int_a^{+\infty}\frac{1}{x^p}\mathrm{d}x=\lim_{b\to+\infty}\frac{x^{1-p}}{1-p}\Big|_a^b=-\frac{a^{1-p}}{1-p}+\lim_{b\to+\infty}\frac{b^{1-p}}{1-p}=\begin{cases}+\infty, & p<1(发散),\\ \dfrac{a^{1-p}}{p-1}, & p>1(收敛).\end{cases}$$

故当 $p>1$ 时,该广义积分收敛,其值为 $\dfrac{a^{1-p}}{p-1}$;当 $p\leqslant 1$ 时,该广义积分发散.

此广义积分称为 p 积分,牢记它的敛散性,可以直接运用.

例 5.24 设静脉注射某药物所得的血药浓度-时间曲线符合函数

$$c=c_0\mathrm{e}^{-kt},$$

其中,c_0 为 $t=0$ 的血药浓度,k 为正的常数,试求该曲线下的总面积 AUC.

解 $AUC=\displaystyle\int_0^{+\infty}c_0\mathrm{e}^{-kt}\mathrm{d}t=c_0\int_0^{+\infty}\mathrm{e}^{-kt}\mathrm{d}t=c_o\left[-\dfrac{1}{k}\mathrm{e}^{-kt}\right]_0^{+\infty}=c_0\left(0+\dfrac{1}{k}\right)=\dfrac{c_0}{k}.$

5.4.2 被积函数有无穷间断点的广义积分——瑕积分

定义 5.4 设函数 $f(x)$ 在 $(a,b]$ 上连续,且 $\lim\limits_{x\to a+0}f(x)=\infty$,对任意 $\varepsilon>0$,如果极限

$$\lim_{\varepsilon\to 0}\int_{a+\varepsilon}^b f(x)\mathrm{d}x$$

存在,则称此极限为函数 $f(x)$ 在 $(a,b]$ 上的**广义积分**,仍记作 $\displaystyle\int_a^b f(x)\mathrm{d}x$,即

$$\int_a^b f(x)\mathrm{d}x=\lim_{\varepsilon\to 0}\int_{a+\varepsilon}^b f(x)\mathrm{d}x.$$

此时,称广义积分 $\displaystyle\int_a^b f(x)\mathrm{d}x$ **存在**或**收敛**;如果上述极限不存在,则称广义积分**不存在**或**发散**.

同样,若 $f(x)$ 在 $[a,b)$ 上连续,且 $\lim\limits_{x\to b-0}f(x)=\infty$,取 $\varepsilon>0$,若极限

$$\lim_{\varepsilon\to 0}\int_a^{b-\varepsilon}f(x)\mathrm{d}x$$

存在,则定义

$$\int_a^b f(x)\mathrm{d}x=\lim_{\varepsilon\to 0}\int_a^{b-\varepsilon}f(x)\mathrm{d}x,$$

此时称广义积分**存在**或**收敛**;若上述极限不存在,则称广义积分**不存在**或**发散**.

若 $f(x)$ 在 $[a,b]$ 上除 $c\,(a<c<b)$ 点外均连续,而 $\lim\limits_{x\to c}f(x)=\infty$,则定义广义积分

$$\int_a^b f(x)\mathrm{d}x=\int_a^c f(x)\mathrm{d}x+\int_c^b f(x)\mathrm{d}x.$$

当上式右端两个广义积分都存在时,则广义积分 $\displaystyle\int_a^b f(x)\mathrm{d}x$ **存在**或**收敛**;否则称广义积分 $\displaystyle\int_a^b f(x)\mathrm{d}x$ **不存在**或**发散**.

例 5.25 计算 $\displaystyle\int_0^1\dfrac{\mathrm{d}x}{\sqrt{1-x^2}}$.

解 因为 $\dfrac{1}{\sqrt{1-x^2}}$ 在 $[0,1)$ 上连续，$\lim\limits_{x \to 1-0} \dfrac{1}{\sqrt{1-x^2}} = \infty$，于是

$$\int_0^1 \frac{\mathrm{d}x}{\sqrt{1-x^2}} = \lim_{\varepsilon \to 0} \int_0^{1-\varepsilon} \frac{\mathrm{d}x}{\sqrt{1-x^2}} = \lim_{\varepsilon \to 0} \arcsin(1-\varepsilon) = \arcsin 1 = \frac{\pi}{2}.$$

例 5.26 求 $\displaystyle\int_0^1 \frac{1}{x}\mathrm{d}x$.

解 因为函数 $f(x) = \dfrac{1}{x}$ 在 $(0,1]$ 上连续，$\lim\limits_{x \to 0^+} \dfrac{1}{x} = +\infty$，于是

$$\int_0^1 \frac{1}{x}\mathrm{d}x = \lim_{A \to 0^+} \int_A^1 \frac{1}{x}\mathrm{d}x = \lim_{A \to 0^+} \ln x \Big|_A^1 = -\lim_{A \to 0^+} \ln A = -\infty.$$

故 $\displaystyle\int_0^1 \frac{1}{x}\mathrm{d}x$ 发散.

例 5.27 判断 $\displaystyle\int_0^2 \frac{\mathrm{d}x}{(1-x)^2}$ 是否收敛.

解 因为 $x = 1$ 为 $\dfrac{1}{(1-x)^2}$ 的无穷间断点，它是一个广义积分. 由定义 5.4，有

$$\int_0^2 \frac{\mathrm{d}x}{(1-x)^2} = \int_0^1 \frac{\mathrm{d}x}{(1-x)^2} + \int_1^2 \frac{\mathrm{d}x}{(1-x)^2} = \lim_{\varepsilon \to 0} \frac{1}{1-x} \Big|_0^{1-\varepsilon} + \lim_{\eta \to 0} \frac{1}{1-x} \Big|_{1+\eta}^2$$

$$= \lim_{\varepsilon \to 0} \left(\frac{1}{\varepsilon} - 1 \right) + \lim_{\eta \to 0} \left(-1 + \frac{1}{\eta} \right).$$

因此该极限不存在，故此广义积分发散.

5.5 定积分的应用

由于定积分的概念和理论是在解决实际问题的过程中产生和发展起来的，因而它的应用非常广泛.

下面先介绍运用定积分解决实际问题的常用方法——微元法，然后讨论定积分在几何、物理以及医药学等学科中的一些简单应用. 读者通过这部分内容的学习，不仅要掌握一些具体应用的计算公式，而且还要学会用定积分解决实际问题的思想方法.

5.5.1 定积分应用的微元法

微元法是用定积分解决实际问题的一种重要的思想方法，通常分为以下两步：

(1) 列出所求量 A 的微元（即微分）：

$$\mathrm{d}A = f(x)\mathrm{d}x.$$

(2) 求积分，即将上述求得的微分式两边分别积分：

$$\int_0^A \mathrm{d}A = \int_a^b f(x)\,\mathrm{d}x,$$

从而得到所求的量

$$A = \int_a^b f(x)\,\mathrm{d}x.$$

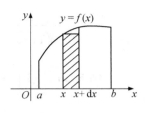

图 5.10

以上两步中,关键是第一步,即要正确地列出所求量 A 的微分式 $\mathrm{d}A = f(x)\,\mathrm{d}x$. 应当注意,在用微元法解决问题的过程中,是把所求的量当作变量来处理的. 在具体应用微元法时,总是取最小区间 $[x, x+\mathrm{d}x]$ 上所对应的部分量(图 5.10)来分析,列出微元方程. 然后两边积分得所求量.

下面就如何应用微元法解决实际问题举例说明.

5.5.2　平面图形的面积

设在区间 $[a, b]$ 上,$y = f(x)$,$y = g(x)$ 均为连续函数,且 $f(x) \geqslant g(x)$ 与直线 $x = a$,$x = b$ 围成的平面图形(图 5.11)的面积 A. 应用微元法,取小区间 $[x, x+\mathrm{d}x]$,它所对应的小区间上的面积(图 5.11 中的阴影部分)近似地等于高为 $f(x) - g(x)$,底为 $\mathrm{d}x$ 的小矩形面积来近似代替,故面积的微元为

$$\mathrm{d}A = [f(x) - g(x)]\,\mathrm{d}x,$$

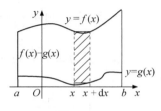

图 5.11

从而

$$A = \int_a^b [f(x) - g(x)]\,\mathrm{d}x.$$

特别地,当 $g(x) = 0$ 时,则 $A = \int_a^b f(x)\,\mathrm{d}x$,即本章开始讨论的曲边梯形的面积.

同理,由曲线 $x = \varphi(y)$,$x = \psi(y)$ $[\psi(y) \leqslant \varphi(y)]$ 及 $y = c$,$y = d$ 所围成的平面图形的面积(图 5.12)为

$$A = \int_c^d [\varphi(y) - \psi(y)]\,\mathrm{d}y.$$

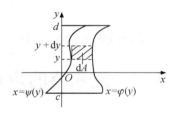

图 5.12

较复杂的平面图形可以化成上述两种情形来处理.

例 5.28　求由曲线 $y = x^2$ 与 $y = 2x - x^2$ 所围图形的面积.

解　画出所围的图形(图 5.13).

由方程组 $\begin{cases} y = x^2, \\ y = 2x - x^2, \end{cases}$ 得两条曲线的交点为 $O(0, 0)$,$A(1, 1)$,取 x 为积分变量,$x \in [0, 1]$. 由公式得

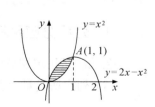

图 5.13

$$A = \int_0^1 (2x - x^2 - x^2)\,\mathrm{d}x = \left[x^2 - \frac{2}{3}x^3 \right]_0^1 = \frac{1}{3}.$$

例 5.29　求曲线 $y^2 = 2x$ 与 $y = x - 4$ 所围图形的面积.

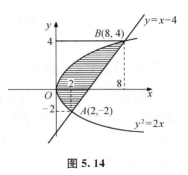

图 5.14

解　画出所围的图形(图 5.14).

由方程组 $\begin{cases} y^2 = 2x, \\ y = x - 4, \end{cases}$ 得两条曲线的交点为 $A(2, -2)$，$B(8, 4)$，取 y 为积分变量，$y \in [-2, 4]$. 将两曲线方程分别改写为 $x = \dfrac{1}{2}y^2$ 及 $x = y + 4$，得所求面积为

$$A = \int_{-2}^{4} \left(y + 4 - \frac{1}{2}y^2 \right) \mathrm{d}y = \left(\frac{1}{2}y^2 + 4y - \frac{1}{6}y^3 \right) \Big|_{-2}^{4} = 18.$$

注　本题若以 x 为积分变量，由于图形在 $[0, 2]$ 和 $[2, 8]$ 两个区间上的构成情况不同，因此需要分成两个部分来计算，其结果应为

$$A = 2\int_0^2 \sqrt{2x}\,\mathrm{d}x + \int_2^8 \left[\sqrt{2x} - (x - 4) \right] \mathrm{d}x$$

$$= \frac{4\sqrt{2}}{3} x^{\frac{3}{2}} \Big|_0^2 + \left(\frac{2\sqrt{2}}{3} x^{\frac{3}{2}} - \frac{1}{2}x^2 + 4x \right) \Big|_2^8 = 18.$$

显然，对于例 5.29 选取 x 作为积分变量，不如选取 y 作为积分变量计算简便. 可见适当选取积分变量，可使计算简化.

例 5.30　求曲线 $y = \cos x$ 与 $y = \sin x$ 在区间 $[0, \pi]$ 上所围平面图形的面积.

解　如图 5.15 所示，曲线 $y = \cos x$ 与 $y = \sin x$ 的交点坐标为 $\left(\dfrac{\pi}{4}, \dfrac{\sqrt{2}}{2} \right)$，选取 x 作为积分变量，$x \in [0, \pi]$，于是，所求面积为

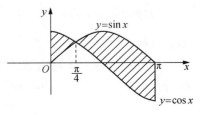

图 5.15

$$A = \int_0^{\frac{\pi}{4}} (\cos x - \sin x)\mathrm{d}x + \int_{\frac{\pi}{4}}^{\pi} (\sin x - \cos x)\mathrm{d}x$$

$$= (\sin x + \cos x) \Big|_0^{\frac{\pi}{4}} + (-\cos x - \sin x) \Big|_{\frac{\pi}{4}}^{\pi} = 2\sqrt{2}.$$

例 5.31　求曲线 $y^2 = x$ 与半圆 $x^2 + y^2 = 2 \; (x > 0)$ 所围图形的面积 A.

解　如图 5.16 所示，求出两条曲线交点的坐标 $(1, 1)$，$(1, -1)$，取 y 为积分变量，于是

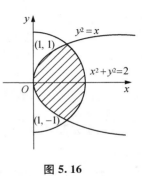

图 5.16

$$A = \int_{-1}^{1} \left(\sqrt{2 - y^2} - y^2 \right) \mathrm{d}y = 2\int_0^1 \left(\sqrt{2 - y^2} - y^2 \right) \mathrm{d}y$$

$$= 2\left(\frac{y}{2}\sqrt{2 - y^2} + \arcsin \frac{y}{\sqrt{2}} - \frac{1}{3}y^3 \right) \Big|_0^1$$

$$= \frac{\pi}{2} + \frac{1}{3} \text{（面积单位）}.$$

5.5.3 旋转体的体积

旋转体（volumes of revolution）是由一个平面图形绕此平面内一条直线（称为**旋转轴**）旋转一周而形成的立体图形. 例如，直角三角形绕它的一条直角边旋转便得到圆锥体. 下面讨论如何求曲线 $y = f(x)$ 与直线 $x = a$, $x = b$ 及 x 轴所围成的平面图形绕 x 轴旋转一周而成的旋转体的体积（图 5.17）.

以 x 为积分变量，在区间 $[a, b]$ 上任取一小区间 $[x, x+\mathrm{d}x]$，这个小区间上所对应的旋转体的体积可近似地用 $y = f(x)$ 为底半径，$\mathrm{d}x$ 为高的小圆柱体的体积来代替，即

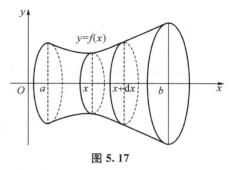

$$\mathrm{d}V = \pi y^2 \mathrm{d}x = \pi \left[f(x) \right]^2 \mathrm{d}x,$$

从而

$$V = \pi \int_a^b y^2 \mathrm{d}x = \pi \int_a^b \left[f(x) \right]^2 \mathrm{d}x.$$

图 5.17

类似地，由平面曲线 $x = \varphi(y)$ 与直线 $y = c$, $y = d$ 及 y 轴围成的平面图形绕 y 轴的旋转体的体积为

$$V = \int_c^d \pi x^2 \mathrm{d}y = \pi \int_c^d \left[\varphi(y) \right]^2 \mathrm{d}y.$$

例 5.32 求椭圆 $\dfrac{x^2}{a^2} + \dfrac{y^2}{b^2} = 1$ 绕 x 轴旋转而成的旋转体体积（图 5.18）.

解 这样的立体称为旋转椭球体. 以 x 为积分变量，积分区间为 $[-a, a]$，其体积

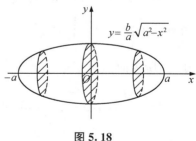

$$V = \int_{-a}^a \pi y^2 \mathrm{d}x = \pi \int_{-a}^a \frac{b^2}{a^2} (a^2 - x^2) \mathrm{d}x$$

$$= \frac{2\pi b^2}{a^2} \int_0^a (a^2 - x^2) \mathrm{d}x$$

$$= \frac{2\pi b^2}{a^2} \left(a^2 x - \frac{1}{3} x^3 \right) \Big|_0^a = \frac{4}{3} \pi a b^2 \text{（体积单位）}.$$

图 5.18

当 $a = b$ 时，旋转椭球变成了半径为 a 的球，其体积 $V = \dfrac{4}{3} \pi a^3$.

例 5.33 由 $y = x^2$ 和 $y^2 = x$ 所围成平面图形绕 y 轴旋转而成的旋转体体积（图 5.19）.

解 以 y 为积分变量，解方程组

$$\begin{cases} y = x^2, \\ y^2 = x, \end{cases}$$

得交点 $(0,0)$ 和 $(1,1)$，于是

$$V = \pi \int_0^1 (y - y^4)\mathrm{d}y = \pi \left(\frac{1}{2}y^2 - \frac{1}{5}y^5 \right)\Big|_0^1 = \frac{3\pi}{10} \text{（体积单位）}.$$

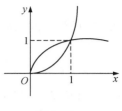

图 5.19

5.5.4 变力所做的功

如果一个不变的力 F 作用在一个物体上，使物体沿着力的方向产生位移 s，则该力所做的功为

$$W = Fs.$$

但是，在许多情况下，F 是不断变化的，是位移 s 的函数 $F = f(s)$. 我们先在小区间 $[s, s+\mathrm{d}s]$ 上考察变力所做的功，把这一小区间上的力 F 近似看作不变，等于在 s 处的力 $f(s)$，则所求的功的微元为

$$\mathrm{d}W = F\mathrm{d}s = f(s)\mathrm{d}s.$$

于是，物体由 $s = a$ 位移到 $s = b$，变力做的功为

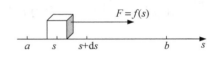

图 5.20

$$W = \int_a^b F\mathrm{d}s = \int_a^b f(s)\mathrm{d}s.$$

例 5.34 设弹簧的弹性系数为 $k(\mathrm{N/m})$，求将弹簧从平衡位置拉长 20 cm 所做的功.

解 取平衡位置为坐标原点，弹簧伸长的方向为 x 轴的正方向，由胡克定律知，使弹簧伸长所用的力与弹簧的伸长 x 成正比，即

$$F = kx,$$

从而

$$W = \int_0^{0.2} kx\mathrm{d}x = \frac{1}{2}kx^2 \Big|_0^{0.2} = 0.02k(\mathrm{J}).$$

5.5.5 脉管稳定流动的血流量

设有半径为 R，长为 L 的一段血管，左端为相对动脉端，血压为 P_1，右端为相对静脉端，血压为 $P_2(P_1 > P_2)$（图 5.21）.

先取血管的一个横截面来分析，在该截面上任取一个内径为 r，外径为 $r + \mathrm{d}r$，圆心在血管中心的小圆环，它的面积近似等于 $2\pi r \mathrm{d}r$. 假定血管中血液流动是稳定的. 此时，血管中血液在各点处的流速 v 是各点与血管中心距离 r 的函数，即 $v = v(r)$，因此，在单位时间内，通过该环面的血流量近似地为

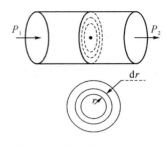

$$dQ = v(r)2\pi r dr = 2\pi r v(r)dr,$$

从而,单位时间内通过该横截面的血流量为

$$Q = \int_0^R 2\pi v(r) r dr = 2\pi \int_0^R v(r) r dr.$$

由实验知,在通常情况下,有

$$v(r) = \frac{P_1 - P_2}{4\eta L}(R^2 - r^2),$$

图 5.21

其中, η 为血液黏滞系数,于是

$$Q = 2\pi \int_0^R \frac{P_1 - P_2}{4\eta L}(R^2 - r^2) r dr = \frac{\pi}{4\eta L}(P_1 - P_2)\left[R^2 r^2 - \frac{1}{2}r^4\right]_0^R$$

$$= \frac{\pi}{8\eta L}(P_1 - P_2)R^4.$$

5.5.6 连续函数的平均值

在实际问题中,我们常用 n 个数值 y_1, y_2, $\cdots$, y_n 的算术平均值

$$\bar{y} = \frac{y_1 + y_2 + \cdots + y_n}{n}$$

作为代表,以表示这 n 个数值的大小. 但在自然科学和医药学中,不仅要求 n 个数值的平均值,还常常要求函数在某区间上所取得一切值的平均值.

设函数 $y = f(x)$ 在区间 $[a, b]$ 上连续,把区间 $[a, b]$ 用分点

$$a = x_0 < x_1 < x_2 < \cdots < x_{n-1} < x_n = b$$

分成 n 等分,则每个小区间的长度为 $\Delta x = \dfrac{b-a}{n}$,在每个小区间的右端点处的函数值为

$$y_i = f(x_i) \quad (i = 1, 2, \cdots, n),$$

其算术平均值为

$$\bar{y}_n = \frac{f(x_1) + f(x_2) + \cdots + f(x_n)}{n}$$

$$= \frac{1}{n}\sum_{i=1}^n f(x_i) = \frac{1}{b-a}\sum_{i=1}^n f(x_i)\Delta x.$$

显然, n 越大, $\bar{y}_n$ 就越能表示 $f(x)$ 在 $[a, b]$ 上的平均值. 自然地,当 $n \to \infty$ ($\Delta x \to 0$)时, $\bar{y}_n$ 的极限就是函数 $f(x)$ 在区间 $[a, b]$ 上的平均值 $\bar{y}$,即

$$\bar{y} = \lim_{n\to\infty}\bar{y}_n = \frac{1}{b-a}\lim_{n\to\infty}\sum_{i=1}^n f(x_i)\Delta x.$$

由于 $f(x)$ 在区间 $[a,b]$ 上连续,定积分必存在,故函数在区间 $[a,b]$ 上的平均值为

$$\bar{y} = \frac{1}{b-a}\int_a^b f(x)\mathrm{d}x.$$

例 5.35　求正弦交流电流 $I = I_m\sin\omega t$ 在半周期内的平均值.

解　正弦交流电流 $I = I_m\sin\omega t$ 的平均值是指在正的半个周期内的平均值,由于周期 $T = \dfrac{2\pi}{\omega}$,故半周期为 $\dfrac{\pi}{\omega}$,因此,电流 I 在 $\left[0,\dfrac{\pi}{\omega}\right]$ 上的平均值为

$$\bar{I} = \frac{1}{\frac{\pi}{\omega}}\int_0^{\frac{\pi}{\omega}} I_m\sin\omega t\,\mathrm{d}t = \frac{\omega I_m}{\pi}\int_0^{\frac{\pi}{\omega}}\sin\omega t\,\mathrm{d}t = \frac{\omega I_m}{\pi}\left(-\frac{1}{\omega}\cos\omega t\right)\Big|_0^{\frac{\pi}{\omega}}$$

$$= \frac{2}{\pi}I_m \approx 0.637 I_m.$$

例 5.36　假定在一个实验中测得某患者血液中胰岛素浓度 $c(t)$ (mL)符合下列函数:

$$c(t) = \begin{cases} 10t - t^2, & 0 \leqslant t \leqslant 5, \\ 25\mathrm{e}^{-k(t-5)}, & t > 5, \end{cases}$$

其中 $k = \dfrac{1}{20}\ln 2$,时间 t 的单位为 min,求 1 h 内血液中胰岛素的平均浓度.

解
$$\bar{c}(t) = \frac{1}{60}\int_0^{60} c(t)\mathrm{d}t = \frac{1}{60}\left[\int_0^5 (10t - t^2)\mathrm{d}t + \int_5^{60} 25\mathrm{e}^{-k(t-5)}\mathrm{d}t\right]$$

$$= \frac{1}{60}\left(5t^2 - \frac{1}{3}t^3\right)\Big|_0^5 + \frac{5}{12}\left[-\frac{1}{k}\mathrm{e}^{-k(t-5)}\right]\Big|_5^{60}$$

$$= \frac{1}{60}\left(125 - \frac{125}{3}\right) - \frac{5}{12k}(\mathrm{e}^{-55k} - 1)$$

$$\approx 11.63(\mathrm{mL}).$$

本 章 小 结

1. 定积分的概念

函数 $y = f(x)$ 在区间 $[a,b]$ 上的定积分是通过部分和的极限定义的:

$$\int_a^b f(x)\mathrm{d}x = \lim_{\Delta x \to 0}\sum_{i=1}^n f(\xi_i)\Delta x_i.$$

这与不定积分的概念是完全不同的.通过牛顿-莱布尼兹公式,可以利用不定积分来计算定积分,从而建立了两个概念间的联系.

2. 定积分的性质

定积分的性质在定积分的理论和计算中具有重要的应用.以下结论在积分计算中也有重要应用.

(1) 定积分的值仅依赖于被积函数和积分区间,与积分变量的选取无关.即

$$\int_a^b f(x)\mathrm{d}x = \int_a^b f(t)\mathrm{d}t.$$

（2）交换定积分的上、下限，定积分变号，即

$$\int_a^b f(x)\mathrm{d}x = -\int_b^a f(x)\mathrm{d}x.$$

特别地，当 $a = b$ 时，有

$$\int_a^a f(x)\mathrm{d}x = 0.$$

（3）对于定义在 $[-a, a]$ 上的连续奇（偶）函数 $f(x)$，有

$$\int_{-a}^a f(x)\mathrm{d}x = 0, \quad f(x) \text{ 为奇函数};$$

$$\int_{-a}^a f(x)\mathrm{d}x = 2\int_0^a f(x)\mathrm{d}x, \quad f(x) \text{ 为偶函数}.$$

3. 积分上限函数

如果函数 $f(x)$ 在 $[a, b]$ 上连续，则函数

$$\Phi(x) = \int_a^x f(t)\mathrm{d}t, \quad x \in [a, b].$$

以 x 为积分上限的定积分的导数等于被积函数在上限 x 处的值. 即

$$\Phi'(x) = \left[\int_a^x f(t)\mathrm{d}t\right]' = f(x).$$

一般地，如果 $g(x)$ 可导，则

$$\left[\int_a^{g(x)} f(t)\mathrm{d}t\right]' = f[g(x) \cdot g'(x)].$$

4. 牛顿-莱布尼兹公式

设函数 $f(x)$ 在区间 $[a, b]$ 上连续，且 $F(x)$ 是 $f(x)$ 的一个原函数，则

$$\int_a^b f(x)\mathrm{d}x = F(b) - F(a).$$

这一公式说明：只需计算 $f(x)$ 的一个原函数或不定积分，就可以求得 $f(x)$ 在区间 $[a, b]$ 上的定积分.

5. 定积分的计算

（1）定积分的换元法. 用换元法计算定积分时，应注意换元后，要换积分的上、下限.

（2）定积分的分部积分法.

6. 无限区间上的广义积分

无限区间上的广义积分，原则上是把它化为一个定积分，再通过求极限的方法确定该广义积分是否收敛. 在广义积分收敛时，就求出了广义积分的值.

7. 定积分的应用

定积分可应用于求平面图形的面积、旋转体的体积、连续函数的平均值等.

关键术语

定积分(definite integral)；　　　　　　积分的下限和上限(lower and upper limits of integration)；

积分区间(integral interval); 　　　　　积分和(integral sum);

牛顿-莱布尼兹公式(Newton-Leibniz formula); 　　梯形法公式(trapezoidal formula);

抛物线公式(parabolic formula); 　　　　辛普森公式(Simpson formula);

广义积分(improper integral); 　　　　　旋转体(volumes of revolution).

习 题 5

1. 由定积分的几何意义计算下列定积分.

(1) $\displaystyle\int_0^{2\pi} \sin x\, \mathrm{d}x$;

(2) $\displaystyle\int_{-R}^{R} \sqrt{R^2 - x^2}\, \mathrm{d}x$;

(3) $\displaystyle\int_{-1}^{0} 3x\, \mathrm{d}x$;

(4) $\displaystyle\int_0^{\pi} \cos x\, \mathrm{d}x$.

2. 用定积分的定义计算定积分 $\displaystyle\int_a^b c\, \mathrm{d}x$,其中 c 为一定常数.

3. 估计下列各积分值的范围.

(1) $\displaystyle\int_1^4 (x^2 + 1)\, \mathrm{d}x$;

(2) $\displaystyle\int_{\frac{1}{\sqrt{3}}}^{\sqrt{3}} x\arctan x\, \mathrm{d}x$;

(3) $\displaystyle\int_{-a}^{a} \mathrm{e}^{-x^2}\, \mathrm{d}x \ (a > 0)$;

(4) $\displaystyle\int_0^2 \mathrm{e}^{x^2 - x}\, \mathrm{d}x$.

4. 根据定积分的性质,比较积分值的大小.

(1) $\displaystyle\int_0^1 x^2\, \mathrm{d}x$ 与 $\displaystyle\int_0^1 x^3\, \mathrm{d}x$;

(2) $\displaystyle\int_0^1 \mathrm{e}^x\, \mathrm{d}x$ 与 $\displaystyle\int_0^1 (1+x)\, \mathrm{d}x$.

5. 计算下列极限.

(1) $\displaystyle\lim_{x \to 0} \frac{\displaystyle\int_0^x (1 - \cos^3 t)\, \mathrm{d}t}{x - \sin x}$;

(2) $\displaystyle\lim_{x \to 0} \frac{\displaystyle\int_0^x (1 - \cos^3 t)\, \mathrm{d}t}{\tan x - x}$.

6. 求下列导数.

(1) $\displaystyle\frac{\mathrm{d}}{\mathrm{d}x} \int_0^x \sqrt{1 + t^2}\, \mathrm{d}t$;

(2) $\displaystyle\frac{\mathrm{d}}{\mathrm{d}x} \int_{\ln 2}^x t^5 \mathrm{e}^{-t}\, \mathrm{d}t$;

(3) $\displaystyle\frac{\mathrm{d}}{\mathrm{d}x} \int_0^{\cos x} \cos(\pi t^2)\, \mathrm{d}t$;

(4) $\displaystyle\frac{\mathrm{d}}{\mathrm{d}x} \int_x^{\pi} \frac{\sin t}{t}\, \mathrm{d}t \ (x > 0)$.

7. 计算下列定积分.

(1) $\displaystyle\int_1^4 \sqrt{x}\, \mathrm{d}x$;

(2) $\displaystyle\int_{-1}^2 |x^2 - x|\, \mathrm{d}x$;

(3) $\displaystyle\int_0^{\frac{\pi}{2}} \sin x\, \mathrm{d}x$;

(4) $\displaystyle\int_0^1 \frac{x^2}{x^2 + 1}\, \mathrm{d}x$;

(5) $\displaystyle\int_0^{\frac{\pi}{2}} \sin(2x + \pi)\, \mathrm{d}x$;

(6) $\displaystyle\int_1^{\mathrm{e}} \frac{\ln x}{2x}\, \mathrm{d}x$;

(7) $\displaystyle\int_0^4 \sqrt{16 - x^2}\, \mathrm{d}x$;

(8) $\displaystyle\int_0^{\ln 2} \sqrt{\mathrm{e}^x - 1}\, \mathrm{d}x$;

(9) $\displaystyle\int_{-1}^1 \frac{x\, \mathrm{d}x}{\sqrt{5 - 4x}}$;

(10) $\displaystyle\int_1^4 \frac{\mathrm{d}x}{\sqrt{x} + 1}$;

(11) $\displaystyle\int_0^1 x^2 \sqrt{1 - x^2}\, \mathrm{d}x$;

(12) $\displaystyle\int_0^{\sqrt{2}} \sqrt{2 - x^2}\, \mathrm{d}x$;

(13) $\displaystyle\int_0^4 (5x + 1)\mathrm{e}^{5x}\, \mathrm{d}x$;

(14) $\displaystyle\int_0^{\mathrm{e}-1} \ln(x + 1)\, \mathrm{d}x$;

(15) $\displaystyle\int_0^1 e^{\pi x}\cos\pi x\,dx$;

(16) $\displaystyle\int_0^1 (x^3 + 3^x + e^{3x})x\,dx$;

(17) $\displaystyle\int_{\frac{\pi}{4}}^{\frac{\pi}{3}} \frac{x}{\sin^2 x}\,dx$;

(18) $\displaystyle\int_1^4 \frac{\ln x}{\sqrt{x}}\,dx$;

(19) $\displaystyle\int_0^1 x\arctan x\,dx$;

(20) $\displaystyle\int_0^2 x e^{\frac{x}{2}}\,dx$.

8. 利用被积函数的奇偶性计算下列积分.

(1) $\displaystyle\int_{-1}^1 \ln(x + \sqrt{1+x^2})\,dx$;

(2) $\displaystyle\int_{-1}^1 \frac{2+\sin x}{1+x^2}\,dx$;

(3) $\displaystyle\int_{-2}^2 (x + \sqrt{4-x^2})^2\,dx$;

(4) $\displaystyle\int_{-\frac{\pi}{2}}^{\frac{\pi}{2}} 4\cos^4\theta\,d\theta$.

9. 设 $f(x) = \begin{cases} x+1, & x \leqslant 1, \\ \dfrac{1}{2}x^2, & x > 1, \end{cases}$ 求 $\displaystyle\int_0^2 f(x)\,dx$.

10. 判断下列广义积分的收敛性,若收敛,则算出广义积分的值.

(1) $\displaystyle\int_1^{+\infty} \frac{dx}{x^4}$;

(2) $\displaystyle\int_1^{+\infty} \frac{dx}{\sqrt{x}}$;

(3) $\displaystyle\int_0^{+\infty} e^{-x}\,dx \ (a>0)$;

(4) $\displaystyle\int_0^{+\infty} \sin x\,dx$;

(5) $\displaystyle\int_{-1}^1 \frac{dx}{\sqrt{1-x^2}}$;

(6) $\displaystyle\int_{-\infty}^{+\infty} \frac{dx}{x^2+2x+2}$;

(7) $\displaystyle\int_1^2 \frac{x\,dx}{\sqrt{x-1}}$;

(8) $\displaystyle\int_0^1 x\ln x\,dx$;

(9) $\displaystyle\int_1^e \frac{dx}{x\sqrt{1-\ln^2 x}}$;

(10) $\displaystyle\int_0^2 \frac{dx}{(1-x)^3}$.

11. 求函数 $f(x) = \sqrt{1-x^2}$ 在闭区间 $[-1, 1]$ 上的平均值.

12. 求由下列曲线所围成的平面图形的面积.

(1) $y = x^2$ 与 $y = 2 - x^2$;

(2) $y = e^x$ 与 $x = 0$ 及 $y = e$;

(3) $y = 4 - x^2$ 与 $y = 0$;

(4) $y = x^2$ 与 $y = x$ 及 $y = 2x$;

(5) $y = \dfrac{1}{x}$ 与 $y = x$ 及 $x = 2$;

(6) $y^2 = x$ 与 $y = x - 2$;

(7) $y = e^x$, $y = e^{-x}$ 与 $x = 1$;

(8) $y = \sin x \left(0 \leqslant x \leqslant \dfrac{\pi}{2}\right)$ 与 $x = 0$, $y = 1$.

13. 求下列曲线围成的图形绕指定轴旋转所产生的旋转体的体积.

(1) $y = x^2$, $x = y^2$, 绕 x 轴;

(2) $y = x^2$, $y = x$, 绕 x 轴;

(3) $y = \dfrac{r}{h}x$, $x = h$ 及 x 轴, 绕 x 轴;

(4) $x^2 + (y-5)^2 = 16$, 绕 x 轴;

(5) $y=\sqrt{x}$，$x=1$，$x=4$，$y=0$，绕 x 轴；

(6) $y=x^3$，$x=2$，x 轴，分别绕 x 轴与 y 轴.

14. 设把一金属杆的长度由 a 拉长到 $a+x$ 时，所需的力等于 $\dfrac{kx}{a}$，其中 k 为常数，试求该金属杆由长度 a 拉长到 b 所做的功.

15. 在 x 轴上作直线运动的质点，在任意点 x 处所受的力为 $F(x)=1-e^{-x}$ 试求质点从 $x=0$ 运动到 $x=1$ 处所做的功.

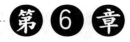

第6章

多元函数微积分

┌───┐
　　　　　　　　　　　　学习目标

掌握 二元(复合)函数偏导数、全微分、极值的求解.

熟悉 二元函数的极限以及间断点的判定.

了解 二元函数的概念及其几何意义;二元函数连续性的概念;有界闭区域上
的连续函数的性质.
└───┘

前面我们讨论的函数只含有一个自变量,这种函数称为一元函数或单元函数,但在医药学、生物学等自然科学和工程技术中的许多问题,往往与多种因素有关,反映到数学上,就是一个变量依赖于多个变量的关系,这就是多元函数.本章将在一元函数及其微积分的基础上介绍多元函数的微积分.

6.1 空间解析几何简介

在一元函数的微积分中,平面解析几何起到了十分重要的作用.同样,在讨论多元函数的微积分时,首先要介绍空间解析几何.

6.1.1 空间直角坐标系

1. 坐标系的建立

在空间取定一点 O,过点 O 作三条互相垂直的直线 Ox,Oy,Oz,并在各直线上按右手系规则取定正向(即将右手伸直,拇指朝上为 Oz 的正方向,其余四指的指向为 Ox 的正方向,四指弯曲90°后的指向为 Oy 的正方向),再取定长度单位,这样就确定了一个**空间直角坐标系**(three-dimensional Cartesian)$O\text{-}xyz$(图6.1).

点 O 称为**坐标原点**(coordinate origin).这三条直线称为坐标轴(coordinate axis),且分别称为 x 轴、y 轴、z 轴.每两条坐标轴确定一个平面,称为**坐标平面**

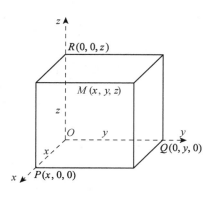

图 6.1

(coordinate plane). 由 x 轴和 y 轴确定的平面称为 xy 平面,共有三个坐标平面,分别是 xy 平面、yz 平面、zx 平面. 三个坐标平面把整个空间分成八个主要部分,每一部分称为一个**卦限**(octant),把 xy 坐标平面的第一、二、三、四象限对应的上部空间依次叫作第一、二、三、四卦限,四个象限的下部空间依次叫作第五、六、七、八卦限.

2. 空间点的坐标

在平面直角坐标系中,一个点的位置用它的坐标(两个有序实数)来确定. 而在空间直角坐标系中,一个点要用三个有次序的数来确定它的位置.

设 M 为空间任意一点,过点 M 作三个平面分别垂直于 x 轴、y 轴和 z 轴,由于过空间一点作已知直线的垂直平面是唯一的,它们与三坐标轴依次交于 P,Q,R 三点(图 6.1). 设 $OP = x$,$OQ = y$,$OR = z$,则点 M 唯一确定了三个有次序的数 x,y,z. 反之,对任意三个有次序的数 x,y,z 在 X,Y,Z 轴上分别取 P,Q,R 三个点,使 $OP = x$,$OQ = y$,$OR = z$,然后过 P,Q,R 三点分别作垂直于 x,y,z 三坐标轴的平面,这三个平面交于一点 M,则由三个有次序的数 x,y,z 唯一确定了空间的一个点 M.

于是,空间任意一点 M 和三个有次序的数 x,y,z 建立了一一对应的关系,我们称这三个数为点 M 的**坐标**,记为 $M(x,y,z)$,且分别称 x,y,z 为点 M 的**横坐标**、**纵坐标**、**竖坐标**. 显然,坐标原点的坐标为 $(0,0,0)$,x 轴上任意一点的坐标为 $(x,0,0)$,坐标平面 xy 上任意一点的坐标为 $(x,y,0)$.

3. 空间任意两点间的距离

在平面直角坐标系中,平面上任意两点间的距离可用其坐标来确定. 同样,在空间直角坐标系中,空间中的任意两点间的距离也可用其坐标来确定.

设 $M_1(x_1,y_1,z_1)$,$M_2(x_2,y_2,z_2)$ 为空间中任意两点,过 M_1,M_2 两点各作三个平面分别垂直于三个坐标轴,这六个平面形成以 M_1M_2 为对角线的长方体(图 6.2). 它的各棱与坐标轴平行或垂直,其长度分别为 $|x_2 - x_1|$,$|y_2 - y_1|$,$|z_2 - z_1|$. 因此,点 M_1,M_2 之间的距离公式为

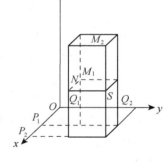

图 6.2

$$|M_1M_2| = \sqrt{(x_2 - x_1)^2 + (y_2 - y_1)^2 + (z_2 - z_1)^2}.$$

当 $z_2 = z_1 = 0$,即点 M_1,M_2 均位于 xy 平面上时,得 xy 平面上任意两点间距离公式:

$$|M_1M_2| = \sqrt{(x_2 - x_1)^2 + (y_2 - y_1)^2}.$$

任意点 $M(x,y,z)$ 与原点 O 的距离为

$$|MO| = \sqrt{x^2 + y^2 + z^2}.$$

6.1.2　曲面方程

与平面解析几何中建立曲线与方程的对应关系一样,可以建立空间曲面与包含三个变量的方程 $F(x,y,z) = 0$ 的对应关系.

定义 6.1 如果曲面 S 上任意一点的坐标都满足方程 $F(x, y, z) = 0$，而不在曲面 S 上的点的坐标都不满足方程 $F(x, y, z) = 0$，那么方程 $F(x, y, z) = 0$ 称为**曲面 S 的方程**，而曲面 S 称为方程 $F(x, y, z) = 0$ 的图形面(图 6.3).

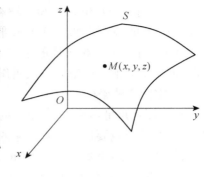

图 6.3

例 6.1 动点 $M(x, y, z)$ 与两个定点 $M_1(1, -1, 0)$，$M_2(2, 0, -2)$ 的距离相等，求此动点 M 的轨迹方程.

解 依题意有

$$|MM_1| = |MM_2|,$$

由两点间距离公式得

$$\sqrt{(x-1)^2 + (y+1)^2 + z^2} = \sqrt{(x-2)^2 + y^2 + (z+2)^2},$$

化简得点 M 的轨迹方程为

$$x + y - 2z - 3 = 0,$$

即动点 M 的轨迹是线段 M_1M_2 的垂直平分面，上面所求的方程即为该平面的方程.

例 6.2 求三个坐标平面的方程.

解 容易看到 xy 平面上任一点的坐标必有 $z = 0$，满足 $z = 0$ 的点也必然在 xy 平面上，所以 xy 平面的方程为 $z = 0$.

同理，yz 平面的方程为 $x = 0$，zx 平面的方程为 $y = 0$.

例 6.3 作 $z = C$（C 为常数）的图形.

解 方程 $z = C$ 中不含 x，y，这意味着 x 与 y 可取任意值而总有 $z = C$，因此其图形是平行于 xy 平面的平面，可由 xy 平面向上（$C > 0$）或向下（$C < 0$）移动 $|C|$ 个单位得到(图 6.4).

前面三个例子中，所讨论的方程都是一次方程，所以考察的图形都是平面. 可以证明空间中任意一个平面的方程皆为三元一次方程

$$Ax + By + Cz + D = 0,$$

式中，A，B，C，D 均为常数，且 A，B，C 不同时为零.

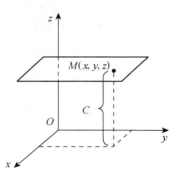

图 6.4

例 6.4 求球心为点 $M_0(x_0, y_0, z_0)$，半径为 R 的球面方程(图 6.5).

解 设球面上任一点为 $M(x, y, z)$，则有

$$|MM_0| = R,$$

由两点间的距离公式,得

$$\sqrt{(x-x_0)^2+(y-y_0)^2+(z-z_0)^2}=R,$$

化简得球面方程

$$(x-x_0)^2+(y-y_0)^2+(z-z_0)^2=R^2.$$

特别地,当球心为原点,即 $x_0=y_0=z_0=0$ 时,球面方程为

$$x^2+y^2+z^2=R^2.$$

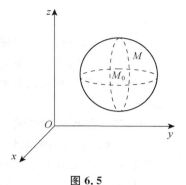

图 6.5

知识链接

勒奈·笛卡儿(Rene Descartes,1596—1650),解析几何的创始人,法国伟大的哲学家、物理学家、数学家、生理学家,西方近代资产阶级哲学的奠基人之一,被誉为"现代哲学之父";17 世纪的欧洲哲学界和科学界最有影响的巨匠之一,被誉为"近代科学的始祖".

1637 年,笛卡儿发表了《几何学》,创立了直角坐标系,进而又创立了解析几何学,其思想核心是:把几何学的问题归结成代数形式的问题,用代数学的方法进行计算、证明,从而达到最终解决几何问题的目的.解析几何的出现,改变了自古希腊以来代数和几何分离的趋向,使几何曲线与代数方程相结合.笛卡儿的这一天才创见,更为微积分的创立奠定了基础,从而开拓了变量数学的广阔领域.最为可贵的是,笛卡儿用运动的观点,把曲线看成点的运动轨迹,不仅建立了点与实数的对应关系,而且把相互对立着的"形"(包括点、线、面)和"数"两个对立的对象统一起来,建立了曲线和方程的对应关系.这不仅标志着函数概念的萌芽,而且标志着变数进入了数学,使数学在思想方法上发生了伟大的转折——由常量数学进入了变量数学时期.正如恩格斯所说:"数学中的转折点是笛卡儿的变数.有了变数,运动进入了数学,有了变数,辩证法进入了数学,有了变数,微分和积分也就立刻成为必要了."笛卡儿的这些成就,为后来牛顿、莱布尼兹创立微积分,为一大批数学家的新发现开辟了道路.

6.2 多元函数的概念

6.2.1 二元函数

引例 圆柱体的体积 V 与底面半径 r、高 h 之间的关系为

$$V=\pi r^2 h.$$

当 r 和 h 在正实数范围($r>0$, $h>0$)内任取一组数值时, V 的值也就由上述依赖关系而确定.

上述的一个变量与另两个变量的对应关系,在实际问题中广泛存在,由此我们给出如下二元函数的定义.

定义 6.2 设在某一过程中,有三个变量 x, y, z,当 x, y 在它们的一定范围 D 内任取一组数值时,变量 z 按照一定的规律,总有确定的数值与之对应,则称变量 z 是 x, y 的**二元函数**,记作

$$z = f(x, y),$$

其中，x，y 称为**自变量**，z 称为**因变量**.

类似地，可定义三元函数 $u = f(x, y, z)$ 以及三元以上的函数.

一般地，把二元及其以上的函数统称为**多元函数**（multivariate function）. 本章只讨论二元函数.

1. 二元函数的定义域

二元函数自变量的取值范围称为**二元函数的定义域**. 二元函数的定义域在几何上表示为平面区域，它或者是 xy 平面或者是 xy 平面上由一条或几条曲线围成的平面区域. 围成平面区域的曲线称为该区域的**边界**；包括边界在内的平面区域称为**闭区域**；不包括边界在内的平面区域称为**开区域**；如果区域延伸到无穷远处，则称为**无界区域**，否则称为**有界区域**. 与一元函数类似，讨论用算式表示的二元函数时，其定义域 D 是指使得该函数有意义的一切点 (x, y) 的集合.

例 6.5 求函数 $z = \dfrac{1}{\sqrt{x}}\ln(-x-y)$ 的定义域.

解 要使函数有意义，必须满足不等式组：

$$\begin{cases} x > 0, \\ -x - y > 0, \end{cases}$$

于是 $D = \{(x, y) \mid x > 0 \text{ 且 } y < -x\}$.
如图 6.6 所示，是无界开区域.

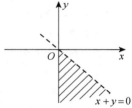

图 6.6

例 6.6 求函数 $z = \dfrac{1}{\sqrt{1 - x^2 - y^2}}$ 的定义域.

解 要使函数有意义，必须满足不等式：

$$1 - x^2 - y^2 > 0,$$

于是 $D = \{(x, y) \mid x^2 + y^2 < 1\}$.
如图 6.7 所示，是有界开区域.

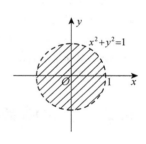

图 6.7

例 6.7 求函数 $z = \arcsin y + \sqrt{y - x^2}$ 的定义域.

解 要使函数有意义，必须满足不等式组：

$$\begin{cases} |y| \leqslant 1, \\ y - x^2 \geqslant 0, \end{cases} \quad \text{即 } x^2 \leqslant y \leqslant 1,$$

于是 $D = \{(x, y) \mid x^2 \leqslant y \leqslant 1\}$.
如图 6.8 所示，是有界闭区域.

2. 二元函数的图形

一元函数 $y = f(x)$ 通常表示 xy 平面上一条曲线. 二元函数 $z = f(x, y)$ 的定义域 D 是 xy 平面上的一个区域，任取 D 中一点 $P(x, y)$，对应的函数值为 $z = f(x, y)$，这样，以 x 为横坐标，y 为

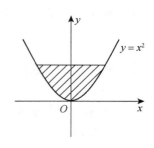

图 6.8

纵坐标,z 为竖坐标,在空间就确定了一点 $M(x,y,f(x,y))$,当取遍 D 上的一切点时,得一个空间点集 $\{(x,y,z) \mid z=f(x,y),(x,y) \in D\}$,这个点集称为**二元函数 $z=f(x,y)$ 的图形**,该图形通常是一张曲面(图 6.9).

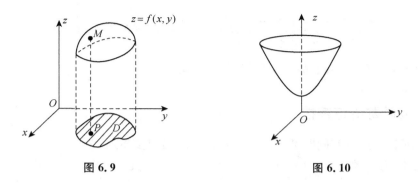

图 6.9　　　　　　　　　　图 6.10

例如,二元函数 $z=1+x^2+y^2$ 的图形是顶点在 $(0,0,1)$,开口向上的旋转抛物面,如图 6.10 所示.

6.2.2　二元函数的极限

二元函数的极限的概念本质上和一元函数相同,都是研究当自变量变化时,对应函数值的变化趋势.下面我们主要研究当点 $M(x,y)$ 趋近于点 $M_0(x_0,y_0)$ 时函数的极限.

定义 6.3　设函数 $z=f(x,y)$ 在点 $M_0(x_0,y_0)$ 附近有定义[在点 $M_0(x_0,y_0)$ 处可以无定义],$M(x,y)$ 是 M_0 附近的任一点,如果当点 $M(x,y)$ 以任何方式趋近于 $M_0(x_0,y_0)$ 时,函数的对应值 $f(x,y)$ 都无限趋近于一个确定的常数 A,则称 A 为函数 $z=f(x,y)$ 当 $M(x,y)$ 趋于点 $M_0(x_0,y_0)$ 时的**极限**,记作

$$\lim_{M(x,y) \to M_0(x_0,y_0)} f(x,y)=A.$$

定义中所指点 $M(x,y)$ 无限趋近于 $M_0(x_0,y_0)$,就是指这两点的距离趋近于零,即

$$\rho=|MM_0|=\sqrt{(x-x_0)^2+(y-y_0)^2} \to 0.$$

它等价于 $|x-x_0| \to 0$ 且 $|y-y_0| \to 0$(即 $x \to x_0$ 且 $y \to y_0$).因此极限 $\lim\limits_{M(x,y) \to M_0(x_0,y_0)} f(x,y)$ $=A$ 也常写成

$$\lim_{\substack{x \to x_0 \\ y \to y_0}} f(x,y)=A \quad 或 \quad f(x,y) \to A(\rho \to 0).$$

需要注意的是,在一元函数的极限中,$\lim\limits_{x \to x_0} f(x)=A$ 等价于 $\lim\limits_{x \to x_0^+} f(x)=A$ 且 $\lim\limits_{x \to x_0^-} f(x)=A$.而在二元函数的极限中,$f(x,y)$ 以 A 为极限必须满足 $M(x,y)$ 以任何方式趋近于 $M_0(x_0,y_0)$,如果沿特定方向有极限,还不能断定极限存在,因为任何方式是不可能穷举的.因此,二元函数的极限问题要比一元函数的极限复杂得多,在此我们不作深入探讨.但是沿特定方向极限不存在,或者沿不同方向而极限不同,则可断定极限不存在.

例 6.8 证明极限 $\lim\limits_{\substack{x \to 0 \\ y \to 0}} \dfrac{xy}{x^2 + y^2}$ 不存在.

证明 当点 (x, y) 沿着直线 $y = kx$ 趋于点 $(0, 0)$ 时,有

$$\lim_{\substack{x \to 0 \\ y \to 0}} \frac{xy}{x^2 + y^2} = \lim_{\substack{x \to 0 \\ y = kx}} \frac{x \cdot kx}{x^2 + (kx)^2} = \lim_{x \to 0} \frac{kx^2}{x^2 + k^2 x^2} = \frac{k}{1 + k^2}.$$

上式随 k 值不同而极限不同,故 $\lim\limits_{\substack{x \to 0 \\ y \to 0}} \dfrac{xy}{x^2 + y^2}$ 不存在.

6.2.3 二元函数的连续性

与一元函数中连续和间断类似,可以给出二元函数连续的定义:

定义 6.4 设函数 $z = f(x, y)$ 在点 $M_0(x_0, y_0)$ 及其附近有定义,如果

$$\lim_{\substack{x \to x_0 \\ y \to y_0}} f(x, y) = f(x_0, y_0),$$

则称函数 $z = f(x, y)$ 在点 $M_0(x_0, y_0)$ 处**连续**;否则称点 $M_0(x_0, y_0)$ 是函数 $z = f(x, y)$ 的**间断点**.

如果函数 $z = f(x, y)$ 在区域 D 内每一点都连续,则称函数在 D 内连续,或者称函数是区域 D 内的连续函数.

对于二元函数也有与一元函数类似的结论.

二元连续函数经过有限次四则运算后仍为二元连续函数,二元连续函数的复合函数仍是连续函数.

以变量 x 或 y 为自变量的基本初等函数经过有限次的四则运算和有限次的复合运算而构成能用一个解析式子表示的函数称为**二元初等函数**. 例如,$z = x^2 + y\cos x$,$z = \cot \dfrac{x}{y}$,$z = \dfrac{3y + \ln x}{\sqrt{\tan x}}$.

二元初等函数在其定义域内都是连续的. 由这个结论,计算二元初等函数在其定义域某一点处的极限值,只需求它在该点处的函数值.

例如,$\lim\limits_{\substack{x \to 1 \\ y \to 0}} \dfrac{xy + \ln(x + y) + e^{xy}}{x^2 + 2y} = \dfrac{0 + \ln 1 + e^0}{1 + 0} = 1$.

如果函数 $z = f(x, y)$ 在有界闭区域 D 上连续,则函数 $z = f(x, y)$ 必在 D 上取得最大值和最小值.

例 6.9 求下列二元函数的间断点.

(1) $z_1 = \dfrac{x^2 y}{x + y}$；   (2) $z_2 = \sqrt{x^2 + y^2 - 2}$；   (3) $z_3 = \dfrac{1}{x^2 + y^2}$.

解 (1) 函数 z_1 的间断点是 xy 平面上的直线 $x + y = 0$；

(2) 函数 z_2 的间断点是 xy 平面上单位圆 $x^2 + y^2 = 2$ 内部区域,即 $x^2 + y^2 < 2$ 中的所有点；

（3）函数 z_3 的间断点是 xy 平面上的一个弧立的点 $(0,0)$.

6.3 偏导数和全微分

6.3.1 偏导数

1. 偏导数的定义

定义 6.5 设函数 $z=f(x,y)$ 在点 (x_0,y_0) 的某一邻域内有定义,当 x 从 x_0 变到 $x_0+\Delta x$ （$\Delta x\neq 0$）,而 $y=y_0$ 保持不变时,得到一个相应的函数改变量,称为对 x 的**偏增量**,记作 $\Delta_x z$,即

$$\Delta_x z = f(x_0+\Delta x, y_0) - f(x_0,y_0).$$

如果当 $\Delta x \to 0$ 时,极限

$$\lim_{\Delta x \to 0} \frac{f(x_0+\Delta x, y_0) - f(x_0,y_0)}{\Delta x}$$

存在,则称此极限值为函数 $f(x,y)$ 在点 (x_0,y_0) 处对 x 的**偏导数**（partial derivative）,记作

$$f'_x(x_0,y_0) \quad \text{或} \quad \frac{\partial f(x_0,y_0)}{\partial x} \quad \text{或} \quad \frac{\partial z}{\partial x}\bigg|_{\substack{x=x_0\\y=y_0}} \quad \text{或} \quad z'_x\bigg|_{\substack{x=x_0\\y=y_0}}.$$

同理,如果极限

$$\lim_{\Delta y \to 0} \frac{f(x_0, y_0+\Delta y) - f(x_0,y_0)}{\Delta y}$$

存在, 则称此极限值为函数 $f(x,y)$ 在点 (x_0,y_0) 处对 y 的偏导数,记作

$$f'_y(x_0,y_0) \quad \text{或} \quad \frac{\partial f(x_0,y_0)}{\partial y} \quad \text{或} \quad \frac{\partial z}{\partial y}\bigg|_{\substack{x=x_0\\y=y_0}} \quad \text{或} \quad z'_y\bigg|_{\substack{x=x_0\\y=y_0}}.$$

如果函数 $z=f(x,y)$ 在区域 D 内每一点 (x,y) 处对 x（或 y）的偏导数都存在,则称函数 $f(x,y)$ 在 D 内有对 x（或 y）的**偏导函数**,简称**偏导数**,记作

$$f'_x(x,y) \quad \text{或} \quad \frac{\partial f(x,y)}{\partial x} \quad \text{或} \quad \frac{\partial z}{\partial x} \quad \text{或} \quad z'_x,$$

$$f'_y(x,y) \quad \text{或} \quad \frac{\partial f(x,y)}{\partial y} \quad \text{或} \quad \frac{\partial z}{\partial y} \quad \text{或} \quad z'_y.$$

由偏导数的定义可知,求多元函数对一个自变量的偏导数时,只需将其他自变量看成常数,用一元函数求导法则即可求得. 显然, $f(x,y)$ 在点 (x_0,y_0) 处对 x 的偏导数 $f'_x(x_0,y_0)$ 就是偏导函数 $f'_x(x,y)$ 在 (x_0,y_0) 处的函数值, $f(x,y)$ 在点 (x_0,y_0) 处对 y 的偏导数 $f'_y(x_0,y_0)$ 就是偏导函数 $f'_y(x,y)$ 在 (x_0,y_0) 处的函数值.

例 6.10 求 $z=x^2\sin 2y$ 在点 $(1,1)$ 处的偏导数.

解 因为 $\dfrac{\partial z}{\partial x}\Big|_{\substack{x=1\\y=1}}=2x\sin 2y\Big|_{\substack{x=1\\y=1}}=2\sin 2,$

所以 $\dfrac{\partial z}{\partial y}\Big|_{\substack{x=1\\y=1}}=x^2\cos 2y\cdot 2\Big|_{\substack{x=1\\y=1}}=2\cos 2.$

例 6.11 求函数 $r=\sqrt{x^2+y^2+z^2}$ 的偏导数.

解 $\dfrac{\partial r}{\partial x}=\dfrac{1}{2\sqrt{x^2+y^2+z^2}}\cdot\dfrac{\partial(x^2+y^2+z^2)}{\partial x}=\dfrac{x}{\sqrt{x^2+y^2+z^2}}=\dfrac{x}{r},$

$\dfrac{\partial r}{\partial y}=\dfrac{1}{2\sqrt{x^2+y^2+z^2}}\cdot\dfrac{\partial(x^2+y^2+z^2)}{\partial y}=\dfrac{y}{\sqrt{x^2+y^2+z^2}}=\dfrac{y}{r},$

$\dfrac{\partial r}{\partial z}=\dfrac{1}{2\sqrt{x^2+y^2+z^2}}\cdot\dfrac{\partial(x^2+y^2+z^2)}{\partial z}=\dfrac{z}{\sqrt{x^2+y^2+z^2}}=\dfrac{z}{r}.$

需要指明的是,偏导数的记号是一个整体记号,不能理解为分子与分母之商,这是与一元函数导数记号的不同之处.

知识链接

在例 6.11 中,$\left(\dfrac{\partial r}{\partial x}\right)^2+\left(\dfrac{\partial r}{\partial y}\right)^2+\left(\dfrac{\partial r}{\partial z}\right)^2=\dfrac{x^2+y^2+z^2}{r^2}=1$,此函数表达式中任意两个自变量调整后,仍表示原来的函数,即函数关于这两个自变量对称,这种函数称为具有轮换对称性的函数.

方程 $u=\dfrac{1}{\sqrt{x^2+y^2+z^2}}$ 中,函数 u 对 x,y,z 具有对称性,是具有轮换对称性的函数,具有 $\dfrac{\partial^2 u}{\partial x^2}+\dfrac{\partial^2 u}{\partial y^2}+\dfrac{\partial^2 u}{\partial z^2}=0$ 特点.该方程由法国著名数学家拉普拉斯首先提出,故称为**拉普拉斯方程**,是数理方程中的一个重要方程.

2. 偏导数的几何意义

二元函数 $z=f(x,y)$ 在几何上表示空间的一个曲面,设点 (x_0,y_0) 对应着曲面 $z=f(x,y)$ 上的点 $M_0(x_0,y_0,z_0)$,一元函数 $z=f(x,y_0)$ 表示曲面 $z=f(x,y)$ 与平面 $y=y_0$ 的交线,偏导数 $f'_x(x_0,y_0)$ 就是函数 $z=f(x,y_0)$ 在 $x=x_0$ 处的导数,由一元函数导数的几何意义知,$f'_x(x_0,y_0)$ 就是切线 M_0T_x 对 x 轴的斜率(图 6.11).

同理,$f'_y(x_0,y_0)$ 是曲面 $z=f(x,y)$ 与平面 $x=x_0$ 的交线在点 M_0 处的切线 M_0T_y 对 y 轴的斜率.

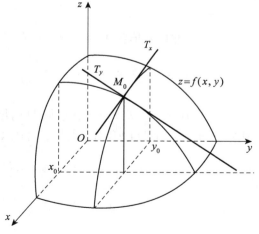

图 6.11

6.3.2 高阶偏导数

一般说来,函数 $z=f(x,y)$ 的偏导数 $f'_x(x,y)$,$f'_y(x,y)$ 还是关于自变量 x,y 的二

元函数,如果这两个函数对自变量 x 和 y 的偏导数也存在,则称这些偏导数是函数 $z = f(x, y)$ 的**二阶偏导数**. 二元函数的二阶偏导数共有四个,分别记为

$$\frac{\partial}{\partial x}\left(\frac{\partial z}{\partial x}\right) = \frac{\partial^2 z}{\partial x^2} = f''_{xx}(x, y) = z''_{xx},$$

$$\frac{\partial}{\partial y}\left(\frac{\partial z}{\partial y}\right) = \frac{\partial^2 z}{\partial y^2} = f''_{yy}(x, y) = z''_{yy},$$

$$\frac{\partial}{\partial y}\left(\frac{\partial z}{\partial x}\right) = \frac{\partial^2 z}{\partial x \partial y} = f''_{xy}(x, y) = z''_{xy},$$

$$\frac{\partial}{\partial x}\left(\frac{\partial z}{\partial y}\right) = \frac{\partial^2 z}{\partial y \partial x} = f''_{yx}(x, y) = z''_{yx},$$

其中后两个偏导数称为**二阶混合偏导数**.

类似地可以定义更高阶的偏导数. 二阶及二阶以上的偏导数统称为**高阶偏导数**(higher partial derivative).

例 6.12　求 $z = x^3 + y^3 - 2x^2 y$ 的二阶偏导数.

解　因为　$\frac{\partial z}{\partial x} = 3x^2 - 4xy, \frac{\partial z}{\partial y} = 3y^2 - 2x^2,$

所以　$\frac{\partial^2 z}{\partial x^2} = 6x - 4y, \frac{\partial^2 z}{\partial x \partial y} = -4x, \frac{\partial^2 z}{\partial y^2} = 6y, \frac{\partial^2 z}{\partial y \partial x} = -4x.$

例 6.13　求 $z = y^2 e^x$ 的二阶偏导数.

解　因为　$\frac{\partial z}{\partial x} = y^2 e^x, \frac{\partial z}{\partial y} = 2y e^x,$

所以　$\frac{\partial^2 z}{\partial x^2} = y^2 e^x, \frac{\partial^2 z}{\partial x \partial y} = 2y e^x, \frac{\partial^2 z}{\partial y^2} = 2e^x, \frac{\partial^2 z}{\partial y \partial x} = 2y e^x.$

上面两例中都有 $\frac{\partial^2 z}{\partial x \partial y} = \frac{\partial^2 z}{\partial y \partial x}$,但这个等式并非对所有函数都成立. 可以证明,在二阶混合偏导数连续的条件下等式才成立.

6.3.3　全微分及其应用

在一元函数 $y = f(x)$ 中,当自变量的改变量 Δx 很小时,函数的改变量 Δy 可以用其微分 dy 近似代替,在二元函数中,也有类似的结论.

1. 全微分的概念

定义 6.6　设 $z = f(x, y)$ 在点 $M_0(x_0, y_0)$ 的某一邻域内有定义,当自变量 x 和 y 在点 $M_0(x_0, y_0)$ 处分别有增量 Δx, Δy 时,相应的函数增量

$$\Delta z = f(x_0 + \Delta x, y_0 + \Delta y) - f(x_0, y_0),$$

可以表示为

$$\Delta z = A\Delta x + B\Delta y + o(\rho),$$

其中,A,B 是 x,y 的函数,与 Δx,Δy 无关. $\rho = \sqrt{(\Delta x)^2 + (\Delta y)^2}$,$o(\rho)$ 是 ρ 的高阶无穷小

量. 则称函数 $z = f(x, y)$ 在点 $M_0(x_0, y_0)$ 处是**可微**的,并称 $A\Delta x + B\Delta y$ 为函数 $z = f(x, y)$ 在点 $M_0(x_0, y_0)$ 处的**全微分**(total differential),记作 $\mathrm{d}z$,即

$$\mathrm{d}z = A\Delta x + B\Delta y.$$

定理 6.1   若函数 $z = f(x, y)$ 在点 $M_0(x_0, y_0)$ 处可微,则函数在该点的偏导数 $f'_x(x_0, y_0)$,$f'_y(x_0, y_0)$ 存在,且

$$A = f'_x(x_0, y_0), \quad B = f'_y(x_0, y_0).$$

此定理表明,偏导数 $f'_x(x_0, y_0)$,$f'_y(x_0, y_0)$ 存在是函数可微的必要条件,且若函数 $z = f(x, y)$ 在点 $M_0(x_0, y_0)$ 可微,其全微分记作

$$\mathrm{d}z = f'_x(x_0, y_0)\Delta x + f'_y(x_0, y_0)\Delta y \quad 或 \quad \mathrm{d}z = f'_x(x, y)\mathrm{d}x + f'_y(x_0, y_0)\mathrm{d}y.$$

需要注意的是,偏导数存在不一定能保证函数 $z = f(x, y)$ 可微,就是说,偏导数存在不是函数可微的充分条件. 以下定理给出了函数可微的充分条件.

定理 6.2   如果函数 $z = f(x, y)$ 的两个偏导数 $f'_x(x, y)$,$f'_y(x, y)$ 在点 $M_0(x_0, y_0)$ 处都连续,则函数在该点处可微,并且全微分为

$$\mathrm{d}z = f'_x(x_0, y_0)\mathrm{d}x + f'_y(x_0, y_0)\mathrm{d}y. \tag{6-1}$$

若函数 $z = f(x, y)$ 在区域 D 内各点都可微,则称函数 $z = f(x, y)$ 在区域 D 内是可微的,且函数在区域 D 内任一点处的微分可表示为

$$\mathrm{d}z = f'_x(x, y)\mathrm{d}x + f'_y(x, y)\mathrm{d}y. \tag{6-2}$$

由于常见的二元函数都满足定理 6.2 的条件,因而容易判断它们的可微性并根据式 (6-1) 或式 (6-2) 求出其全微分.

例 6.14   求函数 $z = y^x$ 在点 $(2, 2)$ 处的全微分.

解   因为 $\dfrac{\partial z}{\partial x} = y^x \ln y$,$\dfrac{\partial z}{\partial y} = xy^{x-1}$,

所以

$$\frac{\partial z}{\partial x}\Big|_{\substack{x=2 \\ y=2}} = 2^2 \ln 2 = 4\ln 2, \quad \frac{\partial z}{\partial y}\Big|_{\substack{x=2 \\ y=2}} = 2 \times 2^1 = 4,$$

因此 $\mathrm{d}z = 4\ln^2 \mathrm{d}x + 4\mathrm{d}y.$

例 6.15   求函数 $u = x^3 + \sin\dfrac{y}{3} + \arctan\dfrac{z}{y}$ 的全微分.

解   因为 $\dfrac{\partial u}{\partial x} = 3x^2$,$\dfrac{\partial u}{\partial y} = \dfrac{1}{3}\cos\dfrac{y}{3} - \dfrac{z}{y^2+z^2}$,$\dfrac{\partial u}{\partial z} = \dfrac{y}{y^2+z^2}$,

所以 $\mathrm{d}u = 3x^2\mathrm{d}x + \left(\dfrac{1}{3}\cos\dfrac{y}{3} - \dfrac{z}{y^2+z^2}\right)\mathrm{d}y + \dfrac{y}{y^2+z^2}\mathrm{d}z.$

2. 全微分在近似计算中的应用

如果函数 $z = f(x, y)$ 在点 $M_0(x_0, y_0)$ 处可微,则

$$\Delta z = f(x_0 + \Delta x, y_0 + \Delta y) - f(x_0, y_0)$$
$$= f'_x(x_0, y_0)\Delta x + f'_y(x_0, y_0)\Delta y + o(\rho),$$

其中 $\rho = \sqrt{(\Delta x)^2 + (\Delta y)^2}$，当 $\Delta x, \Delta y$ 很小时,有近似公式

$$\Delta z \approx dz = f'_x(x_0, y_0)\Delta x + f'_y(x_0, y_0)\Delta y \tag{6-3}$$

或 $\qquad f(x_0 + \Delta x, y_0 + \Delta y) \approx f(x_0, y_0) + f'_x(x_0, y_0)\Delta x + f'_y(x_0, y_0)\Delta y. \tag{6-4}$

式(6-3)可用来计算函数的改变量,式(6-4)可用来计算函数的近似值.

例 6.16 要造一个无底无盖的圆柱形容器,其内径为 2 m,高为 4 m,厚度均为 0.01 m,求需要多少材料?

解 圆柱体的体积 $V = \pi r^2 h$,由式(6-3)得

$$\Delta V \approx dV = 2\pi rh\,\Delta r + \pi r^2\,\Delta h.$$

由题意知,$r = 2$,$h = 4$,$\Delta r = \Delta h = 0.01$,有

$$\Delta V \approx 2\pi \times 2 \times 4 \times 0.01 + \pi \times 2^2 \times 0.01 = 0.2\pi,$$

故所需材料约为 $0.2\pi m^3$,与直接计算 ΔV 的值 $0.200\,801\pi m^3$ 相当接近.

6.4　二元复合函数的微分法

6.4.1　二元复合函数的微分法

对于一元函数的复合函数 $y = f[\phi(x)]$,如果函数 $y = f(u)$ 在点 u 处可导,而 $u = \varphi(x)$ 又在点 x 处可导,则

$$\frac{dy}{dx} = \frac{dy}{du} \cdot \frac{du}{dx}.$$

这是一元复合函数的导数求解方法.下面我们将这一方法推广到多元复合函数的情形,建立多元复合函数的偏导数求解方法.

设函数 $z = f(u, v)$,其中 $u = \varphi(x, y)$,$v = \psi(x, y)$,则称函数 $z = f[\varphi(x, y), \psi(x, y)]$ 是 x, y 的**复合函数**.

定理 6.3 若函数 $u = \varphi(x, y)$,$v = \psi(x, y)$ 在点 (x, y) 处存在偏导数,而函数 $z = f(u, v)$ 在对应点 (u, v) 处可微,则复合函数 $z = f[\varphi(x, y), \psi(x, y)]$ 在点 (x, y) 处的两个偏导数 $\frac{\partial z}{\partial x}, \frac{\partial z}{\partial y}$ 存在,并且

$$\frac{\partial z}{\partial x} = \frac{\partial z}{\partial u} \cdot \frac{\partial u}{\partial x} + \frac{\partial z}{\partial v} \cdot \frac{\partial v}{\partial x}, \tag{6-5}$$

$$\frac{\partial z}{\partial y} = \frac{\partial z}{\partial u} \cdot \frac{\partial u}{\partial y} + \frac{\partial z}{\partial v} \cdot \frac{\partial v}{\partial y}. \tag{6-6}$$

证明　给 x 以增量 Δx，让 y 保持不变，这时函数 $u = \varphi(x, y)$，$v = \psi(x, y)$ 对 x 的偏增量分别为

$$\Delta_x u = \varphi(x + \Delta x, y) - \varphi(x, y),$$
$$\Delta_x v = \psi(x + \Delta x, y) - \psi(x, y).$$

因为函数 $u = \varphi(x, y)$，$v = \psi(x, y)$ 对 x 的偏导数存在，由一元函数可导必连续的性质知道 $u = \varphi(x, y)$，$v = \psi(x, y)$ 为 x 的连续函数. 故当 $\Delta x \to 0$ 时，有 $\Delta_x u \to 0$，$\Delta_x v \to 0$. 因为函数 $f(u, v)$ 在对应点 (u, v) 处可微，所以函数 $z = f[\varphi(x, y), \psi(x, y)]$ 在 (x, y) 处对 x 的偏增量为

$$\Delta_x z = f(u + \Delta_x u, v + \Delta_x v) - f(u, v) = \frac{\partial z}{\partial u}\Delta_x u + \frac{\partial z}{\partial v}\Delta_x v + o(\rho),$$

其中 $\rho = \sqrt{(\Delta_x u)^2 + (\Delta_x v)^2}$. 上式两边同除以 Δx，得

$$\frac{\Delta_x z}{\Delta x} = \frac{\partial z}{\partial u} \cdot \frac{\Delta_x u}{\Delta x} + \frac{\partial z}{\partial v} \cdot \frac{\Delta_x v}{\Delta x} + \frac{o(\rho)}{\Delta x}. \tag{6-7}$$

因为当 $\Delta x \to 0$ 时，$\Delta_x u \to 0$，$\Delta_x v \to 0$，即 $\rho = \sqrt{(\Delta_x u)^2 + (\Delta_x v)^2} \to 0$，并且

$$\lim_{\Delta x \to 0} \frac{\Delta_x u}{\Delta x} = \frac{\partial u}{\partial x}, \quad \lim_{\Delta x \to 0} \frac{\Delta_x v}{\Delta x} = \frac{\partial v}{\partial x}, \tag{6-8}$$

$$\lim_{\Delta x \to 0} \frac{o(\rho)}{\Delta x} = \lim_{\Delta x \to 0}\left[\frac{o(\rho)}{\rho} \cdot \frac{\rho}{\Delta x}\right] = \lim_{\Delta x \to 0} \frac{o(\rho)}{\rho} \cdot \lim_{\Delta x \to 0} \sqrt{\left(\frac{\Delta_x u}{\Delta x}\right)^2 + \left(\frac{\Delta_x v}{\Delta x}\right)^2}$$

$$= 0 \cdot \sqrt{\left(\frac{\partial u}{\partial x}\right)^2 + \left(\frac{\partial v}{\partial x}\right)^2} = 0. \tag{6-9}$$

于是，当 $\Delta x \to 0$ 时，式(6-7)两边的极限都存在，所以式(6-7)左右两边取极限，再结合式(6-8)和式(6-9)可得

$$\frac{\partial z}{\partial x} = \frac{\partial z}{\partial u} \cdot \frac{\partial u}{\partial x} + \frac{\partial z}{\partial v} \cdot \frac{\partial v}{\partial x}.$$

同理可证

$$\frac{\partial z}{\partial y} = \frac{\partial z}{\partial u} \cdot \frac{\partial u}{\partial y} + \frac{\partial z}{\partial v} \cdot \frac{\partial v}{\partial y}.$$

对多元复合函数微分法，关键是认清变量之间的层次关系，可以通过画函数关系图的方法来确定.

例如，由函数 $y = f(u, v)$，其中 $u = \varphi(x, y)$，$v = \psi(x, y)$ 复合而成的复合函数 $z = f[\varphi(x, y), \psi(x, y)]$，可以画出如下函数关系图：

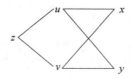

根据图示,欲求 z 对 x 的偏导数,就看图中从 z 经中间变量 u,v 到 x 有几条路线,沿每条路线对 x 进行一元复合函数求导,然后相加即得

$$\frac{\partial z}{\partial x} = \frac{\partial z}{\partial u} \cdot \frac{\partial u}{\partial x} + \frac{\partial z}{\partial v} \cdot \frac{\partial v}{\partial x},$$

$$\frac{\partial z}{\partial y} = \frac{\partial z}{\partial u} \cdot \frac{\partial u}{\partial y} + \frac{\partial z}{\partial v} \cdot \frac{\partial v}{\partial y}.$$

按照多元复合函数不同的复合情形,我们分两种情形讨论:

(1) 复合函数的中间变量为多元函数的情形,如 $z = f[\varphi(x, y), \psi(x, y)]$.

例 6.17　设 $z = e^u \sin v$, $u = xy$, $v = x + y$, 求 $\dfrac{\partial z}{\partial x}$, $\dfrac{\partial z}{\partial y}$.

解　函数关系图为

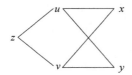

由复合函数微分法则得

$$\frac{\partial z}{\partial x} = \frac{\partial z}{\partial u} \cdot \frac{\partial u}{\partial x} + \frac{\partial z}{\partial v} \cdot \frac{\partial v}{\partial x} = e^u \sin v \cdot y + e^u \cos v \cdot 1$$

$$= e^{xy}[y \cdot \sin(x + y) + \cos(x + y)],$$

$$\frac{\partial z}{\partial y} = \frac{\partial z}{\partial u} \cdot \frac{\partial u}{\partial y} + \frac{\partial z}{\partial v} \cdot \frac{\partial v}{\partial y} = e^u \sin v \cdot x + e^u \cos v \cdot 1$$

$$= e^{xy}[x \cdot \sin(x + y) + \cos(x + y)].$$

例 6.18　设 $u = f(x, y, z) = e^{x^2 + y^2 + z^2}$, $z = x^2 \sin y$, 求 $\dfrac{\partial u}{\partial x}$, $\dfrac{\partial u}{\partial y}$.

解　函数关系图为

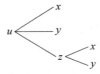

由复合函数微分法则得

$$\frac{\partial u}{\partial x} = \frac{\partial f}{\partial x} + \frac{\partial f}{\partial z} \cdot \frac{\partial z}{\partial x} = 2x e^{x^2 + y^2 + z^2} + 2z e^{x^2 + y^2 + z^2} \cdot 2x \sin y$$

$$= 2x(1 + 2x^2 \sin^2 y)\ e^{x^2 + y^2 + x^4 \sin^2 y},$$

$$\frac{\partial u}{\partial y} = \frac{\partial f}{\partial y} + \frac{\partial f}{\partial z} \cdot \frac{\partial z}{\partial y} = 2y e^{x^2 + y^2 + z^2} + 2z e^{x^2 + y^2 + z^2} \cdot x^2 \cos y$$

$$= 2(y + x^4 \sin y \cos y) e^{x^2 + y^2 + x^4 \sin^2 y}.$$

例 6.19　设 $u = f(x, xy, xyz)$, 求 $\dfrac{\partial u}{\partial x}$, $\dfrac{\partial u}{\partial y}$, $\dfrac{\partial u}{\partial z}$.

解 令 $P = xy$，$Q = xyz$，则 $u = f(x, P, Q)$．函数关系图为

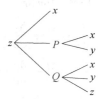

由复合函数微分法则得

$$\frac{\partial u}{\partial x} = \frac{\partial f}{\partial x} + \frac{\partial f}{\partial P} \cdot \frac{\partial P}{\partial x} + \frac{\partial f}{\partial Q} \cdot \frac{\partial Q}{\partial x} = \frac{\partial f}{\partial x} + y \frac{\partial f}{\partial P} + yz \frac{\partial f}{\partial Q},$$

$$\frac{\partial u}{\partial y} = \frac{\partial f}{\partial P} \cdot \frac{\partial P}{\partial y} + \frac{\partial f}{\partial Q} \cdot \frac{\partial Q}{\partial y} = x \frac{\partial f}{\partial P} + xz \frac{\partial f}{\partial Q},$$

$$\frac{\partial u}{\partial z} = \frac{\partial f}{\partial Q} \cdot \frac{\partial Q}{\partial z} = xy \frac{\partial f}{\partial Q}.$$

注 在上例中 $\frac{\partial u}{\partial x}$ 与 $\frac{\partial f}{\partial x}$ 含义不同，前者 x 为自变量，后者 x 为中间变量．

(2) 复合函数的中间变量为一元函数的情形，如 $z = f[\phi(t), \psi(t)]$．

这种情形即复合函数的中间变量有多个，但自变量只有一个的情形．例如，若函数 $u = \varphi(t)$，$v = \psi(t)$ 在点 t 处具有连续的导数，$z = f(u, v)$ 在点 (u, v) 处偏导连续，则复合函数 $z = f[\varphi(t), \psi(t)]$ 在点 t 处的导数为

$$\frac{\mathrm{d}z}{\mathrm{d}t} = \frac{\partial z}{\partial u} \cdot \frac{\mathrm{d}u}{\mathrm{d}t} + \frac{\partial z}{\partial v} \cdot \frac{\mathrm{d}v}{\mathrm{d}t}.$$

由于复合函数 $z = f[\varphi(t), \psi(t)]$ 只有一个自变量，所以把 $\frac{\mathrm{d}z}{\mathrm{d}t}$ 称为 z 对 t 的**全导数**（total derivative）．函数关系图为

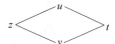

例 6.20 设 $z = \mathrm{e}^{x-2y}$，$x = \sin t$，$y = t^3$，求全导数 $\frac{\mathrm{d}z}{\mathrm{d}t}$．

解 函数关系图为

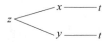

由复合函数微分法得

$$\frac{\mathrm{d}z}{\mathrm{d}t} = \frac{\partial z}{\partial x} \cdot \frac{\mathrm{d}x}{\mathrm{d}t} + \frac{\partial z}{\partial y} \cdot \frac{\mathrm{d}y}{\mathrm{d}t} = \mathrm{e}^{x-2y}(\sin t)' - 2\mathrm{e}^{x-2y}(t^3)'$$

$$= \mathrm{e}^{x-2y}(\cos t - 6t^2) = \mathrm{e}^{\sin t - 2t^3}(\cos t - 6t^2).$$

例 6.21 设 $z = xy + \sin t$，$x = \mathrm{e}^t$，$y = \cos t$，求全导数 $\frac{\mathrm{d}z}{\mathrm{d}t}$．

解 函数关系图为

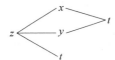

由复合函数微分法则得

$$\frac{\mathrm{d}z}{\mathrm{d}t} = \frac{\partial z}{\partial x} \cdot \frac{\mathrm{d}x}{\mathrm{d}t} + \frac{\partial z}{\partial y} \cdot \frac{\mathrm{d}y}{\mathrm{d}t} + \frac{\partial z}{\partial t} = y\mathrm{e}^t - x\sin t + \cos t$$
$$= \mathrm{e}^t(\cos t - \sin t) + \cos t.$$

6.4.2 多元隐函数的微分法

在前面一元函数的微分法中,已经给出一元隐函数 $F(x, y) = 0$ 的求导方法,对于多元隐函数 $F(x, y, z) = 0$ 的求导有类似的方法.

例如,求由方程 $F(x, y, z) = 0$ 所确定的多元隐函数 $z = f(x, y)$ 的偏导数 $\frac{\partial z}{\partial x}$, $\frac{\partial z}{\partial y}$.

求偏导数 $\frac{\partial z}{\partial x}$:把 z 看成是 x, y 的函数,把 y 看成常量,方程两边对 x 求导.

求偏导数 $\frac{\partial z}{\partial y}$:把 z 看成是 x, y 的函数,把 x 看成常量,方程两边对 y 求导.

例 6.22 求由方程 $x^2 + y^2 + z^2 - 4z = 0$ 所确定的隐函数 $z = f(x, y)$ 的偏导数 $\frac{\partial z}{\partial x}$, $\frac{\partial z}{\partial y}$.

解 把 z 看成是 x, y 的函数,并注意把 y 看成常量,方程两边分别对 x 求导,有

$$2x + 2z\frac{\partial z}{\partial x} - 4\frac{\partial z}{\partial x} = 0,$$

解得

$$\frac{\partial z}{\partial x} = \frac{x}{2 - z}.$$

把 z 看成是 x, y 的函数,并注意把 x 看成常量,方程两边分别对 y 求导,有

$$2y + 2z\frac{\partial z}{\partial y} - 4\frac{\partial z}{\partial y} = 0,$$

解得

$$\frac{\partial z}{\partial y} = \frac{y}{2 - z}.$$

6.5 二元函数的极值

6.5.1 二元函数极值的定义

定义 6.7 设函数 $z = f(x, y)$ 在点 (x_0, y_0) 的某邻域内有定义,对于该邻域内异于 (x_0, y_0) 的点 (x, y) 恒有

$$f(x, y) \leqslant f(x_0, y_0) \left[\text{或 } f(x, y) \geqslant f(x_0, y_0) \right],$$

则称函数在点 (x_0, y_0) 处取得**极大值**(或**极小值**)$f(x_0, y_0)$. 极大值、极小值统称为**极值**,使函数取得极值的点称为**极值点**.

6.5.2 二元函数取得极值的条件

定理 6.4(极值存在的必要条件) 设函数 $z = f(x, y)$ 在点 (x_0, y_0) 处存在一阶偏导数,且在该点取得极值,则有

$$f'_x(x_0, y_0) = 0, \quad f'_y(x_0, y_0) = 0.$$

证明 因为 $z = f(x, y)$ 在点 (x_0, y_0) 取得极值,故一元函数 $z = f(x, y_0)$ 在 $x = x_0$ 取得极值,根据一元函数极值的必要条件可知 $f'_x(x_0, y_0) = 0$,同理有 $f'_y(x_0, y_0) = 0$,定理结论成立.

使得 $f'_x(x_0, y_0) = 0$ 与 $f'_y(x_0, y_0) = 0$ 同时成立的点称为函数 $z = f(x, y)$ 的**驻点**.

极值存在的必要条件提供了寻找极值点的途径. 对于偏导数存在的函数来说,如果它有极值点的话,则极值点一定是驻点;反之,驻点不一定是极值点. 例如,在 $(0, 0)$ 处,函数 $z = y^2 - x^2$ 的两个偏导数等于零,但该函数在点 $(0, 0)$ 处没有极值.

怎样判定一个驻点是不是极值点呢? 下面的极值存在的充分条件回答了这个问题.

定理 6.5(极值存在的充分条件) 若函数 $z = f(x, y)$ 在点 (x_0, y_0) 的某邻域内具有二阶连续偏导数,且

$$f'_x(x_0, y_0) = 0, \quad f'_y(x_0, y_0) = 0,$$

令 $A = f''_{xx}(x_0, y_0)$,$B = f''_{xy}(x_0, y_0)$,$C = f''_{yy}(x_0, y_0)$,则

(1) 当 $\Delta = B^2 - AC < 0$,且 $A < 0$ 时,$f(x_0, y_0)$ 为函数 $f(x, y)$ 的极大值;

当 $\Delta = B^2 - AC < 0$,且 $A > 0$ 时,$f(x_0, y_0)$ 为函数 $f(x, y)$ 的极小值;

(2) 当 $\Delta = B^2 - AC > 0$ 时,$f(x_0, y_0)$ 不是极值;

(3) 当 $\Delta = B^2 - AC = 0$ 时,$f(x_0, y_0)$ 可能是极值,也可能不是极值,需另行讨论.

证明从略.

综合定理 6.4、定理 6.5 的结果,可以把求具有二阶连续偏导数的函数 $z = f(x, y)$ 极值的步骤归纳如下:

(1) 求方程组 $\begin{cases} f'_x(x, y) = 0, \\ f'_y(x, y) = 0, \end{cases}$ 得到所有驻点;

（2）求出二阶偏导数 $f''_{xx}(x, y)$，$f''_{xy}(x, y)$ 及 $f''_{yy}(x, y)$，并对每一个驻点，求出二阶偏导数的值 A，B 及 C；

（3）对每一个驻点，确定 $\Delta = B^2 - AC$ 的符号，按定理 6.5 的结论判断驻点是否为极值点，是极大值点还是极小值点；

（4）求极值点处的函数值，即得所求的极值.

例 6.23　求函数 $f(x, y) = x^3 + 8y^3 - 6xy + 5$ 的极值.

解　求方程组

$$\begin{cases} f'_x(x, y) = 3x^2 - 6y = 0, \\ f'_y(x, y) = 24y^2 - 6x = 0, \end{cases}$$

得驻点：$M_1(0, 0)$，$M_2\left(1, \dfrac{1}{2}\right)$.

求函数 $f(x, y)$ 的二阶偏导数

$$f''_{xx}(x, y) = 6x, \quad f''_{xy}(x, y) = -6, \quad f''_{yy}(x, y) = 48y.$$

在 $M_1(0, 0)$ 点处，$A = 0$，$B = -6$，$C = 0$，$\Delta = B^2 - AC = 36 > 0$，根据定理 6.5 知，$f(0, 0) = 5$ 不是函数的极值；

在 $M_2\left(1, \dfrac{1}{2}\right)$ 点处，$A = 6$，$B = -6$，$C = 24$，$\Delta = B^2 - AC = -108 < 0$，$A = 6 > 0$，根据定理 6.5 知，$f\left(1, \dfrac{1}{2}\right) = 4$ 为函数的极小值.

与一元函数的情况相仿，极值反映的是函数的局部性态，最值反映的是函数的整体性态. 极小值不一定是最小值，极大值不一定是最大值. 下面具体展开确定函数的最大值和最小值的方法.

由前面内容可知：若函数 $z = f(x)$ 在有界闭区域 D 上连续，则在闭区域 D 上一定取得最大值和最小值. 因此，一个可微函数，若函数的最大值和最小值在区域 D 的内部，则最大值和最小值点必在驻点中取得，所以求出驻点的函数值以及边界上的最大最小值，其中最大的就是闭区域 D 上的最大值，最小的就是闭区域 D 上的最小值.

另外，在实际应用中，如果从具体问题中可以知道函数的最大值和最小值是存在的，且在其定义域的内部取得，又知道闭区域 D 内只有唯一的驻点，那么可以肯定该驻点处的函数值就是函数的最大值和最小值.

函数求解最值的步骤：

（1）求出区域内部的所有可能极值点（驻点及所有偏导数不存在的点）并计算函数值；

（2）计算函数在边界上的函数值；

（3）比较这些函数值的大小，最大的为最大值，最小的为最小值.

例 6.24　求函数 $z = x^2 y(4 - x - y)$ 在区域 D 上的最大值和最小值，其中区域 D 是由 x 轴、y 轴、$x + y = 6$ 所围成.

解 （1）在 D 的内部：$\begin{cases}\dfrac{\partial z}{\partial x}=2xy(4-x-y)-x^2y=0,\\[2mm]\dfrac{\partial z}{\partial y}=x^2(4-x-y)-x^2y=0\end{cases}\Rightarrow\begin{cases}x=2,\\y=1,\end{cases}$ 则 $z(2,1)=4.$

（2）在 x 轴、y 轴上，有 $y=0$ 或 $x=0$，所以 $z=0$.

（3）在线段 $x+y=6$ 上，$y=6-x$，且 $0<x<6$，代入 z，则 $z=2x^3-12x^2$.
所以 $z'_x=6x^2-24x=0\Rightarrow x=0$（舍）或 $x=4$，所以 $y=2$，则 $z(4,2)=-64.$
综上所述：最大值是 4，最小值是 -64.

在实际问题中，若根据问题的性质及实际意义，知道问题存在最大值（或最小值），且该问题的函数 $z=f(x,y)$ 在定义域内只有一个驻点，那么就可以判定 $z=f(x,y)$ 该驻点处的函数值就是函数的最大值或最小值.

例 6.25 分别取甲、乙、丙三种药液配制成 $a(\mathrm{L})$ 药液. 由于度量误差，使混合药液出现了 $\delta(\mathrm{L})$ 的误差. 求三种药液的度量误差各为多少时，才能使他们的平方和最小？

解 设甲、乙和丙三种药液的度量误差分别为 x,y 和 z，丙种药液的度量误差可表示为 $z=\delta-x-y$，于是问题就化为求函数

$$u=x^2+y^2+(\delta-x-y)^2$$
$$=2x^2+2y^2+2xy-2x\delta-2y\delta+\delta^2$$

的最小值. 因为

$$\frac{\partial u}{\partial x}=4x+2y-2\delta,\qquad \frac{\partial u}{\partial y}=4y+2x-2\delta.$$

令 $\dfrac{\partial u}{\partial x}=0$，$\dfrac{\partial u}{\partial y}=0$，得

$$\begin{cases}2x+y-\delta=0,\\x+2y-\delta=0,\end{cases}$$

解得 $x=y=\dfrac{\delta}{3}$. 因此，仅有一个驻点 $\left(\dfrac{\delta}{3},\dfrac{\delta}{3}\right)$.

又

$$z=\delta-x-y=\delta-\frac{\delta}{3}-\frac{\delta}{3}=\frac{\delta}{3},$$

所以，三种药液的度量误差均为 $\dfrac{\delta}{3}$ 时，其平方和最小.

我们不难用取极值的充分条件判定 $\left(\dfrac{\delta}{3},\dfrac{\delta}{3}\right)$ 是函数 u 的极小值点.

知识拓展

条件极值

前面讨论的函数极值问题中，函数的自变量除了限制在定义域以外再没有其他限制，这种极值问题称

为无条件极值. 但在实际问题中, 有时遇到的函数的自变量受到某些条件的约束, 这种对自变量有约束条件的极值问题称为条件极值. 下面介绍一种求条件极值的方法——拉格朗日乘数法.

设二元函数 $z = f(x, y)$ 和 $\phi(x, y) = 0$ 在所考虑的区域内有连续的一阶偏导数, 且 $\phi'_x(x, y)$, $\phi'_y(x, y)$ 不同时为零, 求函数 $z = f(x, y)$ 在约束条件 $\phi(x, y) = 0$ 下的极值. 求解步骤如下:

(1) 构造辅助函数 (拉格朗日函数):

$$F(x, y) = f(x, y) + \lambda\phi(x, y), \quad \lambda \text{ 为某一常数 (称为拉格朗日乘数).}$$

(2) 求其对 x 与 y 的一阶偏导数, 并使之为零, 然后与附加条件联立形成方程组

$$\begin{cases} f'_x(x, y) + \lambda\phi'_x(x, y) = 0, \\ f'_y(x, y) + \lambda\phi'_y(x, y) = 0, \\ \phi(x, y) = 0. \end{cases}$$

(3) 解出 x, y 及 λ, 其中 (x, y) 就是函数 $f(x, y)$ 在附加条件下 $\phi(x, y) = 0$ 的可能极值点的坐标.

拉格朗日乘数法还可以推广到自变量多于两个且附加条件多于一个的情形. 例如, 要求函数

$$u = f(x, y, z, t)$$

在附加条件

$$\phi(x, y, z, t) = 0, \quad \psi(x, y, z, t) = 0$$

下的极值, 可以先构造辅助函数

$$F(x, y, z, t) = f(x, y, z, t) + \lambda_1\phi(x, y, z, t) + \lambda_2\psi(x, y, z, t), \quad \lambda_1, \lambda_2 \text{ 均为常数.}$$

然后, 求其一阶偏导数, 并使之为零, 与附加条件中的两个方程联立起来求解, 这样得出的 x, y, z, t 就是函数 $f(x, y, z, t)$ 在附加条件下的可能极值点的坐标.

例 6.26　假设生产某种商品, 产量 z 与两个生产要素投入量 x, y 满足关系 $z = Cx^\alpha y^\beta$, 其中 C, α, β 为正常数, 且 $\alpha + \beta = 1$ (Cobb -Douglas 模型), 设 $z = 2x^{\frac{1}{3}}y^{\frac{2}{3}}$, 两要素的价格分别为 P_1, P_2, 问当生产量为 12 时, 两要素各投入多少可以使得投入总费用最少?

解　设总费用为 $f(x, y) = P_1 x + P_2 y$, 由题意知 $z = 2x^{\frac{1}{3}}y^{\frac{2}{3}} = 12$, 则问题转化为求在条件 $z = 2x^{\frac{1}{3}}y^{\frac{2}{3}} = 12$ 下 $f(x, y) = P_1 x + P_2 y$ 的最小值. 构造拉格朗日函数:

$$F(x, y, \lambda) = P_1 x + P_2 y + \lambda(x^{\frac{1}{3}}y^{\frac{2}{3}} - 6).$$

求偏导数得

$$\begin{cases} F'_x = P_1 + \frac{1}{3}\lambda x^{-\frac{2}{3}}y^{\frac{2}{3}} = 0, \\ F'_y = P_2 + \frac{2}{3}\lambda x^{\frac{1}{3}}y^{-\frac{1}{3}} = 0, \\ F'_\lambda = x^{\frac{1}{3}}y^{\frac{2}{3}} - 6 = 0 \end{cases} \Rightarrow \begin{cases} 2xy^{-1} = \dfrac{P_2}{P_1} \\ x^{\frac{1}{3}}y^{\frac{2}{3}} = 6 \end{cases} \Rightarrow \begin{cases} x = 6\left(\dfrac{P_2}{2P_1}\right)^{\frac{2}{3}}, \\ y = 6\left(\dfrac{2P_1}{P_2}\right)^{\frac{1}{3}}. \end{cases}$$

这是函数 $f(x, y)$ 在条件下唯一的驻点, 由问题本身可知最小值一定存在, 所以最小值就在这个可能的极值点处取得, 最小值为 $\dfrac{18}{\sqrt[3]{4}}P_1^{\frac{1}{3}}P_2^{\frac{2}{3}}$.

6.6 二重积分

6.6.1 二重积分的概念

由一元函数积分学可知,定积分是某种特殊形式的和的极限.这种和的极限的概念推广到二元函数的情形,便得到了二重积分的概念.

定义 6.8 设 $f(x, y)$ 是定义在平面有界闭区域 D 上的函数,将闭区域 D 任意分成 n 个小区域 $\Delta\sigma_i (i = 1, 2, \cdots, n)$,并用它们表示小区域的面积.在每个 $\Delta\sigma_i$ 上任取一点 (ξ_i, η_i),并作和 $\sum_{i=1}^{n} f(\xi_i, \eta_i)\Delta\sigma_i$,取 λ 为各小区域直径的最大值,如果 $\lim\limits_{\lambda \to 0}\sum_{i=1}^{n} f(\xi_i, \eta_i)\Delta\sigma_i$ 存在,则称此极限值为 $f(x, y)$ 在闭区域 D 上的**二重积分**(double integral),记作 $\iint\limits_{D} f(x, y)\mathrm{d}\sigma$,即

$$\iint\limits_{D} f(x, y)\mathrm{d}\sigma = \lim\limits_{\lambda \to 0}\sum_{i=1}^{n} f(\xi_i, \eta_i)\Delta\sigma_i, \tag{6-10}$$

其中,$f(x, y)$ 称为**被积函数**,$f(x, y)\mathrm{d}\sigma$ 称为**被积表达式**,$\mathrm{d}\sigma$ 称为**面积元素**,x 与 y 称为**积分变量**,D 称为**积分区域**,$\sum_{i=1}^{n} f(\xi_i, \eta_i)\Delta\sigma_i$ 称为**积分和**.

不妨设 $f(x, y) \geqslant 0$,由图 6.12 可以看出,乘积 $f(\xi_i, \eta_i)\Delta\sigma_i$ 表示以 $\Delta\sigma_i$ 为底面,高为 $f(\xi_i, \eta_i)$ 的小柱体的体积,而积分和 $\sum_{i=1}^{n} f(\xi_i, \eta_i)\Delta\sigma_i$ 表示以区域 D 为底,曲面 $z = f(x, y)$ 为顶的曲顶柱体体积 V 的近似值.当区域 D 分割的越细时,积分和与 V 的差就越小,所以二重积分 $\iint\limits_{D} f(x, y)\mathrm{d}\sigma$ 在几何上表示为以区域 D 为底,曲面 $z = f(x, y)$ 为顶的曲顶柱体体积.

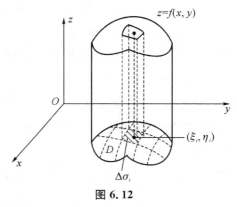

图 6.12

在二重积分的定义中对闭区域 D 的划分是任意的,即积分和的极限与小区域的形状无关,所以可取各边分别平行于坐标轴的矩形作为这种小区域,矩形区域 $\Delta\sigma$ 两边的长度分别记为 Δx 和 Δy,其面积为 $\Delta\sigma = \Delta x\Delta y$,即 $\mathrm{d}\sigma = \mathrm{d}x\mathrm{d}y$,于是

$$\iint\limits_{D} f(x, y)\mathrm{d}\sigma = \iint\limits_{D} f(x, y)\mathrm{d}x\mathrm{d}y,$$

其中 $\mathrm{d}x\mathrm{d}y$ 称为在直角坐标系中的面积元素.

这里要指出的是,当 $f(x, y)$ 在闭区域 D 上连续时,式(6-10)右端的和的极限必定存在,也就是说,函数 $f(x, y)$ 在 D 上的二重积分必定存在.

6.6.2　二重积分的性质

二重积分与定积分有类似的性质,证明的方法也类似(证明从略),现叙述如下(假设下面所讨论的函数在积分域 D 上都是可积的).

性质 1　被积函数的常数因子可提到二重积分的记号外面,即

$$\iint\limits_{D} kf(x,y)\mathrm{d}\sigma = k\iint\limits_{D} f(x,y)\mathrm{d}\sigma \quad (k \text{ 为常数}).$$

性质 2　两个(或有限个)函数的代数和(或差)的二重积分等于各函数的二重积分的代数和(或差),即

$$\iint\limits_{D} [f(x,y)\pm g(x,y)]\mathrm{d}\sigma = \iint\limits_{D} f(x,y)\mathrm{d}\sigma \pm \iint\limits_{D} g(x,y)\mathrm{d}\sigma.$$

性质 3　若把积分区域 D 分成两个子域 D_1 与 D_2,则函数在 D 上的二重积分等于它在 D_1 与 D_2 上的二重积分的和,即

$$\iint\limits_{D} f(x,y)\mathrm{d}\sigma = \iint\limits_{D_1} f(x,y)\mathrm{d}\sigma + \iint\limits_{D_2} f(x,y)\mathrm{d}\sigma.$$

该性质表示二重积分对于积分区域具有可加性.

性质 4　如果在区域 D 上,恒有 $f(x,y)\equiv 1$,A 为 D 的面积,则

$$\iint\limits_{D} \mathrm{d}\sigma = A.$$

该性质的几何意义是高为 1 的平顶柱体的体积在数值上就等于柱体的底面积.

性质 5　如果在区域 D 上总有 $f(x,y)\leqslant g(x,y)$,则有不等式

$$\iint\limits_{D} f(x,y)\mathrm{d}\sigma \leqslant \iint\limits_{D} g(x,y)\mathrm{d}\sigma.$$

特别地

$$\left|\iint\limits_{D} f(x,y)\mathrm{d}\sigma\right| \leqslant \iint\limits_{D} |f(x,y)|\mathrm{d}\sigma.$$

性质 6　设 M 与 m 分别是函数 $z=f(x,y)$ 在区域 D 上的最大值和最小值,A 是区域 D 的面积,则

$$mA \leqslant \iint\limits_{D} f(x,y)\mathrm{d}\sigma \leqslant MA.$$

性质 7(二重积分的中值定理)　设函数 $f(x,y)$ 在闭区域 D 上连续,A 为 D 的面积,则至少存在一点 $(\xi,\eta)\in D$,使得

$$\iint\limits_{D} f(x,y)\mathrm{d}\sigma = f(\xi,\eta)A.$$

中值定理的**几何意义**:以区域 D 为底,以曲面 $z = f(x, y)$ 为顶的曲顶柱体的体积,等于同底的以函数值 $f(\xi, \eta)$ 为高的平顶柱体的体积.

6.6.3 二重积分的计算法

按照二重积分的定义来计算二重积分,对少数特别简单的被积函数和积分区域来说是可行的,但对一般的函数和区域来说,这不是一种切实可行的方法.下面介绍一种计算二重积分的方法,这种方法是把二重积分化为两次定积分也就是**累次积分**(repeated integral)来计算.我们只介绍直角坐标系中二重积分的计算方法.

从二重积分的几何意义来讨论二重积分 $\iint\limits_{D} f(x, y)\mathrm{d}\sigma$ 的计算问题.在讨论中假设 $f(x, y) \geqslant 0$.

设积分区域 $D = \{(x, y) \mid y_1(x) \leqslant y \leqslant y_2(x), a \leqslant x \leqslant b\}$(简称 X-型区域)是由 xy 平面上两条直线 $x = a$,$x = b$ 及两条曲线 $y = y_1(x)$,$y = y_2(x)$ 所围成,如图 6.13(a) 所示.

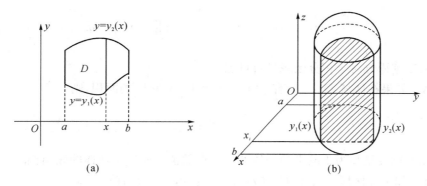

图 6.13

用 $x = x_i(i = 1, 2, \cdots, n)$ 平面去截割曲顶柱体,其截面是一个曲边梯形,如图6.13(b) 所示,该曲边梯形的曲边是曲线

$$\begin{cases} z = f(x, y), \\ x = x_i, \end{cases}$$

而底边是区间 $[y_1(x_i), y_2(x_i)]$,显然该曲边梯形的面积为

$$S(x_i) = \int_{y_1(x_i)}^{y_2(x_i)} f(x_i, y)\mathrm{d}y.$$

夹在 $x = x_{i-1}$ 与 $x = x_i$ 之间的曲顶柱体的体积 ΔV_i 是

$$\Delta V_i \approx S(x_i)\Delta x_i = \left[\int_{y_1(x_i)}^{y_2(x_i)} f(x_i, y)\mathrm{d}y\right]\Delta x_i.$$

因此,整个曲顶柱体的体积为

$$V = \sum_{i=1}^{n} \Delta V_i \approx \sum_{i=1}^{n} \left[\int_{y_1(x_i)}^{y_2(x_i)} f(x_i, y) \mathrm{d}y \right] \Delta x_i.$$

根据定积分的定义得

$$V = \int_a^b \left[\int_{y_1(x)}^{y_2(x)} f(x, y) \mathrm{d}y \right] \mathrm{d}x. \tag{6-11}$$

式(6-11)的右端称为先对 y 积分后对 x 积分的**二次积分**或**累次积分**，y 称为**内层积分变量**，x 称为**外层积分变量**。也就是说，先把 x 看作常数，把 $f(x, y)$ 只看作是 y 的函数，并对 y 从 $y_1(x)$ 到 $y_2(x)$ 作定积分。然后把计算出来的结果(此结果是仅为 x 的函数)再对变量 x 在 $[a, b]$ 上作定积分。

式(6-11)又可写成

$$V = \int_a^b \mathrm{d}x \int_{y_1(x)}^{y_2(x)} f(x, y) \mathrm{d}y. \tag{6-12}$$

以上讨论是在假设 $f(x, y) \geqslant 0$ 的前提下进行的，事实上，只要 $f(x, y)$ 是连续函数，式(6-11)就成立。

如果积分区域 $D = \{(x, y) \mid x_1(y) \leqslant x \leqslant x_2(y), c \leqslant y \leqslant d\}$ (简称 Y-型区域)是由 xy 平面上两条直线 $y = c$, $y = d$ 及两条曲线 $x = x_1(y)$, $x = x_2(y)$ 所围成。可以类似地得到曲顶柱体的体积

$$V = \int_c^d \left[\int_{x_1(y)}^{x_2(y)} f(x, y) \mathrm{d}x \right] \mathrm{d}y = \int_c^d \mathrm{d}y \int_{x_1(y)}^{x_2(y)} f(x, y) \mathrm{d}x. \tag{6-13}$$

即把二重积分化为了先对 x，后对 y 的累次积分。

注 二重积分转化为累次积分计算，关键是：

(1) 画出积分区域 D 的平面图；

(2) 根据积分区域的图形结构，确定是 X-型区域还是 Y-型区域，从而确定 x 和 y 哪个作为内层积分变量，哪个作为外层积分变量；

(3) 确定各个定积分的上、下积分限。

例 6.27 计算二重积分

$$\iint\limits_D (1 - x - y) \mathrm{d}x\mathrm{d}y,$$

其中 D 为矩形区域：$D = \{(x, y) \mid -2 \leqslant y \leqslant 2, -1 \leqslant x \leqslant 1\}$.

解 先画出积分域 D 的图形(图 6.14)，易知 D 既是 X-型区域，又是 Y-型区域。按 X-型区域计算，得

$$\iint\limits_D (1 - x - y) \mathrm{d}x\mathrm{d}y = \int_{-1}^1 \mathrm{d}x \int_{-2}^2 (1 - x - y) \mathrm{d}y$$

$$= \int_{-1}^1 \left(y - xy - \frac{1}{2}y^2 \right) \Big|_{-2}^2 \mathrm{d}x$$

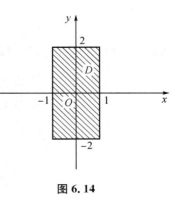

图 6.14

$$= \int_{-1}^{1} (4 - 4x)\mathrm{d}x = 8.$$

或按 Y-型区域计算，得

$$\iint\limits_{D} (1 - x - y)\mathrm{d}x\mathrm{d}y = \int_{-2}^{2} \mathrm{d}y \int_{-1}^{1} (1 - x - y)\mathrm{d}x$$

$$= \int_{-2}^{2} \left(x - \frac{1}{2}x^2 - xy \right)\Big|_{-1}^{1} \mathrm{d}y$$

$$= \int_{-2}^{2} (2 - 2y)\mathrm{d}y = 8.$$

例 6-28 计算二重积分 $\iint\limits_{D} (2y - x)\mathrm{d}x\mathrm{d}y$，其中 D

是由抛物线 $y = x^2$ 和直线 $y = x + 2$ 所围成.

解 先画出积分域 D 的图形（图 6.15），确定 D 是
X-型区域，有

$$\iint\limits_{D} (2y - x)\mathrm{d}x\mathrm{d}y = \int_{-1}^{2} \mathrm{d}x \int_{x^2}^{x+2} (2y - x)\mathrm{d}y$$

$$= \int_{-1}^{2} \left[y^2 - xy \right]_{x^2}^{x+2} \mathrm{d}x$$

$$= \int_{-1}^{2} \left[(x+2)^2 - x(x+2) - x^4 + x^3 \right]\mathrm{d}x$$

$$= 12\frac{3}{20}.$$

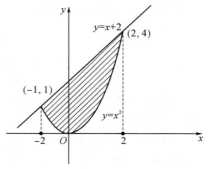

图 6.15

例 6.29 交换二重积分 $I = \int_{0}^{2} \mathrm{d}x \int_{0}^{\frac{x^2}{2}} f(x, y)\mathrm{d}y + \int_{2}^{2\sqrt{2}} \mathrm{d}x \int_{0}^{\sqrt{8-x^2}} f(x, y)\mathrm{d}y$ 的积分

次序.

解 画出积分域 D 的图形（图 6.16），该积分区域由两个
部分组成：

$$D_1: \begin{cases} 0 \leqslant x \leqslant 2, \\ 0 \leqslant y \leqslant \frac{1}{2}x^2; \end{cases} \qquad D_2: \begin{cases} 2 \leqslant x \leqslant 2\sqrt{2}, \\ 0 \leqslant y \leqslant \sqrt{8-x^2}. \end{cases}$$

将 $D = D_1 + D_2$ 视为 Y-型区域，则

$$D: \begin{cases} 0 \leqslant y \leqslant 2, \\ \sqrt{2y} \leqslant x \leqslant \sqrt{8-y^2}. \end{cases}$$

$$I = \iint\limits_{D} f(x, y)\mathrm{d}x\mathrm{d}y$$

$$= \int_{0}^{2} \mathrm{d}y \int_{\sqrt{2y}}^{\sqrt{8-y^2}} f(x, y)\mathrm{d}x.$$

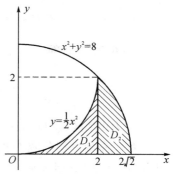

图 6.16

例 6.30　交换二重积分 $I = \int_0^{\sqrt{3}} \mathrm{d}y \int_0^1 f(x, y)\mathrm{d}x +$

$\int_{\sqrt{3}}^2 \mathrm{d}y \int_0^{\sqrt{4-y^2}} f(x, y)\mathrm{d}x$ 的积分次序.

解　依二重积分的积分限画出积分区域 $D = D_1 + D_2$ 的
图形(图 6.17),则

$$I = \iint\limits_D f(x, y)\mathrm{d}\sigma = \int_0^1 \mathrm{d}x \int_0^{\sqrt{4-x^2}} f(x, y)\mathrm{d}y.$$

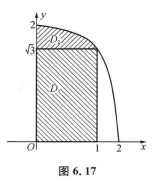

图 6.17

本 章 小 结

1. 多元函数

多元函数形式: $u = f(x_1, x_2, \cdots, x_n)$.

多元函数的极限:

$$\lim_{M(x, y) \to M_0(x_0, y_0)} f(x, y) = A \quad 或 \quad \lim_{\substack{x \to x_0 \\ y \to y_0}} f(x, y) = A \quad 或 \quad f(x, y) \to A(\rho \to 0).$$

多元函数的连续性: $\lim\limits_{\substack{x \to x_0 \\ y \to y_0}} f(x, y) = f(x_0, y_0)$.

2. 偏导数

(1) 偏导数的定义及计算

① 偏导数的定义

$$\frac{\partial f(x_0, y_0)}{\partial x} = \frac{\partial z}{\partial x}\bigg|_{\substack{x=x_0 \\ y=y_0}} = z'_x \bigg|_{\substack{x=x_0 \\ y=y_0}} = f'_x(x_0, y_0) = \lim_{\Delta x \to 0} \frac{f(x_0 + \Delta x, y_0) - f(x_0, y_0)}{\Delta x},$$

$$\frac{\partial f(x_0, y_0)}{\partial y} = \frac{\partial z}{\partial y}\bigg|_{\substack{x=x_0 \\ y=y_0}} = z'_y \bigg|_{\substack{x=x_0 \\ y=y_0}} f'_y(x_0, y_0) = \lim_{\Delta y \to 0} \frac{f(x_0, y_0 + \Delta y) - f(x_0, y_0)}{\Delta y}.$$

② 偏导数的计算:求偏导时,只须对所讨论的变量求导,把其余的变量看作常数.

(2) 二阶偏导数

$$z''_{xx} = f''_{xx}(x, y) = \frac{\partial^2 z}{\partial x^2} = \frac{\partial}{\partial x}\left(\frac{\partial z}{\partial x}\right),$$

$$z''_{xy} = f''_{xy}(x, y) = \frac{\partial^2 z}{\partial x \partial y} = \frac{\partial}{\partial x}\left(\frac{\partial z}{\partial x}\right),$$

$$z''_{yx} = f''_{yx}(x, y) = \frac{\partial^2 z}{\partial y \partial x} = \frac{\partial}{\partial x}\left(\frac{\partial z}{\partial y}\right),$$

$$z''_{yy} = f''_{yy}(x, y) = \frac{\partial^2 z}{\partial y^2} = \frac{\partial}{\partial y}\left(\frac{\partial z}{\partial y}\right).$$

3. 全微分

(1) 全微分的形式: $\mathrm{d}z = \frac{\partial z}{\partial x}\mathrm{d}x + \frac{\partial z}{\partial y}\mathrm{d}y$.

(2) 全微分在近似计算中的应用

$$\Delta z \approx \mathrm{d}z = f'_x(x_0, y_0)\Delta x + f'_y(x_0, y_0)\Delta y$$

或
$$f(x_0 + \Delta x, y_0 + \Delta y) \approx f(x_0, y_0) + f'_x(x_0, y_0)\Delta x + f'_y(x_0, y_0)\Delta y.$$

4. 多元复合函数和隐函数的求导

(1) 多元复合函数的求导法则

① 复合函数 $z = f[\varphi(x, y), \psi(x, y)]$ 在点 (x, y) 处的偏导数：

$$\frac{\partial z}{\partial x} = \frac{\partial z}{\partial \varphi} \cdot \frac{\partial \varphi}{\partial x} + \frac{\partial z}{\partial \psi} \cdot \frac{\partial \psi}{\partial x},$$

$$\frac{\partial z}{\partial y} = \frac{\partial z}{\partial \varphi} \cdot \frac{\partial \varphi}{\partial y} + \frac{\partial z}{\partial \psi} \cdot \frac{\partial \psi}{\partial y}.$$

② 复合函数 $z = f[\varphi(x, y, t), \psi(x, y, t)]$ 在点 (x, y, t) 处的偏导数：

$$\frac{\partial z}{\partial x} = \frac{\partial z}{\partial \varphi} \cdot \frac{\partial \varphi}{\partial x} + \frac{\partial z}{\partial \psi} \cdot \frac{\partial \psi}{\partial x},$$

$$\frac{\partial z}{\partial y} = \frac{\partial z}{\partial \varphi} \cdot \frac{\partial \varphi}{\partial y} + \frac{\partial z}{\partial \psi} \cdot \frac{\partial \psi}{\partial y},$$

$$\frac{\partial z}{\partial t} = \frac{\partial z}{\partial \varphi} \cdot \frac{\partial \varphi}{\partial t} + \frac{\partial z}{\partial \psi} \cdot \frac{\partial \psi}{\partial t}.$$

③ 复合函数 $z = f[\varphi(t), \psi(t)]$ 在点 t 处的偏导数：

$$\frac{\mathrm{d}z}{\mathrm{d}t} = \frac{\partial z}{\partial \varphi} \cdot \frac{\mathrm{d}\varphi}{\mathrm{d}t} + \frac{\partial z}{\partial \psi} \cdot \frac{\mathrm{d}\psi}{\mathrm{d}t}.$$

(2) 隐函数的求导公式

由方程 $F(x, y, z) = 0$ 确定的多元隐函数 $z = f(x, y)$ 的偏导数：

$$\frac{\partial z}{\partial x} = -\frac{F'_x}{F'_z}, \qquad \frac{\partial z}{\partial y} = -\frac{F'_y}{F'_z}.$$

5. 多元函数的极值

(1) 多元函数的极值

① 无条件极值

极值存在的必要条件：函数 $z = f(x, y)$ 在 (x_0, y_0) 具有一阶偏导数，且在 (x_0, y_0) 取得极值，则有 $f_x(x_0, y_0) = 0$，$f_y(x_0, y_0) = 0$.

极值存在的充分条件：函数 $z = f(x, y)$ 在 (x_0, y_0) 的某邻域内且有二阶连续偏导数，且 $f'_x(x_0, y_0) = 0$，$f'_y(x_0, y_0) = 0$.

令 $A = f_{xx}(x_0, y_0)$，$B = f_{xy}(x_0, y_0)$，$C = f_{yy}(x_0, y_0)$，

当 $\Delta = B^2 - AC < 0$，且 $A < 0$ 时，$f(x_0, y_0)$ 为函数 $f(x, y)$ 的极大值；

当 $\Delta = B^2 - AC < 0$，且 $A > 0$ 时，$f(x_0, y_0)$ 为函数 $f(x, y)$ 的极小值；

当 $\Delta = B^2 - AC > 0$ 时，$f(x_0, y_0)$ 不是极值；

当 $\Delta = B^2 - AC = 0$ 时，$f(x_0, y_0)$ 可能是极值，也可能不是极值，需另行讨论.

求函数 $z = f(x, y)$ 极值的一般步骤：

第一步：解方程组 $f_x(x, y) = 0$，$f_y(x, y) = 0$，求出实数解，得驻点.

第二步：求 $f_{xx}(x, y)$，$f_{xy}(x, y)$，$f_{yy}(x, y)$.

第三步：对于每一个驻点 (x_0, y_0)，求出二阶偏导数的值 A，B，C.

第四步：定出 $B^2 - AC$ 的符号，再判定是否是极值.

② 有条件极值

方法：拉格朗日乘数法解函数 $z = f(x, y)$ 在约束条件 $\phi(x, y) = 0$ 下的极值.

求解步骤:

第一步:先构造辅助函数(拉格朗日函数):

$$F(x, y) = f(x, y) + \lambda\phi(x, y), \quad \lambda \text{ 为某一常数(称为拉格朗日乘数)}.$$

第二步:求其对 x 与 y 的一阶偏导数,并使之为零,然后与附加条件联立形成方程组:

$$\begin{cases} f'_x(x, y) + \lambda\phi'_x(x, y) = 0, \\ f'_y(x, y) + \lambda\phi'_y(x, y) = 0, \\ \phi(x, y) = 0. \end{cases}$$

第三步:解出 x,y 及 λ,其中 (x, y) 就是函数 $f(x, y)$ 在附加条件下 $\phi(x, y) = 0$ 的可能极值点的坐标.

第四步:根据实际问题本身的性质来判定是否极值.

(2)最大值和最小值

性质:闭区域上的连续函数一定有最大值和最小值.

方法:将函数 $f(x, y)$ 在 D 内的所有驻点处的函数值与在 D 的边界上的函数值相互比较,其中最大的就是最大值,最小的就是最小值.

6. 二重积分

(1)二重积分形式:$\iint\limits_D f(x, y)\mathrm{d}\sigma$.

(2)二重积分性质

① 常数因子可提到积分号外面,即 $\iint\limits_D kf(x, y)\mathrm{d}\sigma = k\iint\limits_D f(x, y)\mathrm{d}\sigma$ (k 为常数).

② 两个(或有限个)函数代数和的二重积分等于各函数的二重积分的代数和,即

$$\iint\limits_D [f(x, y) \pm g(x, y)]\mathrm{d}\sigma = \iint\limits_D f(x, y)\mathrm{d}\sigma \pm \iint\limits_D g(x, y)\mathrm{d}\sigma.$$

③ (二重积分对于积分区域的可加性)若把积分区域 D 分成两个子域 D_1 与 D_2,则函数在 D 上的二重积分等于它在 D_1 与 D_2 上的二重积分的和,即 $\iint\limits_D f(x, y)\mathrm{d}\sigma = \iint\limits_{D_1} f(x, y)\mathrm{d}\sigma + \iint\limits_{D_2} f(x, y)\mathrm{d}\sigma$.

④ 如果在区域 D 上,恒有 $f(x, y) \equiv 1$,A 为 D 的面积,则 $\iint\limits_D \mathrm{d}\sigma = A$,这个性质的几何意义是高为1的平顶柱体的体积在数值上就等于柱体的底面积.

⑤ 如果在区域 D 上总有 $f(x, y) \leqslant g(x, y)$,则 $\iint\limits_D f(x, y)\mathrm{d}\sigma \leqslant \iint\limits_D g(x, y)\mathrm{d}\sigma$.

特别地,$\left|\iint\limits_D f(x, y)\mathrm{d}\sigma\right| \leqslant \iint\limits_D |f(x, y)|\mathrm{d}\sigma$.

⑥ 设 M 与 m 分别是函数 $z = f(x, y)$ 在区域 D 上的最大值和最小值,A 是区域 D 的面积,则

$$mA \leqslant \iint\limits_D f(x, y)\mathrm{d}\sigma \leqslant MA.$$

⑦ (二重积分的中值定理)设函数 $f(x, y)$ 在闭区域 D 上连续,A 为 D 的面积,则至少存在一点 $(\xi, \eta) \in D$,使得 $\iint\limits_D f(x, y)\mathrm{d}\sigma = f(\xi, \eta)A$.

中值定理的几何意义:以区域 D 为底,以曲面 $z = f(x, y)$ 为顶的曲顶柱体的体积,等于同底的以函数值 $f(\xi, \eta)$ 为高的平顶柱体的体积.

（3）二重积分的计算法

原理：转换为累次积分.

二重积分转化为累次积分计算的步骤：

第一步：画出积分区域 D 的平面图.

第二步：根据积分区域的图形结构，确定是 X-型区域还是 Y-型区域，从而确定 x 和 y 哪个作为内层积分变量，哪个作为外层积分变量.

第三步：确定各个定积分的上、下积分限.

关 键 术 语

二元函数（two variable function）；偏导数（partial derivative）；高阶偏导数（higher partial derivative）；全微分（total differential）；　　二重积分（double integral）.

习　题　6

1. 下列各方程在空间各表示什么样的图形？

（1）$z = 3$；

（2）$x^2 - y^2 = -1$；

（3）$x^2 + y^2 = 16$；

（4）$\begin{cases} x^2 + y^2 + z^2 = 25, \\ x^2 + y^2 = 1. \end{cases}$

2. 求点 $(2, 1, -1)$ 和点 $(1, 0, 2)$ 之间的距离.

3. 求点 $A(4, -3, 5)$ 到坐标原点及各坐标轴的距离.

4. 设有两点 $A(2, 0, -1)$，$B(4, -2, 1)$，求以线段 AB 为直径的球面方程.

5. 确定并画出下列函数的定义域.

（1）$z = \dfrac{1}{\sqrt{1-x}} + \ln(1 - y^2)$；

（2）$z = \sqrt{1 - x^2} + \ln(1 - y^2)$；

（3）$z = \sqrt{1 - \dfrac{x^2}{a^2} - \dfrac{y^2}{a^2} - \dfrac{z^2}{a^2}}$；

（4）$z = \ln(x - y^2)$.

6. 求下列各极限.

（1）$\lim\limits_{\substack{x \to 1 \\ y \to 0}} \dfrac{1-y}{x^2 + y^2}$；

（2）$\lim\limits_{\substack{x \to 0 \\ y \to 1}} \dfrac{\ln(x + e^y)}{\sqrt{x^2 + y^2}}$.

7. 写出下列函数的间断点.

（1）$z = \dfrac{1}{1 - x^2 - y^2}$；　　（2）$z = \sin\dfrac{1}{xy}$；　　（3）$z = \ln|x - 2y|$.

8. 求下列函数的偏导数.

（1）$z = x^3 y - xy^3$；

（2）$z = e^{xy}\sin(x + y)$；

（3）$z = \ln\tan\dfrac{x}{y}$；

（4）$z = \sqrt{\ln(xy)}$；

（5）$z = \sin(xy) + \cos^2(xy)$；

（6）$z = (1 + xy)^y$；

（7）$u = y^r$；

（8）$u = \arctan(x - y)^z$.

9. 设 $f(x, y) = x + y\arctan\sqrt{x}$，求 $f'_x(1, 1)$.

10. 设 $PV = RT$（R 为常数），证明 $\dfrac{\partial P}{\partial V} \cdot \dfrac{\partial V}{\partial T} \cdot \dfrac{\partial T}{\partial P} = -1$.

11. 求下列函数的 $\dfrac{\partial^2 z}{\partial x^2}$，$\dfrac{\partial^2 z}{\partial y^2}$ 和 $\dfrac{\partial^2 z}{\partial x \partial y}$.

(1) $z = x^4 + y^4 - 4x^2 y^2$；　　　　　　(2) $z = e^{xy}$；

(3) $z = \dfrac{1}{2} \ln(x^2 + y^2)$；　　　　　(4) $z = y^x$.

12. 设 $f(x, y, z) = xy^2 + yz^2 + zx^2$，求 $f_{xx}(0, 1, 0)$.

13. 求下列函数的全微分.

(1) $z = xy + \dfrac{x}{y}$；　　　　　　　　(2) $z = e^{\frac{x}{x}}$；

(3) $z = \sqrt{x^2 + y^2}$；　　　　　　　　(4) $f(x, y, z) = \dfrac{x}{y} + \dfrac{y}{z} + \dfrac{z}{x}$.

14. 设函数 $z = \ln(1 + x + y)$，求当 $x = 1$，$y = 2$ 时的全微分.

15. 设函数 $u = \left(\dfrac{x}{y}\right)^z$，求当 $x = 1$，$y = 2$，$z = 1$ 时的全微分.

16. 利用全微分计算 $\sqrt{(1.01)^3 + (1.98)^3}$ 的近似值.

17. 设 $z = y^2 \ln x$，而 $x = \dfrac{v}{u}$，$y = u - v$，求 $\dfrac{\partial z}{\partial u}$ 和 $\dfrac{\partial z}{\partial v}$.

18. 求 $z = e^{xy} \sin(x + y)$ 的偏导数.

19. 已知 $z = \arctan \dfrac{x}{y}$，$x = u + v$，$y = u - v$，证明：$\dfrac{\partial z}{\partial u} + \dfrac{\partial z}{\partial v} = \dfrac{u - v}{u^2 + v^2}$.

20. 求下列全导数.

(1) 设 $z = \arcsin(x + y)$，而 $x = t$，$y = 4t^2$，求 $\dfrac{dz}{dt}$；

(2) 设 $z = e^{x+2y}$，而 $x = \cos t$，$y = t^4$，求 $\dfrac{dz}{dt}$；

(3) 设 $z = x^2 - y^2 + t$，而 $x = \sin t$，$y = \cos t$，求 $\dfrac{dz}{dt}$.

21. 求下列隐函数的导数.

(1) 已知 $x + y + z = e^x$，求 $\dfrac{\partial z}{\partial x}$ 和 $\dfrac{\partial z}{\partial y}$；

(2) 已知 $e^{xy} + 2z + e^z = 0$，求 $\dfrac{\partial z}{\partial x}$ 和 $\dfrac{\partial z}{\partial y}$；

(3) 已知 $\sin x + ze^y - xy^2 = 0$，求 $\dfrac{\partial z}{\partial x}$ 和 $\dfrac{\partial z}{\partial y}$.

22. 求函数 $f(x, y) = 2xy - 3x^2 - 2y^2 + 10$ 的极值.

23. 求函数 $f(x, y) = x^3 - y^3 + 3x^2 + 3y^2 - 9x$ 的极值.

24. 求函数 $f(x, y) = 4x - 4y - x^2 - y^2$ 的极值及极值点.

25. 求函数 $f(x, y) = x^3 + y^3 - 3xy$ 的极值及极值点.

26. 求函数 $f(x, y) = 6x^2 + 6y^2 - 12x$ 的极值及极值点.

27. 在平面 xOy 上求一点，使之到 $x = 0$，$y = 0$ 及 $x + 2y - 16 = 0$ 三条直线的距离的平方和最小.

28. 要制造一个无盖的长方体水槽，已知底部造价为 18 元/m³，侧面造价为 6 元/m³，设计的总造价为 216 元，问如何选择尺寸，才能使水槽容积最大？

29. 计算二重积分 $\displaystyle\iint\limits_{D} xy \mathrm{d}\sigma$，其中 D 由直线 $y = x$，$y = 1$ 及 $x = 2$ 所围平面闭区域.

30. 计算二重积分 $\displaystyle\iint\limits_{D} (x^2 + y) \mathrm{d}x\mathrm{d}y$，其中 D 是由抛物线 $y = x^2$ 和 $x = y^2$ 所围平面闭区域.

31. 将二重积分 $I = \iint\limits_{D} f(x, y)\mathrm{d}x\mathrm{d}y$ 按两种不同的顺序化为累次积分.

(1) D 是由直线 $y = x$ 与抛物线 $y^2 = 4x$ 所围平面闭区域;

(2) D 是由直线 $y = x$, $y = 2$ 及 $y = \dfrac{1}{x}$ $(x > 0)$ 所围平面闭区域;

(3) D 是由直线 $y = x$, $y = x - 2$, $y = 2$ 及 $y = 4$ 所围平面闭区域.

32. 交换下列二重积分的积分次序.

(1) $\displaystyle\int_0^1 \mathrm{d}x \int_0^{1-x} f(x, y)\mathrm{d}y$;

(2) $\displaystyle\int_0^2 \mathrm{d}y \int_{y^2}^{2y} f(x, y)\mathrm{d}x$;

(3) $\displaystyle\int_0^1 \mathrm{d}y \int_{-\sqrt{1-y^2}}^{\sqrt{1-y^2}} f(x, y)\mathrm{d}x$;

(4) $\displaystyle\int_1^2 \mathrm{d}x \int_{2-x}^{\sqrt{2x-x^2}} f(x, y)\mathrm{d}y$;

(5) $\displaystyle\int_{-6}^2 \mathrm{d}x \int_{\frac{x^2}{4}}^{2-x} f(x, y)\mathrm{d}y$;

(6) $\displaystyle\int_1^e \mathrm{d}x \int_0^{\ln x} f(x, y)\mathrm{d}y$;

(7) $\displaystyle\int_0^1 \mathrm{d}x \int_0^{\sqrt{2x-x^2}} f(x, y)\mathrm{d}y + \int_1^2 \mathrm{d}x \int_0^{2-x} f(x, y)\mathrm{d}y$;

(8) $\displaystyle\int_0^1 \mathrm{d}x \int_0^{x^2} f(x, y)\mathrm{d}y + \int_1^2 \mathrm{d}x \int_0^{\sqrt{2x-x^2}} f(x, y)\mathrm{d}y$.

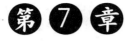

常微分方程

在科学研究中,寻求变量之间的函数关系是十分重要的.由实验或观察所得的结果,通常不能直接确定变量间的函数关系,而往往可以建立起含有未知函数及其导数(或微分)的关系式.这样,我们就得到了含有未知函数及其导数(或微分)的方程,这种方程称为微分方程.通过解微分方程,就可以得到我们所要寻求的变量间的函数关系.

本章先通过几个实例介绍微分方程的建立及其有关概念,然后介绍几种常用的微分方程的解法,最后介绍微分方程在医学上的应用.

7.1 常微分方程的基本概念

下面我们通过几何、物理和生物学中的几个具体问题来说明微分方程的基本概念.

例 7.1 在理想环境中,某细菌的增殖速率与它的即时存在量成正比,试建立该细菌在时刻 t 的存在量所应满足的微分方程.

解 设在任意时刻 t,该细菌的即时存在量为 $N(t)$,并从观察中已测出正比例常数为 k,则所求微分方程为

$$\frac{\mathrm{d}N(t)}{\mathrm{d}t} = kN(t). \tag{7-1}$$

例 7.2 设一曲线过点 $(1,2)$,且在曲线上任意点处的切线斜率为 $2x$,求该曲线方程.

解 设所求曲线方程为 $y = f(x)$,由导数的几何意义,$y = f(x)$ 应满足方程

$$\frac{\mathrm{d}y}{\mathrm{d}x} = 2x$$

或

$$dy = 2x dx. \tag{7-2}$$

对上式两边积分,得

$$y = x^2 + C. \tag{7-3}$$

式中,C 为任意常数.

另外 $y = f(x)$ 还应满足当 $x = 1$ 时,$y = 2$,代入方程 $y = x^2 + C$,得到 $C = 1$. 于是,所求曲线方程为

$$y = x^2 + 1. \tag{7-4}$$

例 7.3 一个质点在重力作用下自由下落,若不考虑空气阻力,求质点下落路程 s 与时间 t 之间的函数关系式 $s(t)$.

解 取质点的初始位置为坐标原点,下落的方向为 s 的正方向,设质点在时刻 t 的下落距离为 $s = s(t)$,已知自由落体的加速度为 g,$s = s(t)$ 应满足

$$\frac{d^2 s}{d^2 t} = g. \tag{7-5}$$

含有自变量、未知函数和未知函数的导数或微分的方程称为**微分方程**(differential equation).

上述例子中式(7-1)、式(7-2)、式(7-5)都是微分方程. 下面介绍微分方程的两个重要概念.

微分方程可以根据它所含导数或微分的阶数来分类. 微分方程中所含未知函数的导数或微分的最高阶数称为**微分方程的阶**(order). 例如,式(7-1)和式(7-2)是一阶微分方程,而式(7-5)则是二阶微分方程.

如果把某个函数及其导数代入微分方程能使该微分方程成为恒等式,则称此函数为微分方程的**解**(solution). 例如,式(7-3)和式(7-4)都是微分方程(7-2)的解. 根据解的概念,要验证某函数是否是微分方程的解,只要把该函数代入微分方程中检验就可以了. 容易验证

$$N(t) = Ce^{kt} \tag{7-6}$$

是微分方程(7-1)的解;

$$s = \frac{1}{2}gt^2 + C_1 t + C_2 \tag{7-7}$$

是微分方程(7-5)的解.

微分方程的解又有通解与特解之分.

7.1.1 通解

含有任意常数且独立的任意常数的个数与微分方程的阶数相同的解称为微分方程的**通解**(general solution).

式(7-6)和式(7-3)都含有一个任意常数,它们分别是一阶微分方程(7-1)和微分方程(7-2)的通解.而式 $s = \frac{1}{2}gt^2 + C_1 t + C_2$ 中含有两个任意常数 C_1,C_2,且 C_1 与 C_2 不能合并,它是二阶微分方程(7-5)的通解.

7.1.2 特解

在通解中,利用已知条件(或初始条件)求出任意常数所应取的确定数值,所得的解称为微分方程的**特解**(particular solution).例如,式(7-4)是微分方程(7-2)满足条件的特解.

在例 7.1 中,如果我们于 $t = t_0$ 时测得细菌的即时存在量 $N(t_0) = N_0$,则可利用这一条件求出通解式(7-6)中任意常数 C 所应取的确定常数.因

$$N_0 = Ce^{kt_0},$$

则有

$$C = N_0 e^{-kt_0},$$

于是,求得微分方程(7-1)满足这一条件的特解

$$N = N_0 e^{k(t-t_0)}.$$

在解微分方程时,一般是先求通解,然后利用已知条件(或初始条件)确定任意常数,求出特解.

7.2 一阶微分方程

一阶微分方程是含有自变量、未知函数和未知函数的一阶导数(或一阶微分)的方程,其一般形式为

$$\frac{dy}{dx} = F(x, y). \tag{7-8}$$

下面介绍两种常见的一阶微分方程及其解法.

如果一阶微分方程可化为形如

$$\frac{dy}{dx} = f(x)g(y) \tag{7-9}$$

的形式,则该一阶方程称为**可分离变量的微分方程**(separated variable differential equation).这里 $f(x)$,$g(y)$ 分别是 x,y 的连续函数.

这类微分方程的求解通常是先将变量分离,然后两边积分得方程的通解.即

(1) 分离变量:将微分方程(7-9)改写为

$$\frac{dy}{g(y)} = f(x)dx.$$

(2) 两边积分：$\displaystyle\int\frac{\mathrm{d}y}{g(y)}=\int f(x)\mathrm{d}x$，即可求得通解.

应该注意，使 $g(y)=0$ 的解 $y=y_0$ 也是微分方程(7-9)的解.

例 7.4 求微分方程 $\dfrac{\mathrm{d}y}{\mathrm{d}x}=2xy$ 的通解.

解 分离变量，得
$$\frac{\mathrm{d}y}{y}=2x\mathrm{d}x,$$

两边积分，得
$$\ln|y|=x^2+C_1,$$

其中 C_1 是任意常数，于是
$$y=Ce^{x^2},$$

这里 $C=\pm\,e^{C_1}\neq 0$ 为任意常数. 显然 $y=0$ 也是方程的解，故方程的通解为
$$y=Ce^{x^2}\quad（C\text{ 为任意常数}）.$$

例 7.5 求微分方程 $\dfrac{\mathrm{d}y}{\mathrm{d}x}=\dfrac{x+xy^2}{y+yx^2}$ 满足初始条件 $y\Big|_{x=0}=1$ 的特解.

解 方程可化为
$$\frac{\mathrm{d}y}{\mathrm{d}x}=\frac{x}{1+x^2}\cdot\frac{1+y^2}{y},$$

分离变量，得
$$\frac{y\mathrm{d}y}{1+y^2}=\frac{x\mathrm{d}x}{1+x^2},$$

两边积分，得
$$\frac{1}{2}\ln(1+y^2)=\frac{1}{2}\ln(1+x^2)+\frac{1}{2}\ln C,$$

为形式简便，此处可将任意常数设为 $\dfrac{1}{2}\ln C$，故原方程的通解为
$$1+y^2=C(1+x^2),$$

将初始条件 $y\Big|_{x=0}=1$ 代入通解，得 $C=2$.

故所求方程的特解为
$$1+y^2=2(1+x^2),\quad\text{即}\quad y^2=2x^2+1.$$

一阶微分方程中，若未知函数及其导数都是一次幂，则称这类方程为**一阶线性微分方程**(first order linear differential equation). 其一般形式为
$$y'+P(x)y=Q(x).\tag{7-10}$$
其中 $P(x),Q(x)$ 都是 x 的已知连续函数.

若 $Q(x)\equiv 0$，方程化为
$$y'+P(x)y=0,\tag{7-11}$$

则此方程称为**一阶线性齐次微分方程**(homogeneous first-order linear equation).

当 $Q(x)\not\equiv 0$ 时，则称方程(7-10)为**一阶线性非齐次方程**(no homogeneous first-order linear equation).

先来讨论齐次方程(7-11)的通解. 这是一个可分离变量的方程. 分离变量,得

$$\frac{\mathrm{d}y}{y} = -P(x)\mathrm{d}x,$$

两边积分,得

$$\ln|y| = -\int P(x)\mathrm{d}x + \ln C_1,$$

令 $C = \pm C_1$,故得齐次方程(7-11)的通解为

$$y = Ce^{-\int P(x)\mathrm{d}x}. \tag{7-12}$$

为求得非齐次方程的通解,参照齐次方程(7-11)的解法,我们将方程(7-10)化为

$$\frac{\mathrm{d}y}{y} = \frac{Q(x)}{y}\mathrm{d}x - P(x)\mathrm{d}x,$$

两边积分,得

$$\ln|y| = \int\frac{Q(x)}{y}\mathrm{d}x - \int P(x)\mathrm{d}x,$$

于是

$$y = \pm e^{\int\frac{Q(x)}{y}\mathrm{d}x} e^{-\int P(x)\mathrm{d}x}.$$

若能计算出上式右端的积分 $\int\frac{Q(x)}{y}\mathrm{d}x$,则可以求得非齐次方程(7-10)的通解. 但实际上 $\int\frac{Q(x)}{y}\mathrm{d}x$ 中由于 y 是 x 的未知函数,这个积分还算不出来,但我们知道 y 是 x 的函数,所以 $\frac{Q(x)}{y}$ 也是 x 的函数,从而 $\int\frac{Q(x)}{y}\mathrm{d}x$ 也是 x 的函数,不妨设

$$\int\frac{Q(x)}{y}\mathrm{d}x = u(x),$$

于是式 $y = \pm e^{\int\frac{Q(x)}{y}\mathrm{d}x} e^{-\int P(x)\mathrm{d}x}$ 化为

$$y = \pm e^{u(x)} e^{-\int P(x)\mathrm{d}x}.$$

令 $C(x) = \pm e^{u(x)}$,得非齐次方程(7-10)的解为

$$y = C(x)e^{-\int P(x)\mathrm{d}x}. \tag{7-13}$$

其中 $C(x)$ 为 x 的待定函数. 若能确定出 $C(x)$ 的表达式,根据上述过程可知式(7-13)便是非齐次方程(7-10)的解. 至此我们虽未真正求出非齐次方程(7-10)的通解,但找到了方程(7-10)的解具有的形式.

比较式(7-13)与式(7-12)发现,只需将齐次方程的通解式(7-12)中的任意常数 C 改变为 x 的待定函数 $C(x)$ 便得到非齐次方程(7-10)的解的形式.

下面确定 $C(x)$. 将 $y = C(x)e^{-\int P(x)\mathrm{d}x}$ 代入非齐次方程(7-10),应有

$$C'(x)e^{-\int P(x)\mathrm{d}x} + C(x)e^{-\int P(x)\mathrm{d}x}[-P(x)] + P(x)C(x)e^{-\int P(x)\mathrm{d}x} = Q(x),$$

即

$$C'(x)\mathrm{e}^{-\int P(x)\mathrm{d}x} = Q(x),$$

从而

$$C(x) = \int Q(x)\mathrm{e}^{\int P(x)\mathrm{d}x}\mathrm{d}x + C.$$

于是得到非齐次方程(7-10)的通解为

$$y = \mathrm{e}^{-\int P(x)\mathrm{d}x}\left[\int Q(x)\mathrm{e}^{\int P(x)\mathrm{d}x}\mathrm{d}x + C\right]$$

$$y = C\mathrm{e}^{-\int P(x)\mathrm{d}x} + \mathrm{e}^{-\int P(x)\mathrm{d}x}\int Q(x)\mathrm{e}^{\int P(x)\mathrm{d}x}\mathrm{d}x. \qquad (7\text{-}14)$$

从式(7-14)可以看出,非齐次方程(7-10)的通解由两个部分组成:右端第一项是对应齐次方程的通解,第二项是非齐次方程(7-10)的一个特解[在通解(7-14)中令 $C=0$ 便得到这个特解]. 由此可知,一阶线性非齐次方程的通解等于对应齐次方程的通解与非齐次方程的一个特解之和.

求解一阶线性非齐次方程,可以直接用通解公式(7-14),也可以按以下步骤:

(1) 求出对应于非齐次方程(7-10)的相应齐次方程(7-11)的通解

$$y = C\mathrm{e}^{-\int P(x)\mathrm{d}x}.$$

(2) 将上述通解式中的任意常数 C 变为 x 的待定函数 $C(x)$.

(3) 将 $y = C(x)\mathrm{e}^{-\int P(x)\mathrm{d}x}$ 代入非齐次方程(7-10),确定 $C(x)$,写出通解.

这种把相应的齐次方程的通解中的任意常数变为 x 的待定函数,进而获得非齐次方程的通解的方法称为**常数变易法**(method of variation of constant).

例 7.6 求微分方程 $\dfrac{\mathrm{d}y}{\mathrm{d}x} + y = \mathrm{e}^{-x}$ 的通解.

解 这是一阶线性非齐次微分方程,用常数变易法.

(1) 求出对应的齐次线性方程 $\dfrac{\mathrm{d}y}{\mathrm{d}x} + y = 0$ 的通解 $y = C\mathrm{e}^{-x}$.

(2) 令上式中 $C = C(x)$.

(3) 将 $y = C(x)\mathrm{e}^{-x}$ 代入原方程,得

$$C'(x)\mathrm{e}^{-x} + C(x)\mathrm{e}^{-x} \cdot (-1) + C(x)\mathrm{e}^{-x} = \mathrm{e}^{-x},$$
$$C'(x) = 1,$$

积分,得 $$C(x) = x + C.$$

故原方程的通解为 $$y = (x + C)\mathrm{e}^{-x} \quad (C \text{ 为任意常数}).$$

7.3 可降阶的二阶微分方程

二阶及二阶以上的微分方程称为高阶微分方程. 本节我们介绍三类容易降阶的高阶微

分方程的求解方法.

7.3.1 $y'' = f(x)$ 型的微分方程

这类方程的右端仅含有自变量 x,由不定积分的知识可知,接连积分两次,便可得到方程的通解.

例 7.7 求微分方程 $y'' = \mathrm{e}^{2x} - \cos x$ 的通解.

解 对所给方程接连积分两次,得

$$y' = \frac{1}{2}\mathrm{e}^{2x} - \sin x + C,$$

$$y = \frac{1}{4}\mathrm{e}^{2x} + \cos x + C_1 x + C_2.$$

这就是所求的通解.

7.3.2 $y'' = f(x, y')$ 型的微分方程

方程

$$y'' = f(x, y') \tag{7-15}$$

的右端不显含未知函数 y,如果我们设 $y' = p(x)$,那么 $y'' = \dfrac{\mathrm{d}p}{\mathrm{d}x} = p'(x)$,方程 $y'' = f(x, y')$ 成为

$$p' = f(x, p).$$

它是一个关于变量 x,p 的一阶微分方程.解此一阶微分方程,便可得到原方程的通解.

例 7.8 求微分方程

$$\begin{cases} (1+x^2)y'' = 2xy', \\ y\big|_{x=0} = 1, \\ y'\big|_{x=0} = 3, \end{cases}$$

的解.

解 所给方程属 $y'' = f(x, y')$ 型.设 $y' = p(x)$,则 $y'' = p'(x)$,将 $y' = p(x)$,$y'' = p'(x)$ 代入原方程中,有

$$p' = \frac{2x}{1+x^2}p,$$

即

$$\frac{\mathrm{d}p}{p} = \frac{2x}{1+x^2}\mathrm{d}x.$$

两边积分,得

$$\ln p = \ln(1+x^2) + \ln C_1,$$

所以

$$p = y' = C_1(1+x^2).$$

由初始条件 $y'\Big|_{x=0} = 3$，得 $C_1 = 3$，所以

$$y' = 3(1 + x^2),$$

再积分，得

$$y = x^3 + 3x + C_2,$$

又由条件 $y\Big|_{x=0} = 1$，得 $C_2 = 1$，于是所求的特解为

$$y = x^3 + 3x + 1.$$

7.3.3 $y'' = f(y, y')$ 型的微分方程

方程

$$y'' = f(y, y') \tag{7-16}$$

中不显含自变量，为了求出它的解，令 $y' = p(y)$，则

$$y'' = \frac{\mathrm{d}p}{\mathrm{d}x} = \frac{\mathrm{d}p}{\mathrm{d}y} \cdot \frac{\mathrm{d}y}{\mathrm{d}x} = p\frac{\mathrm{d}p}{\mathrm{d}y},$$

于是，方程成为

$$p\frac{\mathrm{d}p}{\mathrm{d}y} = f(y, p),$$

这是一个关于 y, p 的一阶微分方程. 设它的通解为

$$y' = p = \varphi(y, C_1),$$

分离变量后并积分，便得原方程的通解为

$$\int \frac{\mathrm{d}y}{\varphi(y, C_1)} = x + C_2.$$

例 7.9 求微分方程 $y'' = \dfrac{y'^2}{y}$ 的通解.

解 本方程右端不显含 x，设 $y' = p(y)$，则 $y'' = p\dfrac{\mathrm{d}p}{\mathrm{d}y}$，代入方程中，得

$$p\frac{\mathrm{d}p}{\mathrm{d}y} = \frac{p^2}{y}.$$

如果 $p \neq 0$，可约去 p，即

$$\frac{\mathrm{d}p}{\mathrm{d}y} = \frac{p}{y},$$

分离变量，得

$$\frac{\mathrm{d}p}{p} = \frac{1}{y}\mathrm{d}y,$$

两边积分，得

$$\ln p = \ln y + \ln C,$$

所以

$$p = C_1 y,$$

即

$$y' = C_1 y,$$

分离变量并积分,有
$$\ln y = C_1 x + \ln C_2,$$

所以
$$y = C_2 \mathrm{e}^{C_1 x}$$

如果 $p = 0$,那么立即可得 $y = C.$

综合起来,原方程的通解为 $y = C_2 \mathrm{e}^{C_1 x}$(令 $C_1 = 0$,得 $y = C_2$,$y = C$ 被包含在解 $y = C_2 \mathrm{e}^{C_1 x}$ 中).

7.4 二阶常系数线性齐次微分方程

形如
$$y'' + p(x)y' + q(x)y = f(x)$$

的微分方程,其中 $p(x)$,$q(x)$,$f(x)$ 为 x 的已知函数,称为**二阶线性微分方程**(second-order linear differential equation). 当 $f(x) \equiv 0$ 时,上式成为
$$y'' + p(x)y' + q(x)y = 0,$$

称为**二阶线性齐次微分方程**(homogeneous second-order linear equation);当 $f(x) \not\equiv 0$ 时,上式称为**二阶线性非齐次微分方程**(no homogeneous second-order linear equation). 若上式中的 $p(x)$,$q(x)$ 分别为常数 p,q 时,则称方程
$$y'' + py' + qy = 0 \tag{7-17}$$

为**二阶常系数线性齐次微分方程**(second-order linear homogeneous differential equation with constant coefficients). 本节主要讨论二阶常系数线性齐次方程(7-17)的解法. 为此,先讨论二阶线性微分方程解的结构.

定理 7.1 设 $y_1(x)$ 与 $y_2(x)$ 是方程(7-17)的两个解,那么
$$y = C_1 y_1(x) + C_2 y_2(x) \quad (C_1, C_2 \text{ 为任意常数})$$

也是方程(7-17)的解.

证明 将 $y = C_1 y_1(x) + C_2 y_2(x)$ 代入方程(7-17)的左端,注意到 $y_1(x)$ 与 $y_2(x)$ 都是方程(7-17)的解,即有
$$y_1'' + p(x)y_1' + q(x)y_1 = 0 \quad \text{及} \quad y_2'' + p(x)y_2' + q(x)y_2 = 0,$$

于是
$$[C_1 y_1(x) + C_2 y_2(x)]'' + p(x)[C_1 y_1(x) + C_2 y_2(x)]' + q(x)[C_1 y_1(x) + C_2 y_2(x)]$$
$$= C_1[y_1''(x) + p(x)y_1'(x) + q(x)y_1(x)] + C_2[y_2''(x) + p(x)y_2'(x) + q(x)y_2(x)]$$
$$= C_1 \times 0 + C_2 \times 0 = 0.$$

上式表明 $y = C_1 y_1(x) + C_2 y_2(x)$ 是方程(7-17)的解.

齐次方程解的这个性质称为**叠加原理**(principle of superposition),这是齐次方程所特有的,叠加后的解中含有两个任意常数,是否成为方程(7-17)的通解呢? 不一定! 例如,设

$y_1(x)$ 是方程(7-17)的一个解,则 $y_2(x) = 2y_1(x)$ 也是方程(7-17)的解. 但因为 $y = (C_1 + 2C_2)y_1(x) = Cy_1(x)$ (其中 $C = C_1 + 2C_2$) 只含一个任意常数,显然不是方程(7-17)的通解,只有当 C_1 与 C_2 是两个不能合并的任意常数时,y 才是方程(7-17)的通解. 为此我们引入线性无关与线性相关的概念.

设函数 $y_1(x)$ 及 $y_2(x)$ 满足 $\dfrac{y_1(x)}{y_2(x)} \neq$ 常数,称函数 $y_1(x)$ 与 $y_2(x)$ **线性无关**(linearly independent);否则,即 $\dfrac{y_1(x)}{y_2(x)} =$ 常数,称函数 $y_1(x)$ 与 $y_2(x)$ **线性相关**(linearly dependent). 例如,函数 $\sin x$ 与 $\cos x$ 是线性无关的,而 e^x 与 $2e^x$ 则是线性相关的.

定理 7.2 设 $y_1(x)$ 与 $y_2(x)$ 是方程(7-17)的两个线性无关的解,那么

$$y = C_1 y_1(x) + C_2 y_2(x) \quad (C_1, C_2 \text{ 为任意常数})$$

是方程(7-17)的通解.

据此定理,若能找到齐次方程的两个线性无关的特解,那么齐次方程的通解就找到了.

例如,容易验证 $y_1(x) = e^{-2x}$ 与 $y_2(x) = e^x$ 是二阶齐次方程 $y'' + y' - 2y = 0$ 的两个特解,且 $\dfrac{y_1(x)}{y_2(x)} = \dfrac{e^{-2x}}{e^x} = e^{-3x} \neq$ 常数,即它们是线性无关的,因此该方程的通解为 $y = C_1 e^{-2x} + C_2 e^x$.

由定理 7.2 可知,要求出二阶常系数线性齐次方程(7-17)的通解,只要求出它的两个线性无关的特解.

观察方程(7-17)的左边各项,由于指数函数 $y = e^{\lambda x}$ 及各阶导数只相差一个常数因子,故猜想方程(7-17)有 $y = e^{\lambda x}$ 形式的解. 若能确定具体的 λ 值,则方程(7-17)的特解便找到了.

为此,将 $y = e^{\lambda x}$,$y' = \lambda e^{\lambda x}$,$y'' = \lambda^2 e^{\lambda x}$ 代入方程(7-17),得

$$(\lambda^2 + p\lambda + q)e^{\lambda x} = 0,$$

由于 $e^{\lambda x} \neq 0$,所以有

$$\lambda^2 + p\lambda + q = 0. \tag{7-18}$$

因此,只要 λ 满足方程(7-18),则函数 $e^{\lambda x}$ 就是方程(7-17)的解. 方程(7-18)称为方程(7-17)的**特征方程**(characteristic equation).

方程(7-18)是一个一元二次方程,其二次项系数、一次项系数及常数项恰好对应齐次方程中 y'',y' 及 y 的系数.

方程(7-18)的根称为方程(7-17)的**特征根**(characteristic root). 由一元二次方程根的知识可知,方程(7-17)的特征根有如下三种情形:

(1) 当 $p^2 - 4q > 0$ 时,方程(7-17)有两个不相等的实根 λ_1,$\lambda_2 (r_1 \neq r_2)$,即

$$\lambda_1 = \frac{-p + \sqrt{p^2 - 4q}}{2}, \quad \lambda_2 = \frac{-p - \sqrt{p^2 - 4q}}{2}.$$

这时 $y_1 = e^{\lambda_1 x}$ 和 $y_2 = e^{\lambda_2 x}$ 是方程(7-17)的两个特解. 因为 $\dfrac{y_1}{y_2} = e^{(\lambda_1 - \lambda_2)x} \neq$ 常数,所以 y_1

与 y_2 线性无关. 故方程(7-17)的通解为

$$y = C_1 e^{\lambda_1 x} + C_2 e^{\lambda_2 x}.$$

(2) 当 $p^2 - 4q = 0$ 时, 方程(7-17)有两个相等的实根 $\lambda_1 = \lambda_2 = \lambda$, 此时只能找到方程(7-17)的一个特解 $y_1 = e^{\lambda x}$, 为求得它的通解, 还需找到它的另一个特解 y_2, 且 y_2 与 y_1 线性无关, 即 $\dfrac{y_1(x)}{y_2(x)} \neq$ 常数.

设 $\dfrac{y_2}{y_1} = u(x)$, 即 $y_2 = e^{\lambda x} u(x)$. 下面求 $u(x)$, 由于

$$y_2' = e^{\lambda x}(u' + \lambda u),$$
$$y_2'' = e^{\lambda x}(u'' + 2\lambda u' + \lambda^2 u),$$

将 y_2, y_2' 及 y_2'' 代入方程(7-17), 得

$$e^{\lambda x}\left[(u'' + 2\lambda u' + \lambda^2 u) + p(u' + \lambda u) + qu\right] = 0.$$

因为 $e^{\lambda x} \neq 0$, 于是有

$$u'' + (p + 2\lambda)u' + (\lambda^2 + p\lambda + q)u = 0,$$

注意到 $p + 2\lambda = 0$ 及 $\lambda^2 + p\lambda + q = 0$, 于是有

$$u'' = 0.$$

因为要找一个不为常数的 $u(x)$, 所以不妨选取 $u = x$, 从而得到方程(7-17)的另一个特解

$$y = x e^{\lambda x}.$$

因此方程(7-17)的通解为

$$y = C_1 e^{\lambda x} + C_2 x e^{\lambda x}$$

或

$$y = (C_1 + C_2 x) e^{\lambda x}.$$

(3) 当 $p^2 - 4q < 0$ 时, 方程(7-17)有一对共轭复根 $\lambda_{1,2} = \alpha \pm i\beta$ $(\beta > 0)$. 此时 $y_1 = e^{(\alpha + i\beta)x}$, $y_2 = e^{(\alpha - i\beta)x}$ 是方程(7-17)的两个复值解, 在实际应用中不方便, 现把它改写为实值解形式. 根据欧拉公式

$$e^{i\theta} = \cos\theta + i\sin\theta,$$

于是

$$y_1 = e^{(\alpha + i\beta)x} = e^{\alpha x} e^{i\beta x} = e^{\alpha x}(\cos\beta x + i\sin\beta x),$$
$$y_2 = e^{(\alpha - i\beta)x} = e^{\alpha x} e^{-i\beta x} = e^{\alpha x}(\cos\beta x - i\sin\beta x).$$

根据方程解的叠加原理(定理 7.1), 两个实值函数

$$\bar{y}_1 = \frac{1}{2}y_1 + \frac{1}{2}y_2 = e^{\alpha x}\cos\beta x,$$

...

$$\bar{y}_2 = \frac{1}{2i} y_1 - \frac{1}{2i} y_2 = e^{\alpha x} \sin \beta x,$$

仍为方程(7-17)的解,且 $\dfrac{\bar{y}_1}{\bar{y}_2} = \cot \beta x \neq$ 常数,即 $\bar{y}_1$ 与 $\bar{y}_2$ 线性无关,据定理 7.2 便得到方程 (7-17)的通解为

$$y = e^{\alpha x}(C_1 \cos \beta x + C_2 \sin \beta x).$$

综上,可归纳出求解二阶常系数线性齐次方程(7-17)的通解步骤如下:

第一步,写出方程(7-17)所对应的特征方程(7-18);

第二步,求出特征方程的两个根;

第三步,根据两个特征根的情况,依照表 7.1 写出方程的通解.

表 7.1

特征方程 $\lambda^2 + p\lambda + q = 0$ 的两个根 λ_1, λ_2	微分方程 $y'' + py' + qy = 0$ 的通解
两个不相等的实根 $\lambda_1 \neq \lambda_2$	$y = C_1 e^{\lambda_1 x} + C_2 e^{\lambda_2 x}$
两个相等的实根 $\lambda_1 = \lambda_2 = \lambda$	$y = (C_1 + C_2 x) e^{\lambda x}$
一对共轭复根 $\lambda_{1,2} = \alpha \pm i\beta \ (\beta > 0)$	$y = e^{\alpha x}(C_1 \cos \beta x + C_2 \sin \beta x)$

例 7.10　求微分方程 $y'' - 2y' - 3y = 0$ 满足初始条件 $y(0) = 0$,$y'(0) = 1$ 的特解.

解　特征方程为　　　　　　　　$\lambda^2 - 2\lambda - 3 = 0.$

特征方程有不相等的实根　　　　$\lambda_1 = 3,\quad \lambda_2 = -1.$

所求微分方程的通解为　　　　　$y = C_1 e^{3x} + C_2 e^{-x}.$

将 $y(0) = 0$,$y'(0) = 1$ 代入上述通解中,得

$$\begin{cases} 0 = C_1 + C_2, \\ 1 = 3C_1 - C_2, \end{cases}$$

解得　　　　　　　　　　　　$C_1 = \frac{1}{4},\quad C_2 = -\frac{1}{4}.$

故所求特解为　　　　　　　　$y = \frac{1}{4} e^{3x} - \frac{1}{4} e^{-x}.$

例 7.11　求解初值问题

$$\begin{cases} 4y'' - 4y' + y = 0, \\ y(1) = e^{\frac{1}{2}},\quad y'(1) = 2e^{\frac{1}{2}}. \end{cases}$$

解　特征方程为　　　　　　$4\lambda^2 - 4\lambda + 1 = 0,$

该方程有两个相等的实根 $\lambda_1 = \lambda_2 = \dfrac{1}{2}$,

所求微分方程的通解为　　　　$y = (C_1 + C_2 x) e^{\frac{x}{2}}.$

对上式求导得
$$y' = \left(\frac{1}{2}C_1 + C_2 + \frac{1}{2}C_2 x\right)e^{\frac{x}{2}},$$

将初始条件 $y(1) = e^{\frac{1}{2}}$，$y'(1) = 2e^{\frac{1}{2}}$ 分别代入上面两式,得

$$\begin{cases} C_1 + C_2 = 1, \\ \frac{1}{2}C_1 + C_2 + \frac{1}{2}C_2 = 2, \end{cases}$$

解得
$$C_1 = -\frac{1}{2}, \quad C_2 = \frac{3}{2},$$

故该初值问题的解为
$$y = \left(-\frac{1}{2} + \frac{3}{2}x\right)e^{\frac{x}{2}}.$$

例 7.12 求微分方程 $y'' - 2y' + 5y = 0$ 的通解.

解 特征方程为
$$\lambda^2 - 2\lambda + 5 = 0,$$

该方程有一对共轭复根 $\lambda_{1,2} = 1 \pm 2i$,

因此所求微分方程的通解为 $y = e^x(C_1 \cos 2x + C_2 \sin 2x)$.

7.5 微分方程在医学上的应用

随着科学技术的数学化,现代医学也加快了向数学化发展的速度.普遍地、有效地应用数学方法来解决医学科研中的问题,揭示其中的数量规律性,已成为现代医学发展的潮流.这种揭示医学问题中各变量之间关系的解析式,称为数学模型.而微分方程是建立数学模型时应用得最为广泛的工具之一.下面举例来初步说明现代医学定量分析研究的一些方法和途径.

7.5.1 零级、一级和二级速率过程

1. 零级速率过程

在化学反应中,若化学反应物的化学反应速率与反应物浓度无关,则称此类反应为**零级反应**(zero order reaction).一般地,一个量在某个过程中的变化速率始终保持常数 k,称这个过程为**零级速率过程**(zero order process),k 称为**零级速率常数**.

例如,恒速静脉滴注给药过程是零级速率过程,设 t 时刻瓶内药物量为 x,滴注速率为常数 k,则

$$-\frac{dx}{dt} = k,$$

积分,得
$$x = -kt + c.$$

假设滴注开始时瓶内药物量为 x_0,即 $x|_{t=0} = x_0$.将初始条件代入,得

$$c = x_0,$$

故
$$x = -kt + x_0.$$

可以看出，零级速率过程中量和时间呈线性关系.

2. 一级速率过程

在化学反应中，若化学反应物的化学反应速率与反应物浓度成正比，则称此类反应为**一级反应**（first order reaction）. 一般地，一个量在某个过程中的变化速率与当时的量成正比，称这种过程为**一级速率过程**（first-order rate process），其比例系数称为**一级速率常数**.

例如，细菌繁殖的速度就是一个一级速率过程. 细菌繁殖的速度与当时细菌的数目成正比，假设 $t = 0$ 时，细菌数为 N_0，试建立细菌数目 N 与时间 t 的函数关系，即 $N = N(t)$.

解 由于繁殖速率是 t 时刻的细菌数 $N(t)$ 对时间 t 的导数，于是有

$$\frac{\mathrm{d}N}{\mathrm{d}t} = kN(t),$$

其中，$k > 0$ 是比例系数.

分离变量，得
$$\frac{\mathrm{d}N}{N} = k\mathrm{d}t,$$

两边积分，得
$$\ln N = kt + \ln C,$$

故方程的通解为
$$N = Ce^{kt}.$$

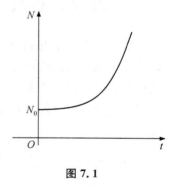

将初始条件 $N(0) = N_0$ 代入上式，得 $C = N_0$，从而所求 N 与时间 t 的函数关系为

$$N = N_0 e^{kt}.$$

可见，细菌数随时间 t 的增加而按指数规律增长（图 7.1）.

其他生物种群的增长也符合此模型，但这是理想环境下的增长，按照这一模型，当时间 $t \to +\infty$ 时，细菌数 $N \to +\infty$.

图 7.1

3. 二级速率过程

在化学反应中，若化学反应物的化学反应速率与两种反应物浓度乘积成正比，则称此类反应为**二级速率过程**（second-order rate process）.

设 a 和 b 分别为两种反应物 A 和 B 的初始浓度，且时刻 t 生成物的浓度为 x，则 $a - x$，$b - x$ 分别是时刻 t 反应物 A 和 B 浓度，依题意得

$$\frac{\mathrm{d}x}{\mathrm{d}t} = k(a-x)(b-x),$$

初始条件为 $x\big|_{t=0} = 0$.

这是可分离变量微分方程，解得 $\dfrac{1}{a-b}\ln\dfrac{a-x}{b-x} = kt + c.$

将初始条件 $x\big|_{t=0}=0$ 代入上式得　$c=\dfrac{1}{a-b}\ln\dfrac{a}{b}$,

故二级反应的规律为　　　　　$\dfrac{1}{a-b}\ln\dfrac{b(a-x)}{a(b-x)}=kt.$

7.5.2　肿瘤生长的数学模型

恶性肿瘤(癌)是人类的大敌,科学家们正从医学、生物学、生物化学等各个方面研究它的发生、生长规律以及治疗方法.下面用数学工具描述肿瘤的生长规律,建立数学模型.

通过大量的医疗实践发现,肿瘤细胞生长有以下现象:

(1) 按现有手段,当肿瘤细胞数目超过 10^{11} 时,临床上才可观察到.

(2) 肿瘤的生长初期,几乎每经过一定的时间,肿瘤细胞数目就增加一倍.

(3) 肿瘤生长的后期,由于各种生理条件的限制,肿瘤细胞数目逐渐趋向某个稳定值.

根据以上信息可以提出肿瘤生长的数学模型.

第一种模型:记 $x(t)$ 为时刻 t 的肿瘤细胞数目,设肿瘤细胞的相对增长率为常数 k,可得到一般细胞增长的模型(一级速率过程)为

$$\frac{\mathrm{d}x}{\mathrm{d}t}=kx,$$

其解为　　　　　　　　　　　$x(t)=x(0)\mathrm{e}^{kt}.$

因为初始条件 $x(0)=10^{11}$,从而得到方程的特解为

$$x(t)=10^{11}\mathrm{e}^{kt}.$$

第二种模型:由于肿瘤生长的第(3)种现象,记由于生理条件的限制,肿瘤细胞数目的极限值为 N,可得出另一个生长模型:

$$\frac{\mathrm{d}x}{\mathrm{d}t}=-kx\ln\frac{x}{N}.$$

分离变量得　　　　　　　$\dfrac{\mathrm{d}x}{x\ln\dfrac{x}{N}}=-k\mathrm{d}t,$

两边积分得　　　　　　　$\ln\dfrac{x}{N}=-kt+\ln C.$

当 $t=0$ 时, $x=x(0)$,代入上式得

$$C=\ln\frac{x(0)}{N},$$

$$\ln\frac{x}{N}=\mathrm{e}^{-kt}\ln\frac{x(0)}{N},$$

$$x=N\mathrm{e}^{\mathrm{e}^{-kt}\ln\frac{x(0)}{N}}.$$

通过这个数学模型,可看出肿瘤细胞的生长规律.

7.5.3 静脉注射的一室线性模型

1. 快速静脉注射

一次快速静脉注射给药后,药物立即分布到血液和其他液体及组织中,并达到动态平衡.在这种情况下,称药物的体内分布符合**一室模型**.例如,葡萄糖注射液、柴胡注射液等都可快速静注.

设 x 是时刻 t 体内的药量, D 是一次快速静脉注射的剂量,假定药物消除为一级速率过程,即体内药量减少的速率与当时的体内药量成正比,则体内药量消除的速率符合方程式

$$-\frac{\mathrm{d}x}{\mathrm{d}t} = kx,$$

其中 k 为比例系数,即为一级消除速率常数.

由此方程可求得体内血药浓度随时间变化的规律.

用可分离变量法解得 $\ln x = -kt + \ln C,$

由初始条件 $t = 0$ 时 $x = D$,易得该方程的特解是

$$x = De^{-kt}.$$

假定室的理论容积——通常称为该药物的**表现分布容积**是 V,则时刻 t 的血药浓度为 $C(t) = \frac{x}{V}$ 在 $t = 0$ 时,血药浓度 $C_0 = \frac{D}{V}$,将上式两边除以 V,得

$$C = C_0 e^{-kt}.$$

这是快速静注时一室线性模型的血药浓度随时间递减的方程,它是一个单项负指数函数.

2. 恒速静脉滴注

假定药物以恒定的速率 k_0 进行静脉滴注,按一级速率过程(速率常数 $k > 0$)消除,如静脉滴注丹参注射液,其某种成分在血液中的含量的变化,遵循下面的规律.

设在时刻 t 内的药量为 x,则在体内药量变化的速度应是输入药量的速度与消除药量的速度之差,因此得到方程

$$\frac{\mathrm{d}x}{\mathrm{d}t} = k_0 - kx,$$

初始条件为 $x\big|_{t=0} = 0.$

这是一阶线性非齐次方程,解得

$$x = \frac{k_0}{k}(1 - e^{-kt}),$$

两边除以 V,得血药浓度 c 随时间 t 的变化规律为

$$c = \frac{k_0}{Vk}(1 - e^{-kt}).$$

微分方程发展简述

微分方程差不多是和微积分同时产生的,苏格兰数学家耐普尔创立对数时,就讨论过微分方程的近似解.牛顿在建立微积分的同时,对简单的微分方程用级数来求解.后来,瑞士数学家伯努利、欧拉、法国数学家克雷洛、达朗贝尔、拉格朗日等人又不断地研究和丰富了微分方程的理论.

事实上,求 $y' = f(x)$ 的原函数问题便是最简单的微分方程.牛顿已经解决了二体问题:在太阳引力作用下,一个单一的行星的运动.他把两个物体都理想化为质点,得到 3 个未知函数的 3 个二阶方程组,经简单计算证明,可化为平面问题,即两个未知函数的两个二阶微分方程组.用现在叫做"首次积分"的办法,完全解决了它的求解问题.牛顿研究天体力学和机械力学的时候,利用了微分方程这个工具,从理论上得到了行星运动规律.后来,法国天文学家勒维烈和英国天文学家亚当斯使用微分方程,各自计算出当时尚未发现的海王星的位置.这些都使数学家更加深信微分方程在认识自然、改造自然方面的巨大力量.17 世纪就提出了弹性问题,这类问题导致悬链线方程、振动弦的方程等.总之,力学、天文学、几何学等领域的许多问题都联系到微分方程.在当代,甚至许多社会科学的问题亦关系微分方程,如人口发展模型、交通流模型等,因而微分方程的研究是与人类社会密切相关的.

微分方程理论逐步完善的时候,利用它就可以精确地表述事物变化所遵循的基本规律.只要列出相应的微分方程,有了解方程的方法,微分方程也就成了最有生命力的数学分支.起初,数学家们把精力集中于求微分方程的通解上,后来证明这一般情况下是不可能,于是逐步放弃了这一奢望,而转向定解问题,即初值问题、边值问题、混合问题等.但是,即便是一阶常微分方程,初等解(化为积分形式)也被证明不可能,于是转向定量方法(数值计算)、定性方法,而这首先要解决解的存在性、唯一性等理论上的问题.大部分的常微分方程求不出十分精确的解,而只能得到近似解.当然,这个近似解的精确程度是比较高的.另外还应该指出,用来描述物理过程的微分方程,以及由试验测定的初始条件也是近似的,这种近似之间的影响和变化还必须在理论上加以解决.

本章小结

1. 可分离变量的微分方程求解是先将变量分离,然后两边积分得方程的通解.即

(1) 分离变量:对可分离变量微分方程 $\dfrac{\mathrm{d}y}{\mathrm{d}x} = f(x)g(y)$ 改写为

$$\frac{\mathrm{d}y}{g(y)} = f(x)\mathrm{d}x.$$

(2) 两边积分:$\displaystyle\int \frac{\mathrm{d}y}{g(y)} = \int f(x)\mathrm{d}x$,即可求得通解.

2. 非齐次方程 $y' + P(x)y = Q(x)$ 的通解为

$$y = \mathrm{e}^{-\int P(x)\mathrm{d}x}\left[\int Q(x)\mathrm{e}^{\int P(x)\mathrm{d}x}\mathrm{d}x + C\right].$$

3. 二阶常系数线性齐次方程 $y'' + py' + qy = 0$ 的通解

特征方程 $\lambda^2 + p\lambda + q = 0$ 的两个根 λ_1, λ_2	微分方程 $y'' + py' + qy = 0$ 的通解
两个不相等的实根 $\lambda_1 \neq \lambda_2$	$y = C_1 \mathrm{e}^{\lambda_1 x} + C_2 \mathrm{e}^{\lambda_2 x}$
两个相等的实根 $\lambda_1 = \lambda_2 = \lambda$	$y = (C_1 + C_2 x)\mathrm{e}^{\lambda x}$
一对共轭复根 $\lambda_{1,2} = \alpha \pm \mathrm{i}\beta \ (\beta > 0)$	$y = \mathrm{e}^{\alpha x}(C_1 \cos \beta x + C_2 \sin \beta x)$

关 键 术 语

微分方程(differential equation);

可分离变量的微分方程(separated variable differential equation);

一阶线性微分方程(first order linear differential equation);

常数变易法(method of variation of constant).

习 题 7

1. 从以下等式中找出微分方程,再从微分方程中找出线性微分方程、常系数线性微分方程,并标明各微分方程的阶数.

(1) $y'' - 3y' + 2y = x$;

(2) $y^2 - 3y + 2 = x$;

(3) $y^2 - 3y' + 2 = 0$;

(4) $(y')^2 = 2x + 5$;

(5) $\mathrm{d}y = (2x+5)\mathrm{d}x$;

(6) $y'' = \sin x$;

(7) $\mathrm{d}y = (2x + 3y - 5)\mathrm{d}x$;

(8) $y'' = \cos^2 y \sin x$;

(9) $y'' - (y')^2 + 2y = x$;

(10) $3y'' - 2y' + 4y = 0$;

(11) $xy''' + 2y'' + x(y')^4 + y = 0$;

(12) $2y'' = 3y'$.

2. 判断下列函数是否是微分方程 $\dfrac{\mathrm{d}y}{\mathrm{d}x} - 2xy = 0$ 的解,是通解还是特解?

(1) $y = ce^{2x}$;

(2) $y = ce^{x^2}$;

(3) $y = cx^2$;

(4) $y = 5e^{x^2}$;

(5) $y = 4e^{-x^2}$;

(6) $y = e^{x^2} + c$.

3. 求下列微分方程的通解.

(1) $xy' - y\ln y = 0$;

(2) $(1 + e^x)yy' = e^x$;

(3) $y' - xy' = a(y^2 + y')$;

(4) $\dfrac{\mathrm{d}y}{\mathrm{d}x} = e^{x+y}$;

(5) $(xy - y^2)\mathrm{d}x - (x^2 - 2xy)\mathrm{d}y = 0$;

(6) $(e^{x+y} - e^x)\mathrm{d}x + (e^{x+y} + e^y)\mathrm{d}y = 0$;

(7) $x\dfrac{\mathrm{d}y}{\mathrm{d}x} = y\ln\dfrac{y}{x}$;

(8) $(x^2 + y^2)\mathrm{d}x - xy\mathrm{d}y = 0$.

4. 求解下列方程.

(1) $(x^2 - 1)y' + 2xy - \cos x = 0$;

(2) $y\mathrm{d}x + (x - y^3)\mathrm{d}y = 0$;

(3) $y' - y\tan x = \sec x$;

(4) $(x-2)\dfrac{\mathrm{d}y}{\mathrm{d}x} = y + 2(x-2)^3$;

(5) $\dfrac{\mathrm{d}y}{\mathrm{d}x} - y = xy^5$;

(6) $x\mathrm{d}y - [y + xy^3(1 + \ln x)]\mathrm{d}x = 0$.

5. 求下列方程的特解.

(1) $1 + y^2 - xyy' = 0, y\big|_{x=1} = 1$;

(2) $\sin y \cos x \mathrm{d}y = \cos y \sin x \mathrm{d}x, y\big|_{x=0} = \dfrac{\pi}{4}$;

(3) $\dfrac{\mathrm{d}y}{\mathrm{d}x} + \dfrac{y}{x} = \dfrac{\sin x}{x}, y\big|_{x=\pi} = 1$;

(4) $\dfrac{\mathrm{d}y}{\mathrm{d}x} + \dfrac{2 - 3x^2}{x^3}y = 1, y\big|_{x=1} = 0$;

6. 求以下二阶常系数线性齐次方程的通解或特解.

(1) $y'' + 2y' - 3y = 0$;

(2) $y'' + 2y' = 0$;

(3) $y'' + 2y = 0$;　　　　　　　　　(4) $3y'' + 5y' + 3y = 0$;

(5) $y'' + 25y = 0, y\Big|_{x=0} = 0, y'\Big|_{x=0} = 5$;　　(6) $y'' - 4y' + 13y = 0, y\Big|_{x=0} = 0, y'\Big|_{x=0} = 3$.

7. 无移除的流行病模型(SI 模型). 设某种流行病感染通过一易感性相同的封闭性团体内 n 个成员之间的接触而传播,并假定任何个体一旦被染上此病,便在整个过程中保持传染性而不被消除,由于个体间的频繁接触致使疾病传播开来. 假设开始时有一个感染者进入该团体,即 $t = 0$ 时, $y = 1$, 设 t 时刻感染者的个体数为 $y = y(t)$, 则易感者的个体数为 $n + 1 - y$. 被感染疾病的个体增加的速度 $\dfrac{\mathrm{d}y}{\mathrm{d}t}$ 与感染者及易感者的个体数的乘积成正比(比例系数设为 $k > 0$, 即感染率). 试建立描述这一过程的微分方程,并确定 y 与 t 的函数关系.

8. 设一容器内由 100 L 溶液,其中含 10 g 净盐,若以 3 L/min 匀速注入净水,同时以 2 L/min 的速率流出均匀溶液,问开始后 1 h,溶液中还有多少克净盐?

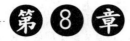

线 性 代 数

学习目标

    掌握   行列式的计算;行列式按行(列)展开;矩阵的初等变换;线性方程组的求解;方阵的特征值和特征根求解.

    熟悉   行列式的性质;矩阵的秩;逆矩阵的求解;线性方程组解的结构;向量组的线性组合.

    了解   行列式、矩阵的定义;克拉默法则;向量空间.

    线性代数是代数学的重要分支,主要用于处理线性关系问题.线性代数研究的数学对象之间的关系通常是以一次形式来表达.线性代数虽然历史非常久远,但是作为一个独立的分支在 20 世纪才形成.随着线性方程组和变量的变换问题的深入,18 世纪到 19 世纪,行列式和矩阵先后产生,并作为解决线性问题有力的工具,推动了线性代数的发展.向量的引入形成了向量空间,自此,向量空间和线性变换及其关联的矩阵理论,构成了线性的核心内容.

    线性代数广泛应用于数学、物理学、技术科学,在计算机飞速发展的今天,线性代数在与计算机相关的科学中也有着重要的应用.代数方法解决实际问题已渗透到各个领域,具有重要性和实用性,因此学习线性代数的基本理论与方法,才能培养解决实际问题的能力,并为学习相关课程及进一步扩大数学知识而奠定必要的数学基础.

    本章主要介绍行列式的概念与计算、矩阵及其运算、向量及其线性相关性、线性方程组及矩阵的特征值和特征向量.

8.1 行列式

    行列式(determinant)是一个重要的数学工具,其理论起源于线性方程组的求解.它不但在数学中有广泛的应用,而且在许多理论和实际应用问题中,也发挥着重要的作用.

8.1.1 行列式的概念

    用消元法求解二元线性方程组:

$$\begin{cases} a_{11}x_1 + a_{12}x_2 = b_1, \\ a_{21}x_1 + a_{22}x_2 = b_2. \end{cases} \tag{8-1}$$

为消去未知数 x_2, 以 a_{22} 与 a_{12} 分别乘上列两方程的两端, 然后两个方程相减, 得

$$(a_{11}a_{22} - a_{12}a_{21})x_1 = b_1 a_{22} - a_{12} b_2,$$

类似地, 消去 x_1, 得

$$(a_{11}a_{22} - a_{12}a_{21})x_2 = a_{11} b_2 - b_1 a_{21}.$$

当 $a_{11}a_{22} - a_{12}a_{21} \neq 0$ 时, 求得线性方程组(8-1)的解为

$$x_1 = \frac{b_1 a_{22} - a_{12} b_2}{a_{11}a_{22} - a_{12}a_{21}}, \quad x_2 = \frac{a_{11} b_2 - b_1 a_{21}}{a_{11}a_{22} - a_{12}a_{21}}. \tag{8-2}$$

为了便于记忆, 我们引入记号 $D = \begin{vmatrix} a_{11} & a_{12} \\ a_{21} & a_{22} \end{vmatrix}$, 称之为**二阶行列式**, 它表示数 $a_{11}a_{22} - a_{12}a_{21}$, 即

$$\begin{vmatrix} a_{11} & a_{12} \\ a_{21} & a_{22} \end{vmatrix} = a_{11}a_{22} - a_{12}a_{21}. \tag{8-3}$$

注 行列式表示一个算式, 计算结果就是一个数.

行列式中横排的叫作**行**(row), 纵排的叫作**列**(column), 数 $a_{ij}(i, j = 1, 2)$ 称为行列式的**元素**或**元**. 元素 a_{ij} 的第一个下标 i 称为**行标**, 表示该元素位于第 i 行, 第二个下标 j 称为**列标**, 表示该元素位于第 j 列. 位于第 i 行 j 列的元素称为行列式的 (i, j) 元.

上述二阶行列式的定义, 可用对角线法则来记忆, 如图 8.1 所示.

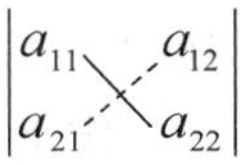

实线表示的对角线称为**主对角线**, 虚线表示的对角线称为**副对角线**. 于是二阶行列式便是主对角线上的两元素之积与副对角线上两元素之积的差.

图 8.1

若记

$$D = \begin{vmatrix} a_{11} & a_{12} \\ a_{21} & a_{22} \end{vmatrix}, \quad D_1 = \begin{vmatrix} b_1 & a_{12} \\ b_2 & a_{22} \end{vmatrix}, \quad D_2 = \begin{vmatrix} a_{11} & b_1 \\ a_{21} & b_2 \end{vmatrix},$$

那么, 当 $D \neq 0$ 时, 式(8-2)可写成

$$x_1 = \frac{D_1}{D}, \quad x_2 = \frac{D_2}{D}. \tag{8-4}$$

类似地, 还可定义三阶行列式.

定义 8.1 由 3^2 个数 $a_{ij}(i, j = 1, 2, 3)$ 排成 3 行 3 列的数表

$$\begin{matrix} a_{11} & a_{12} & a_{13} \\ a_{21} & a_{22} & a_{23} \\ a_{31} & a_{32} & a_{33} \end{matrix} \tag{8-5}$$

记

$$\begin{vmatrix} a_{11} & a_{12} & a_{13} \\ a_{21} & a_{22} & a_{23} \\ a_{31} & a_{32} & a_{33} \end{vmatrix} = a_{11}a_{22}a_{33} + a_{12}a_{23}a_{31} + a_{13}a_{21}a_{32} - a_{12}a_{21}a_{33} - a_{11}a_{23}a_{32} - a_{13}a_{22}a_{31},$$

(8-6)

称为数表(8-5)所确定的**三阶行列式**.

上述定义表明三阶行列式含 6 项,每项均为不同行、不同列的 3 个数的乘积,再冠以正负号,其规律遵循对角线法则(也称Sarrus 法),如图 8.2 所示.

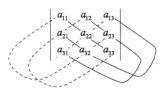

图 8.2

图中三条实线看作是平行于主对角线的连线,三条虚线看作是平行于副对角线的连线,在实线上的三个元素的乘积冠正号,为三个正项的和 $a_{11}a_{22}a_{33} + a_{12}a_{23}a_{31} + a_{13}a_{21}a_{32}$,在虚线上的三个元素的乘积冠负号,为三个负项的和 $-a_{12}a_{21}a_{33} - a_{11}a_{23}a_{32} - a_{13}a_{22}a_{31}$.

定义 8.2 将 $1, 2, \cdots, n$ 任意排成一行为 $i_1, i_2, \cdots, i_n$(称为一个 **n 阶排列**),从中任取两个数为一数对,记作 (i_j, i_k),其中 $j < k$,若 $i_j > i_k$,则称 (i_j, i_k) 构成排列的一个**逆序**,排列 $i_1, i_2, \cdots, i_n$ 中逆序的个数称为该排列的**逆序数**,记作 $\tau(i_1 i_2 \cdots i_n)$.

在式(8-6)中,每一项是第一个下标按自然数 $1, 2, 3$ 的排列,第二个下标的排列恰好是 3! 全排列中的一个排列,三阶行列式共有 3! 项,其中前三项取正号,后三项取负号,由第二个下标排列的逆序数所决定,所以三阶行列式 D 可表示成

$$D = \sum_{p_1 p_2 p_3} (-1)^{\tau(p_1 p_2 p_3)} a_{1p_1} a_{2p_2} a_{3p_3}.$$

其中,$p_1 p_2 p_3$ 为自然数 $1, 2, 3$ 的一个排列,$\tau(p_1 p_2 p_3)$ 表示排列 $p_1 p_2 p_3$ 的逆序数.

定义 8.3 设有 n^2 个数 a_{ij},排成 n 行 n 列的数表

$$\begin{matrix} a_{11} & a_{12} & \cdots & a_{1n} \\ a_{21} & a_{22} & \cdots & a_{2n} \\ \vdots & \vdots & & \vdots \\ a_{n1} & a_{n2} & \cdots & a_{nn} \end{matrix}$$

(8-7)

用符号

$$\begin{vmatrix} a_{11} & a_{12} & \cdots & a_{1n} \\ a_{21} & a_{22} & \cdots & a_{2n} \\ \vdots & \vdots & & \vdots \\ a_{n1} & a_{n2} & \cdots & a_{nn} \end{vmatrix}$$

表示的 **n 阶行列式**是指 $n!$ 项的代数和,这些项是一切可能的所有取自式(8-7)的不同行不同列的 n 个数的乘积

$$a_{1p_1} a_{2p_2} \cdots a_{np_n}\text{(称为通项)},$$

并冠以符号 $(-1)^{\tau(p_1 p_2 \cdots p_n)}$，得到形如

$$(-1)^{\tau(p_1 p_2 \cdots p_n)} a_{1p_1} a_{2p_2} \cdots a_{np_n} \tag{8-8}$$

的项，其中 $p_1 p_2 \cdots p_n$ 为自然数 $1,2,\cdots,n$ 的一个排列，$\tau(p_1 p_2 \cdots p_n)$ 为排列 $p_1 p_2 \cdots p_n$ 的逆序数，记作

$$D = \begin{vmatrix} a_{11} & a_{12} & \cdots & a_{1n} \\ a_{21} & a_{22} & \cdots & a_{2n} \\ \vdots & \vdots & & \vdots \\ a_{n1} & a_{n2} & \cdots & a_{nn} \end{vmatrix} = \sum (-1)^{\tau(p_1 p_2 \cdots p_n)} a_{1p_1} a_{2p_2} \cdots a_{np_n},$$

简记作 $\det(a_{ij})$，其中 a_{ij} 为行列式中位于第 i 行 j 列的元素.

说明 （1）行列式是一种特定的算式，它是根据求解方程个数和未知量个数相同的线性方程组的需要而定义的.

（2）n 阶行列式是 $n!$ 项的代数和.

（3）n 阶行列式的每项都是位于不同行、不同列的 n 个元素的乘积.

特别地，有

$$\begin{vmatrix} a_{11} & a_{12} & \cdots & a_{1n} \\ 0 & a_{22} & \cdots & a_{2n} \\ \vdots & \vdots & \ddots & \vdots \\ 0 & 0 & \cdots & a_{nn} \end{vmatrix} = a_{11} a_{22} \cdots a_{nn} \text{ 为上三角行列式（upper triangular determinant）.}$$

$$\begin{vmatrix} a_{11} & 0 & \cdots & 0 \\ a_{21} & a_{22} & \cdots & 0 \\ \vdots & \vdots & \ddots & \vdots \\ a_{n1} & a_{n2} & \cdots & a_{nn} \end{vmatrix} = a_{11} a_{22} \cdots a_{nn} \text{ 为下三角行列式（lower triangular determinant）.}$$

（4）$a_{1p_1} a_{2p_2} \cdots a_{np_n}$ 的符号为 $(-1)^{\tau(p_1 p_2 \cdots p_n)}$.

（5）一阶行列式 $|a| = a$，不要与绝对值记号相混淆.

直接根据定义计算 n 阶行列式往往是比较麻烦. 下面将研究行列式的性质，这些性质能大大简化行列式的计算.

8.1.2 行列式的性质

1. 转置行列式的概念

定义 8.4 如果把 n 阶行列式

$$D = \begin{vmatrix} a_{11} & a_{12} & \cdots & a_{1n} \\ a_{21} & a_{22} & \cdots & a_{2n} \\ \vdots & \vdots & & \vdots \\ a_{n1} & a_{n2} & \cdots & a_{nn} \end{vmatrix}$$

中的行与列按原来的顺序互换，得到新的行列式

$$D^{\mathrm{T}} = \begin{vmatrix} a_{11} & a_{21} & \cdots & a_{n1} \\ a_{12} & a_{22} & \cdots & a_{n2} \\ \vdots & \vdots & & \vdots \\ a_{1n} & a_{2n} & \cdots & a_{nn} \end{vmatrix},$$

那么，称行列式 D^{T} 为 D 的**转置行列式**（transposed determinant）. 显然 D 也是 D^{T} 的转置行列式.

2. 行列式的性质

性质 1　行列式 D 与其转置行列式 D^{T} 相等.

此性质说明行列式中行与列具有同等的地位，因此凡是对行成立的对列也同样成立，反之亦然.

性质 2　交换行列式的两行（列），行列式变号，即

$$D = \begin{vmatrix} a_{11} & a_{12} & \cdots & a_{1n} \\ \vdots & \vdots & & \vdots \\ a_{i1} & a_{i2} & \cdots & a_{in} \\ \vdots & \vdots & & \vdots \\ a_{j1} & a_{j2} & \cdots & a_{jn} \\ \vdots & \vdots & & \vdots \\ a_{n1} & a_{n2} & \cdots & a_{nn} \end{vmatrix} \xrightarrow[\text{第 } j \text{ 行}]{\text{第 } i \text{ 行}} \begin{vmatrix} a_{11} & a_{12} & \cdots & a_{1n} \\ \vdots & \vdots & & \vdots \\ a_{j1} & a_{j2} & \cdots & a_{jn} \\ \vdots & \vdots & & \vdots \\ a_{i1} & a_{i2} & \cdots & a_{in} \\ \vdots & \vdots & & \vdots \\ a_{n1} & a_{n2} & \cdots & a_{nn} \end{vmatrix} \xrightarrow[\text{第 } j \text{ 行}]{\text{第 } i \text{ 行}} -D.$$

注　以 r_i 表示行列式的第 i 行，以 c_i 表示第 i 列，交换 i，j 两行，记作 $r_i \leftrightarrow r_j$，交换 i，j 两列，记作 $c_i \leftrightarrow c_j$.

推论　如果行列式中有两行（列）对应元素相同，则此行列式的值为零.

性质 3　行列式的某一行（列）中所有的元素都乘以同一数 k，等于用数 k 乘此行列式，即

$$\begin{vmatrix} a_{11} & a_{12} & \cdots & a_{1n} \\ \vdots & \vdots & & \vdots \\ ka_{i1} & ka_{i2} & \cdots & ka_{in} \\ \vdots & \vdots & & \vdots \\ a_{n1} & a_{n2} & \cdots & a_{nn} \end{vmatrix} = k \begin{vmatrix} a_{11} & a_{12} & \cdots & a_{1n} \\ \vdots & \vdots & & \vdots \\ a_{i1} & a_{i2} & \cdots & a_{in} \\ \vdots & \vdots & & \vdots \\ a_{n1} & a_{n2} & \cdots & a_{nn} \end{vmatrix}.$$

注　第 i 行（列）乘以 k，记作 $r_i \cdot k$（$c_i \cdot k$）.

推论 1　行列式的某一行（列）中所有元素的公因子可以提到行列式符号的外面.

推论 2　如果行列式中有一行（列）的全部元素都是零，那么这个行列式的值为零.

性质 4　若行列式的某一列（行）的元素都是两数之和，则此行列式等于两个行列式之和，这两个行列式分别以这两个数所在的列（行）对应位置的元素为元素，其他位置的元素与原行列式相同，即

$$D = \begin{vmatrix} a_{11} & a_{12} & \cdots & (a_{1i} + a'_{1i}) & \cdots & a_{1n} \\ a_{21} & a_{22} & \cdots & (a_{2i} + a'_{2i}) & \cdots & a_{2n} \\ \vdots & \vdots & & \vdots & & \vdots \\ a_{n1} & a_{n2} & \cdots & (a_{ni} + a'_{ni}) & \cdots & a_{nn} \end{vmatrix},$$

则

$$D = \begin{vmatrix} a_{11} & a_{12} & \cdots & a_{1i} & \cdots & a_{1n} \\ a_{21} & a_{22} & \cdots & a_{2i} & \cdots & a_{2n} \\ \vdots & \vdots & & \vdots & & \vdots \\ a_{n1} & a_{n2} & \cdots & a_{ni} & \cdots & a_{nn} \end{vmatrix} + \begin{vmatrix} a_{11} & a_{12} & \cdots & a'_{1i} & \cdots & a_{1n} \\ a_{21} & a_{22} & \cdots & a'_{2i} & \cdots & a_{2n} \\ \vdots & \vdots & & \vdots & & \vdots \\ a_{n1} & a_{n2} & \cdots & a'_{ni} & \cdots & a_{nn} \end{vmatrix}.$$

性质 5　行列式中如果有两行(列)元素成比例,则此行列式为零.

性质 6　把行列式的某一行(列)的各元素乘以同一个数然后加到另一行(列)对应的元素上去,行列式不变.

注　记数 k 乘第 j 行(列)加到第 i 行(列)上为 $r_i + kr_j$ ($c_i + kc_j$).

计算行列式的常用方法:利用运算 $r_i + kr_j$ 把行列式化为上三角行列式.

例 8.1　计算 $D = \begin{vmatrix} 1 & 1 & -1 & 2 \\ -1 & -1 & -4 & 1 \\ 2 & 4 & -6 & 1 \\ 1 & 2 & 4 & 2 \end{vmatrix}$.

解　$D \xlongequal[\substack{r_3 - 2r_1 \\ r_4 - r_1}]{r_2 + r_1} \begin{vmatrix} 1 & 1 & -1 & 2 \\ 0 & 0 & 5 & 3 \\ 0 & 2 & -4 & -3 \\ 0 & 1 & -5 & 0 \end{vmatrix} \xlongequal{r_2 \leftrightarrow r_4} - \begin{vmatrix} 1 & 1 & -1 & 2 \\ 0 & 1 & 5 & 0 \\ 0 & 2 & -4 & -3 \\ 0 & 0 & -5 & 3 \end{vmatrix}$

$\xlongequal{r_3 - 2r_2} - \begin{vmatrix} 1 & 1 & -1 & 2 \\ 0 & 1 & 5 & 0 \\ 0 & 0 & -14 & -3 \\ 0 & 0 & -5 & 3 \end{vmatrix} \xlongequal{r_4 - \frac{5}{14}r_3} - \begin{vmatrix} 1 & 1 & -1 & 2 \\ 0 & 1 & 5 & 0 \\ 0 & 0 & -14 & -3 \\ 0 & 0 & 0 & \frac{57}{14} \end{vmatrix}$

$= -1 \times 1 \times (-14) \times \dfrac{57}{14} = 57.$

例 8.2　计算 n 阶行列式 $D = \begin{vmatrix} a & b & b & \cdots & b \\ b & a & b & \cdots & b \\ b & b & a & \cdots & b \\ \vdots & \vdots & \vdots & & \vdots \\ b & b & b & \cdots & a \end{vmatrix}$.

解　先观察再计算,该行列式每列(行)各元素之和相等.

将 D 的第 2，3，$\cdots$，n 列都加到第 1 列，得

$$D = \begin{vmatrix} a+(n-1)b & b & b & \cdots & b \\ a+(n-1)b & a & b & \cdots & b \\ a+(n-1)b & b & a & \cdots & b \\ \vdots & \vdots & \vdots & & \vdots \\ a+(n-1)b & b & b & \cdots & a \end{vmatrix}$$

$$= [a+(n-1)b] \begin{vmatrix} 1 & b & b & \cdots & b \\ 1 & a & b & \cdots & b \\ 1 & b & a & \cdots & b \\ \vdots & \vdots & \vdots & & \vdots \\ 1 & b & b & \cdots & a \end{vmatrix}$$

$$\xlongequal[i=2,\cdots,n]{r_i - r_1} [a+(n-1)b] \begin{vmatrix} 1 & b & b & \cdots & b \\ 0 & a-b & 0 & \cdots & 0 \\ 0 & 0 & a-b & \cdots & 0 \\ \vdots & \vdots & \vdots & & \vdots \\ 0 & 0 & 0 & \cdots & a-b \end{vmatrix}$$

$$= [a+(n-1)b](a-b)^{n-1}.$$

例 8.3 计算 $D = \begin{vmatrix} a & b & c & d \\ a & a+b & a+b+c & a+b+c+d \\ a & 2a+b & 3a+2b+c & 4a+3b+2c+d \\ a & 3a+b & 6a+3b+c & 10a+6b+3c+d \end{vmatrix}.$

解 从第 4 行开始，后行减前行，即

$$D \xlongequal[\substack{r_3-r_2 \\ r_2-r_1}]{r_4-r_3} \begin{vmatrix} a & b & c & d \\ 0 & a & a+b & a+b+c \\ 0 & a & 2a+b & 3a+2b+c \\ 0 & a & 3a+b & 6a+3b+c \end{vmatrix} \xlongequal[r_3-r_2]{r_4-2_3} \begin{vmatrix} a & b & c & d \\ 0 & a & a+b & a+b+c \\ 0 & 0 & a & 2a+b \\ 0 & 0 & a & 3a+b \end{vmatrix}$$

$$\xlongequal{r_4-r_3} \begin{vmatrix} a & b & c & d \\ 0 & a & a+b & a+b+c \\ 0 & 0 & a & 2a+b \\ 0 & 0 & 0 & a \end{vmatrix} = a^4.$$

8.1.3 行列式按行(列)展开

一般地，低阶行列式的计算比高阶行列式的计算要简便，于是我们自然地考虑用低阶行列式来表示高阶行列式的问题.

首先介绍余子式与代数余子式的概念.

1. 余子式与代数余子式

定义 8.5 在 n 阶行列式中，把元素 a_{ij} 所在的第 i 行和第 j 列划去后，剩下的 $(n-1)$ 阶

行列式称为元素 a_{ij} 的**余子式**(cofactor),记作 M_{ij},且记 $A_{ij}=(-1)^{i+j}M_{ij}$,称 A_{ij} 为元素 a_{ij} 的**代数余子式**(algebraic cofactor).

例如,行列式

$$D=\begin{vmatrix} a_{11} & a_{12} & a_{13} & a_{14} \\ a_{21} & a_{22} & a_{23} & a_{24} \\ a_{31} & a_{32} & a_{33} & a_{34} \\ a_{41} & a_{42} & a_{43} & a_{44} \end{vmatrix}$$

中元素 a_{23} 的余子式和代数余子式分别为

$$M_{23}=\begin{vmatrix} a_{11} & a_{12} & a_{14} \\ a_{31} & a_{32} & a_{34} \\ a_{41} & a_{42} & a_{44} \end{vmatrix},\quad A_{23}=(-1)^{2+3}M_{23}=-M_{23}.$$

行列式中每一元素分别对应着一个余子式和一个代数余子式.

2. 行列式按行(列)展开法则

定理 8.1　n 阶行列式 $D=\det(a_{ij})$ 等于它的任一行(列)的各元素与其对应的代数余子式乘积之和,即

$$D=a_{i1}A_{i1}+a_{i2}A_{i2}+\cdots+a_{in}A_{in} \quad (i=1,2,\cdots,n) \tag{8-9}$$

或

$$D=a_{1j}A_{1j}+a_{2j}A_{2j}+\cdots+a_{nj}A_{nj} \quad (j=1,2,\cdots,n). \tag{8-10}$$

利用这一法则并结合行列式的性质,可以简化行列式的计算.

3. 行列式的计算

例 8.4　计算 $D=\begin{vmatrix} 3 & 1 & -1 & 2 \\ -5 & 1 & 3 & -4 \\ 2 & 0 & 1 & -1 \\ 1 & -5 & 3 & -3 \end{vmatrix}$.

解　$D\xrightarrow[c_4+c_3]{c_1+(-2)c_3}\begin{vmatrix} 5 & 1 & -1 & 1 \\ -11 & 1 & 3 & -1 \\ 0 & 0 & 1 & 0 \\ -5 & -5 & 3 & 0 \end{vmatrix}=(-1)^{3+3}\begin{vmatrix} 5 & 1 & 1 \\ -11 & 1 & -1 \\ -5 & -5 & 0 \end{vmatrix}$

$\xrightarrow{r_2+r_1}\begin{vmatrix} 5 & 1 & 1 \\ -6 & 2 & 0 \\ -5 & -5 & 0 \end{vmatrix}=(-1)^{1+3}\begin{vmatrix} -6 & 2 \\ -5 & -5 \end{vmatrix}=40.$

例 8.5　证明范德蒙德(Vandermonde)行列式

$$D_n = \begin{vmatrix} 1 & 1 & \cdots & 1 \\ x_1 & x_2 & \cdots & x_n \\ x_1^2 & x_2^2 & \cdots & x_n^2 \\ \vdots & \vdots & & \vdots \\ x_1^{n-1} & x_2^{n-1} & \cdots & x_n^{n-1} \end{vmatrix} = \prod_{n \geqslant i \geqslant j \geqslant 1} (x_i - x_j).$$

证明 用数学归纳法. 当 $n = 2$ 时,

$$D_2 = \begin{vmatrix} 1 & 1 \\ x_1 & x_2 \end{vmatrix} = x_2 - x_1 = \prod_{2 \geqslant i \geqslant j \geqslant 1} (x_i - x_j),$$

所以等式成立.

假设对小于 n 阶的范德蒙德行列式成立,现证对 n 阶范德蒙德行列式亦成立.

为此,设法把 D_n 降阶:从第 n 行开始,后行减去前行的 x_1 倍,得

$$D_n = \begin{vmatrix} 1 & 1 & \cdots & 1 \\ 0 & x_2 - x_1 & \cdots & x_n - x_1 \\ \vdots & \vdots & & \vdots \\ 0 & x_2^{n-2}(x_2 - x_1) & \cdots & x_n^{n-2}(x_n - x_1) \end{vmatrix}.$$

按第 1 列展开,并把每列的公因子 $(x_i - x_1)$ 提出,就有

$$D_n = (x_2 - x_1) \cdots (x_n - x_1) \begin{vmatrix} 1 & 1 & \cdots & 1 \\ x_2 & x_3 & \cdots & x_n \\ \vdots & \vdots & & \vdots \\ x_2^{n-2} & x_3^{n-2} & \cdots & x_n^{n-2} \end{vmatrix}.$$

上式右端的行列式是 $n-1$ 阶范德蒙德行列式,按假设,它等于所有 $(x_i - x_j)$ 因子的乘积,其中 $n \geqslant i \geqslant j \geqslant 2$,故

$$D_n = (x_2 - x_1) \cdots (x_n - x_1) \prod_{n \geqslant i \geqslant j \geqslant 2} (x_i - x_j) = \prod_{n \geqslant i \geqslant j \geqslant 1} (x_i - x_j).$$

8.1.4 克拉默法则

1. 非齐次与齐次线性方程组的概念

设线性方程组

$$\begin{cases} a_{11}x_1 + a_{12}x_2 + \cdots + a_{1n}x_n = b_1, \\ a_{21}x_1 + a_{22}x_2 + \cdots + a_{2n}x_n = b_2, \\ \qquad\qquad\qquad\qquad\qquad\vdots \\ a_{m1}x_1 + a_{m2}x_2 + \cdots + a_{mn}x_n = b_m. \end{cases}$$

若常数项 b_1, b_2, $\cdots$, b_m 不全为零,则称此方程组为**非齐次线性方程组**(system of non-homogeneous linear equations);若常数项 b_1, b_2, $\cdots$, b_m 全为零,则称方程组为**齐次线性方**

程组(system of homogeneous linear equations).

现在我们来讨论含有 n 个方程的 n **元线性方程组**(system of linear equations)

$$\begin{cases} a_{11}x_1 + a_{12}x_2 + \cdots + a_{1n}x_n = b_1, \\ a_{21}x_1 + a_{22}x_2 + \cdots + a_{2n}x_n = b_2, \\ \qquad\qquad\qquad\qquad\quad \vdots \\ a_{n1}x_1 + a_{n2}x_2 + \cdots + a_{nn}x_n = b_n. \end{cases} \tag{8-11}$$

的求解公式.

2. 克拉默法则

定理 8.2(克拉默法则)　若线性方程组(8-11)的系数行列式

$$D = \begin{vmatrix} a_{11} & a_{12} & \cdots & a_{1n} \\ a_{21} & a_{22} & \cdots & a_{2n} \\ \vdots & \vdots & & \vdots \\ a_{n1} & a_{n2} & \cdots & a_{nn} \end{vmatrix} \neq 0,$$

则方程组有唯一解：　$x_j = \dfrac{D_j}{D} \quad (j = 1, 2, \cdots, n),$

其中

$$D_j = \begin{vmatrix} a_{11} & a_{12} & \cdots & a_{1,j-1} & b_1 & a_{1,j+1} & \cdots & a_{1n} \\ a_{21} & a_{22} & \cdots & a_{2,j-1} & b_2 & a_{2,j+1} & \cdots & a_{2n} \\ \vdots & \vdots & & \vdots & \vdots & \vdots & & \vdots \\ a_{n1} & a_{n2} & \cdots & a_{n,j-1} & b_n & a_{n,j+1} & \cdots & a_{nn} \end{vmatrix}.$$

例 8.6　解线性方程组

$$\begin{cases} 2x_1 + x_2 - 5x_3 + x_4 = 8, \\ x_1 - 3x_2 \qquad\quad - 6x_4 = 9, \\ \qquad 2x_2 - x_3 + 2x_4 = -5, \\ x_1 + 4x_2 - 7x_3 + 6x_4 = 0. \end{cases}$$

解　$D = \begin{vmatrix} 2 & 1 & -5 & 1 \\ 1 & -3 & 0 & -6 \\ 0 & 2 & -1 & 2 \\ 1 & 4 & -7 & 6 \end{vmatrix} \xrightarrow[r_4 - r_2]{r_1 - 2r_2} \begin{vmatrix} 0 & 7 & -5 & 13 \\ 1 & -3 & 0 & -6 \\ 0 & 2 & -1 & 2 \\ 0 & 7 & -7 & 12 \end{vmatrix}$

$= - \begin{vmatrix} 7 & -5 & 13 \\ 2 & -1 & 2 \\ 7 & -7 & 12 \end{vmatrix} \xrightarrow[c_3 + 2c_2]{c_1 + 2c_2} - \begin{vmatrix} -3 & -5 & 3 \\ 0 & -1 & 0 \\ -7 & -7 & -2 \end{vmatrix}$

$= \begin{vmatrix} -3 & 3 \\ -7 & -2 \end{vmatrix} = 27.$

由于 $D \neq 0$, 可用克拉默法则求解.

$$D_1 = \begin{vmatrix} 8 & 1 & -5 & 1 \\ 9 & -3 & 0 & -6 \\ -5 & 2 & -1 & 2 \\ 0 & 4 & -7 & 6 \end{vmatrix} = 81, \quad D_2 = \begin{vmatrix} 2 & 8 & -5 & 1 \\ 1 & 9 & 0 & -6 \\ 0 & -5 & -1 & 2 \\ 1 & 0 & -7 & 6 \end{vmatrix} = -108,$$

$$D_3 = \begin{vmatrix} 2 & 1 & 8 & 1 \\ 1 & -3 & 9 & -6 \\ 0 & 2 & -5 & 2 \\ 1 & 4 & 0 & 6 \end{vmatrix} = -27, \quad D_4 = \begin{vmatrix} 2 & 1 & -5 & 8 \\ 1 & -3 & 0 & 9 \\ 0 & 2 & -1 & -5 \\ 1 & 4 & -7 & 0 \end{vmatrix} = 27.$$

由克拉默法则,得

$$x_1 = \frac{D_1}{D} = \frac{81}{27} = 3, \quad x_2 = \frac{D_2}{D} = \frac{-108}{27} = -4,$$

$$x_3 = \frac{D_3}{D} = \frac{-27}{27} = -1, \quad x_4 = \frac{D_4}{D} = \frac{27}{27} = 1.$$

8.2 矩阵及其运算

8.2.1 矩阵的概念

矩阵和行列式一样,是从研究线性方程组的问题中引出来的. 只不过行列式是从特殊的线性方程组(即未知量的个数与方程个数相同)引出来的,而矩阵则是从一般线性方程组引出来的,所以矩阵的应用更加广泛.

1. 矩阵概念的引入

引例 设线性方程组

$$\begin{cases} a_{11}x_1 + a_{12}x_2 + \cdots + a_{1n}x_n = b_1, \\ a_{21}x_1 + a_{22}x_2 + \cdots + a_{2n}x_n = b_2, \\ \qquad\qquad\qquad\qquad\qquad\vdots \\ a_{n1}x_1 + a_{n2}x_2 + \cdots + a_{nn}x_n = b_n. \end{cases} \tag{8-12}$$

线性方程组(8-12)的解取决于系数 $a_{ij}(i, j = 1, 2, \cdots, n)$ 和常数项 $b_i(i = 1, 2, \cdots, n)$. 线性方程组的系数与常数项按原位置可排为

$$\begin{pmatrix} a_{11} & a_{12} & \cdots & a_{1n} & b_1 \\ a_{21} & a_{22} & \cdots & a_{2n} & b_2 \\ \vdots & \vdots & & \vdots & \vdots \\ a_{n1} & a_{n2} & \cdots & a_{nn} & b_n \end{pmatrix}.$$

对线性方程组的研究可转化为对以上数表的研究.

2. 矩阵的定义

定义 8.6 由 $m \times n$ 个数 $a_{ij}(i=1, 2, \cdots, m; j=1, 2, \cdots, n)$ 排成的 m 行 n 列的数表

$$\begin{matrix} a_{11} & a_{12} & \cdots & a_{1n} \\ a_{21} & a_{22} & \cdots & a_{2n} \\ \vdots & \vdots & & \vdots \\ a_{m1} & a_{m2} & \cdots & a_{mn} \end{matrix}$$

称为 m 行 n 列**矩阵**(matrix),简称 $m \times n$ 型的矩阵.为表示它是一个整体,总是加一个括号,并用大写字母表示,记作

$$A = \begin{pmatrix} a_{11} & a_{12} & \cdots & a_{1n} \\ a_{21} & a_{22} & \cdots & a_{2n} \\ \vdots & \vdots & & \vdots \\ a_{m1} & a_{m2} & \cdots & a_{mn} \end{pmatrix} \tag{8-13}$$

这 $m \times n$ 个数称为矩阵 A 的**元素**,简称为元.数 a_{ij} 位于矩阵 A 的第 i 行,第 j 列,称为矩阵 A 的 (i, j) 元.矩阵 A 可简记作 $(a_{ij})_{m \times n}$ 或 $A = (a_{ij})$,$m \times n$ 矩阵 A 有时也记作 $A_{m \times n}$.

元素是实数的矩阵称为**实矩阵**,元素是复数的矩阵称为**复矩阵**.本章中的矩阵,除特别说明外均指实矩阵.

注 矩阵与行列式是两个不同的概念,有着本质的区别.

(1) 矩阵是一个数表;行列式是一个算式,一个数字行列式通过计算可求得其值.

(2) 矩阵的行数与列数可以相等,也可以不等;行列式的行数与列数必须相等.

3. 同型矩阵与矩阵相等的概念

当两个矩阵的行数相等、列数相等时,则称这两个矩阵为**同型矩阵**(matrices of the same type).

例如

$$\begin{pmatrix} 1 & 2 \\ 5 & 6 \\ 3 & 7 \end{pmatrix} \quad 与 \quad \begin{pmatrix} 14 & 3 \\ 8 & 4 \\ 3 & 9 \end{pmatrix}$$

为同型矩阵.

若两个矩阵 $A = (a_{ij})$ 与 $B = (b_{ij})$ 为同型矩阵,并且对应元素相等,即

$$a_{ij} = b_{ij} \quad (i=1, 2, \cdots, m; j=1, 2, \cdots, n),$$

则称矩阵 A 与 B 相等,记作 $A = B$.

4. 几种特殊矩阵

只有一行的矩阵 $A = (a_1 \quad a_2 \quad \cdots \quad a_n)$,称为**行矩阵**(row matrix),亦称为**行向量**(row vector).

只有一列的矩阵 $\boldsymbol{B} = \begin{pmatrix} a_1 \\ a_2 \\ \vdots \\ a_n \end{pmatrix}$，称为**列矩阵**（column matrix），亦称为**列向量**（column vector）.

行数与列数都等于 n 的矩阵 $\boldsymbol{A}$，称为 n **阶方阵**（square matrix），也可记作 $\boldsymbol{A}_n$，即

$$\boldsymbol{A}_n = \begin{pmatrix} a_{11} & a_{12} & \cdots & a_{1n} \\ a_{21} & a_{22} & \cdots & a_{2n} \\ \vdots & \vdots & & \vdots \\ a_{n1} & a_{n2} & \cdots & a_{nn} \end{pmatrix}.$$

我们称 $a_{11}, a_{22}, \cdots, a_{nn}$ 为方阵 $\boldsymbol{A}$ 的**主对角元**，它们所在的对角线为**主对角线**（principal diagonal）.

满足下列条件的矩阵称为**行阶梯形矩阵**（row echelon matrix）：

（1）可划出一条阶梯线，线的下方全为零；

（2）每个台阶只有一行，台阶数即是非零行的行数，阶梯线竖线后面的第一个元素为非零元，即非零行的第一个非零元. 例如，

$$\begin{pmatrix} 1 & 1 & -2 & 1 & 4 \\ 0 & 1 & -1 & 1 & 0 \\ 0 & 0 & 0 & 1 & -3 \\ 0 & 0 & 0 & 0 & 0 \end{pmatrix}$$

形如

$$\begin{pmatrix} 1 & 0 & \cdots & 0 & b_{1,\,r+1} & \cdots & b_{1n} & d_1 \\ 0 & 1 & \cdots & 0 & b_{2,\,r+1} & \cdots & b_{2n} & d_2 \\ \vdots & \vdots & & \vdots & \vdots & & \vdots & \vdots \\ 0 & 0 & \cdots & 1 & b_{r,\,r+1} & \cdots & b_{rn} & d_r \\ 0 & 0 & \cdots & 0 & 0 & \cdots & 0 & d_{r+1} \\ \vdots & \vdots & & \vdots & \vdots & & \vdots & \vdots \\ 0 & 0 & \cdots & 0 & 0 & \cdots & 0 & 0 \end{pmatrix}$$

的矩阵，称为**行最简形矩阵**（row the most simplificational matrix）. 其特点是：

（1）可划出一条阶梯线，线的下方全为零；

（2）每个台阶只有一行，台阶数即是非零行的行数，阶梯线竖线后面的第一个元素为非零元 1，即非零行的第一个非零元为 1，且这些元素所在的列的其他元素都是 0.

形如

$$\begin{pmatrix} a_{11} & a_{12} & \cdots & a_{1n} \\ 0 & a_{22} & \cdots & a_{2n} \\ \vdots & \vdots & & \vdots \\ 0 & 0 & \cdots & a_{nn} \end{pmatrix}$$

的方阵,称为**上三角形矩阵**(upper triangular matrix).

形如

$$\begin{pmatrix} a_{11} & 0 & \cdots & 0 \\ a_{21} & a_{22} & \cdots & 0 \\ \vdots & \vdots & & \vdots \\ a_{n1} & a_{n2} & \cdots & a_{nn} \end{pmatrix}$$

的方阵,称为**下三角形矩阵**(lower triangular matrix).

形如

$$\begin{pmatrix} \lambda_1 & & & \\ & \lambda_2 & & \\ & & \ddots & \\ & & & \lambda_n \end{pmatrix}$$

的方阵,称为**对角形矩阵**(diagonal matrix),简称**对角阵**.

对角阵是非零元素只能在对角线上出现的方阵. 显然,由主对角线的元素就足以确定对角阵本身,因此常将对角阵记作 $\boldsymbol{\Lambda} = \mathrm{diag}(\lambda_1, \lambda_2, \cdots, \lambda_n)$.

形如

$$\begin{pmatrix} a & & & \\ & a & & \\ & & \ddots & \\ & & & a \end{pmatrix}$$

的矩阵,称为**数量阵**(scalar matrix). 特别地,当 $a = 1$ 时,称为**单位矩阵**(identity matrix)或**单位阵**,记作

$$\boldsymbol{E} = \boldsymbol{E}_n = \begin{pmatrix} 1 & & & \\ & 1 & & \\ & & \ddots & \\ & & & 1 \end{pmatrix}.$$

元素全为零的矩阵称为**零矩阵**,$m \times n$ 零矩阵记作 $\boldsymbol{O}_{m \times n}$ 或 $\boldsymbol{O}$.

注 不同阶数的零矩阵是不相等的. 例如

$$\begin{pmatrix} 0 & 0 & 0 & 0 \\ 0 & 0 & 0 & 0 \\ 0 & 0 & 0 & 0 \\ 0 & 0 & 0 & 0 \end{pmatrix} \neq (0 \quad 0 \quad 0 \quad 0).$$

8.2.2 矩阵的运算

1. 矩阵的加法

定义 8.7 设矩阵 $A = (a_{ij})_{m \times n}$ 和 $B = (b_{ij})_{m \times n}$，那么矩阵 A 与 B 的和记作 $A+B$，规定为

$$A+B = (a_{ij}+b_{ij}) = \begin{pmatrix} a_{11}+b_{11} & a_{12}+b_{12} & \cdots & a_{1n}+b_{1n} \\ a_{21}+b_{21} & a_{22}+b_{22} & \cdots & a_{2n}+b_{2n} \\ \vdots & \vdots & & \vdots \\ a_{m1}+b_{m1} & a_{m2}+b_{m2} & \cdots & a_{mn}+b_{mn} \end{pmatrix}.$$

注 只有当两个矩阵是同型矩阵时，才能进行加法运算.

容易验证，矩阵加法满足下列运算规律(设 A，B，C 都是 $m \times n$ 矩阵，O 是同型零矩阵)：
(1) **交换律** $A+B = B+A$；
(2) **结合律** $(A+B)+C = A+(B+C)$；
(3) 对任一矩阵 A，有

$$A+O = O+A = A.$$

设矩阵 $A = (a_{ij})$，记

$$-A = \begin{pmatrix} -a_{11} & -a_{12} & \cdots & -a_{1n} \\ -a_{21} & -a_{22} & \cdots & -a_{2n} \\ \vdots & \vdots & & \vdots \\ -a_{m1} & -a_{m2} & \cdots & -a_{mn} \end{pmatrix} = (-a_{ij}),$$

$-A$ 称为矩阵 A 的**负矩阵**.
易得

$$(-A)+A = A+(-A) = O.$$

由此，可以定义矩阵的减法为

$$A-B = A+(-B).$$

2. 数与矩阵相乘

定义 8.8 数 λ 与矩阵 $A = (a_{ij})_{m \times n}$ 的数量乘积，记作 λA 或 $A\lambda$，规定为

$$\lambda \boldsymbol{A} = \boldsymbol{A}\lambda = \begin{pmatrix} \lambda a_{11} & \lambda a_{12} & \cdots & \lambda a_{1n} \\ \lambda a_{21} & \lambda a_{22} & \cdots & \lambda a_{2n} \\ \vdots & \vdots & & \vdots \\ \lambda a_{m1} & \lambda a_{m2} & \cdots & \lambda a_{mn} \end{pmatrix}.$$

注 数与矩阵相乘是用数去乘矩阵中所有元素.

容易验证,数与矩阵相乘满足下列运算规律(设 $\boldsymbol{A}$, $\boldsymbol{B}$ 都是 $m \times n$ 矩阵,λ, μ 为数):

(1) **数与矩阵的结合律** $(\lambda\mu)\boldsymbol{A} = \lambda(\mu\boldsymbol{A})$;

(2) **矩阵对数的分配律** $(\lambda + \mu)\boldsymbol{A} = \lambda\boldsymbol{A} + \mu\boldsymbol{A}$;

(3) **数对矩阵的分配律** $\lambda(\boldsymbol{A} + \boldsymbol{B}) = \lambda\boldsymbol{A} + \lambda\boldsymbol{B}$.

矩阵的加法与数乘运算结合起来,统称为矩阵的**线性运算**,即

$$\lambda\boldsymbol{A} + \mu\boldsymbol{B} = (\lambda a_{ij} + \mu b_{ij}).$$

3. 矩阵与矩阵的乘法

定义 8.9 设 $\boldsymbol{A}$ 是一个 $m \times s$ 矩阵,$\boldsymbol{B}$ 是一个 $s \times n$ 矩阵,$\boldsymbol{C}$ 是一个 $m \times n$ 矩阵,即

$$\boldsymbol{A} = \begin{pmatrix} a_{11} & a_{12} & \cdots & a_{1s} \\ a_{21} & a_{22} & \cdots & a_{2s} \\ \vdots & \vdots & & \vdots \\ a_{m1} & a_{m2} & \cdots & a_{ms} \end{pmatrix}, \boldsymbol{B} = \begin{pmatrix} b_{11} & b_{12} & \cdots & b_{1n} \\ b_{21} & b_{22} & \cdots & b_{2n} \\ \vdots & \vdots & & \vdots \\ b_{s1} & b_{s2} & \cdots & b_{sn} \end{pmatrix}, \boldsymbol{C} = \begin{pmatrix} c_{11} & c_{12} & \cdots & c_{1n} \\ c_{21} & c_{22} & \cdots & c_{2n} \\ \vdots & \vdots & & \vdots \\ c_{m1} & c_{m2} & \cdots & c_{mn} \end{pmatrix}.$$

其中,$c_{ij} = a_{i1}b_{1j} + a_{i2}b_{2j} + \cdots + a_{is}b_{sj} = \sum\limits_{k=1}^{s} a_{ik}b_{kj} (i = 1, 2, \cdots, m; j = 1, 2, \cdots, n)$,则矩阵 $\boldsymbol{C}$ 称为矩阵 $\boldsymbol{A}$ 与 $\boldsymbol{B}$ 的**乘积**,记为 $\boldsymbol{AB} = \boldsymbol{C}$.

注 两个矩阵只有当第一个矩阵的列数等于第二个矩阵的行数时才能相乘.

乘积矩阵 $\boldsymbol{C} = \boldsymbol{AB}$ 中的第 i 行第 j 列的元素等于 $\boldsymbol{A}$ 的第 i 行元素与 $\boldsymbol{B}$ 的第 j 列对应元素的乘积之和,简称为**行乘列法则**.

例 8.7 设矩阵 $\boldsymbol{A} = \begin{bmatrix} 1 & 1 \\ -1 & -1 \end{bmatrix}$, $\boldsymbol{B} = \begin{bmatrix} 1 & -1 \\ -1 & 1 \end{bmatrix}$,求 $\boldsymbol{AB}$ 和 $\boldsymbol{BA}$.

解 由乘法定义可知

$$\boldsymbol{AB} = \begin{bmatrix} 1 & 1 \\ -1 & -1 \end{bmatrix}\begin{bmatrix} 1 & -1 \\ -1 & 1 \end{bmatrix} = \begin{bmatrix} 0 & 0 \\ 0 & 0 \end{bmatrix},$$

$$\boldsymbol{BA} = \begin{bmatrix} 1 & -1 \\ -1 & 1 \end{bmatrix}\begin{bmatrix} 1 & 1 \\ -1 & -1 \end{bmatrix} = \begin{bmatrix} 2 & 2 \\ -2 & -2 \end{bmatrix}.$$

注 (1) 矩阵乘法一般不满足交换律,这是矩阵乘法与数的乘法的重要区别之一.

(2) 两个非零矩阵的乘积可能是零矩阵,这在数的乘法中是绝对不可能出现的.

(3) 矩阵的乘法一般不满足消去律,即由 $\boldsymbol{AB} = \boldsymbol{AC}$, $\boldsymbol{A} \neq 0$,不能得出 $\boldsymbol{B} = \boldsymbol{C}$ 的结论. 例如,

$$\boldsymbol{A} = \begin{bmatrix} 1 & 2 \\ 2 & 4 \end{bmatrix}, \quad \boldsymbol{B} = \begin{bmatrix} -1 & 3 \\ 2 & 1 \end{bmatrix}, \quad \boldsymbol{C} = \begin{bmatrix} -7 & 1 \\ 1 & 2 \end{bmatrix},$$

而
$$AB = AC = \begin{pmatrix} -5 & 5 \\ -10 & 10 \end{pmatrix}.$$

显然，$A \neq 0$，但 $B \neq C$.

矩阵乘法不满足交换律和消去律，是矩阵乘法区别于数的乘法的两个重要特点，但矩阵乘法与数的乘法也有相同或相似的运算规律.

矩阵乘法满足下列运算规律（假设运算都是可行的）：

（1）乘法结合律　　$(AB)C = A(BC)$；

（2）数乘结合律　　$\lambda(AB) = (\lambda A)B = A(\lambda B)$；

（3）左乘分配律　　$A(B+C) = AB + AC$；

　　　右乘分配律　　$(A+B)C = AC + BC$；

（4）$E_m A_{m \times n} = A_{m \times n} E_n = A_{m \times n}$.

规律（4）说明，单位矩阵在矩阵乘法中的作用与数"1"在数的乘法中的作用类似.

4. 矩阵的转置

定义 8.10　把矩阵 A 的行换成同序数的列得到的新矩阵，称为矩阵 A 的**转置矩阵**（transpose matrix），记作 A^{T}，即

$$A = \begin{pmatrix} a_{11} & a_{12} & \cdots & a_{1n} \\ a_{21} & a_{22} & \cdots & a_{2n} \\ \vdots & \vdots & & \vdots \\ a_{m1} & a_{m2} & \cdots & a_{mn} \end{pmatrix}, \quad A^{\mathrm{T}} = \begin{pmatrix} a_{11} & a_{21} & \cdots & a_{m1} \\ a_{12} & a_{22} & \cdots & a_{m2} \\ \vdots & \vdots & & \vdots \\ a_{1n} & a_{2n} & \cdots & a_{mn} \end{pmatrix}.$$

矩阵的转置满足下列运算规律（假设运算都是可行的）：

（1）$(A^{\mathrm{T}})^{\mathrm{T}} = A$；

（2）$(A+B)^{\mathrm{T}} = A^{\mathrm{T}} + B^{\mathrm{T}}$；

（3）$(\lambda A)^{\mathrm{T}} = \lambda A^{\mathrm{T}}$（$\lambda$ 为数）；

（4）$(AB)^{\mathrm{T}} = B^{\mathrm{T}} A^{\mathrm{T}}$.

注　运算规则（4）可以推广到多个矩阵的情形，即

$$(A_1 A_2 \cdots A_m)^{\mathrm{T}} = A_m^{\mathrm{T}} \cdots A_2^{\mathrm{T}} A_1^{\mathrm{T}}.$$

设 A 为 n 阶方阵，如果 $A = A^{\mathrm{T}}(a_{ij} = a_{ji})$，则称 A 为**对称矩阵**（symmetric matrix）. 例如，

$$A = \begin{pmatrix} 1 & 3 & 2 & 0 \\ 3 & 2 & -1 & 1 \\ 2 & -1 & 0 & 1 \\ 0 & 1 & 1 & 4 \end{pmatrix}.$$

$A = A^{\mathrm{T}}$，说明 A 是对称矩阵.

对称矩阵的特点：它的元素以主对角线为对称轴对应相等.

8.2.3　方阵的行列式及性质

1. 方阵的行列式的概念

定义 8.11　由 n 阶方阵 A 的元素所构成的行列式,叫做**方阵 A 的行列式**,记作 $|A|$ 或 $\det A$.

由方阵 A 所确定的 $|A|$ 有下列性质(设 A,B 为 n 阶方阵,λ 是数):

(1) $|A^{\mathrm{T}}| = |A|$;

(2) $|\lambda A| = \lambda^n |A|$;

(3) $|AB| = |A||B| = |B||A|$.

2. 伴随矩阵

定义 8.12　行列式 $|A|$ 的各个元素的代数余子式 A_{ij} 所构成的如下矩阵

$$A^* = \begin{bmatrix} A_{11} & A_{21} & \cdots & A_{n1} \\ A_{12} & A_{22} & \cdots & A_{n2} \\ \vdots & \vdots & & \vdots \\ A_{1n} & A_{2n} & \cdots & A_{nn} \end{bmatrix}$$

称为矩阵 A 的**伴随矩阵**(adjoint matrix),简称**伴随阵**.

定理 8.3　设 A 为 n 阶方阵,则 $AA^* = A^*A = |A|E$.

8.2.4　矩阵的秩与初等变换

矩阵的秩是矩阵的一个重要数字特征,它不仅与讨论可逆矩阵的问题密切相关,而且在讨论线性方程组解的问题中也有重要的应用.

1. 矩阵的秩的概念

定义 8.13　在 $m \times n$ 矩阵 A 中任取 k 行 k 列 ($k \leqslant m$,$k \leqslant n$),位于这些行列交叉处的 k^2 个元素,不改变它们在 A 中的位置次序而得的 k 阶行列式,称为**矩阵 A 的 k 阶子式**(minor).

$m \times n$ 矩阵 A 的 k 阶子式共有 $C_m^k C_n^k$ 个.

定义 8.14　设在矩阵 A 中有一个不等于零的 r 阶子式 D,且所有 $r+1$ 阶子式(如果存在的话)全等于零,那么 D 称为矩阵 A 的**最高阶非零子式**,数 r 称为**矩阵 A 的秩**(rank),记作 $R(A)$. 并规定,零矩阵的秩为零.

由矩阵秩的定义可知:

(1) 若矩阵 A 中有一个 r 阶子式不为零,则 $R(A) \geqslant r$;若矩阵 A 的所有 $r+1$ 阶子式(若存在时)全等于零,则 $R(A) \leqslant r$.

(2) 矩阵 A 的秩等于其转置矩阵 A^{T} 的秩,即 $R(A) = R(A^{\mathrm{T}})$.

(3) 对于任何 $m \times n$ 矩阵 A,有 $0 \leqslant R(A) \leqslant \min\{m,n\}$.

(4) 对于 n 阶方阵 A,若 A 可逆,则 $|A| \neq 0$,那么 $R(A) = n$;反之,若 A 不可逆,则 $|A| = 0$,那么 $R(A) < n$. 可见,可逆矩阵的秩等于矩阵的阶数,因此可逆矩阵又称为**满秩矩阵**,不可逆矩阵又称为**降秩矩阵**.

（5）对于 $m \times n$ 矩阵 $\boldsymbol{A}$，当 $R(\boldsymbol{A}) = m$ 时，称为**行满秩矩阵**；当 $R(\boldsymbol{A}) = n$ 时，称为**列满秩矩阵**.

矩阵 $\boldsymbol{A}_{m \times n}$ 的 k 阶子式共有 $C_m^k C_n^k$ 个，利用秩的定义求秩十分困难，为简化计算过程，需引进矩阵的初等变换.

矩阵的初等变换是矩阵十分重要的运算，它在解线性方程组、求逆矩阵以及矩阵理论的研究中都起着重要的作用.

2. 矩阵的初等变换

定义 8.15　下列三种变换称为矩阵的**初等行变换**（elementary row transformation）：

（1）对调两行（对调 i, j 两行，记作 $r_i \leftrightarrow r_j$）；

（2）以非零数 k 乘以某一行的所有元素（第 i 行乘以数 k，记作 $r_i \times k$）；

（3）把某一行所有元素的 k 倍加到另一行对应元素上去（第 j 行的 k 倍加到第 i 行上去，记作 $r_i + kr_j$）.

把定义中的"行"换成"列"，即得矩阵的**初等列变换**（elementary column transformation）的定义（所用记号是把" r "换成" c "）. 矩阵的初等行变换与初等列变换，统称为矩阵的**初等变换**（elementary transformation）.

如果矩阵 $\boldsymbol{A}$ 经有限次初等行变换变成矩阵 $\boldsymbol{B}$，就称矩阵 $\boldsymbol{A}$ 与矩阵 $\boldsymbol{B}$ 行等价，记作 $\boldsymbol{A} \overset{r}{\sim} \boldsymbol{B}$；

如果矩阵 $\boldsymbol{A}$ 经有限次初等列变换变成矩阵 $\boldsymbol{B}$，就称矩阵 $\boldsymbol{A}$ 与矩阵 $\boldsymbol{B}$ 列等价，记作 $\boldsymbol{A} \overset{c}{\sim} \boldsymbol{B}$；

如果矩阵 $\boldsymbol{A}$ 经有限次初等变换变成矩阵 $\boldsymbol{B}$，就称矩阵 $\boldsymbol{A}$ 与矩阵 $\boldsymbol{B}$ 等价，记作 $\boldsymbol{A} \sim \boldsymbol{B}$.

矩阵之间的等价关系具有下列性质：

（1）**反身性**　$\boldsymbol{A} \sim \boldsymbol{A}$；

（2）**对称性**　若 $\boldsymbol{A} \sim \boldsymbol{B}$，则 $\boldsymbol{B} \sim \boldsymbol{A}$；

（3）**传递性**　若 $\boldsymbol{A} \sim \boldsymbol{B}$，$\boldsymbol{B} \sim \boldsymbol{C}$，则 $\boldsymbol{A} \sim \boldsymbol{C}$.

注　（1）由于矩阵的初等变换改变了矩阵的元素，因此初等变换前后的矩阵是不相等的，应该用"$\sim$"连接而不可用"$=$"连接.

（2）矩阵的初等变换可以链锁式地反复进行，以便达到简化矩阵的目的.

定理 8.4　初等变换不改变矩阵的秩. 即若 $\boldsymbol{A} \sim \boldsymbol{B}$，则 $R(\boldsymbol{A}) = R(\boldsymbol{B})$.

例 8.8　设 $\boldsymbol{A} = \begin{pmatrix} 2 & 0 & 3 & 1 & 4 \\ 3 & -5 & 4 & 2 & 7 \\ 1 & 5 & 2 & 0 & 1 \end{pmatrix}$，求 $R(\boldsymbol{A})$.

解　
$$\boldsymbol{A} = \begin{pmatrix} 2 & 0 & 3 & 1 & 4 \\ 3 & -5 & 4 & 2 & 7 \\ 1 & 5 & 2 & 0 & 1 \end{pmatrix} \overset{r_1 \leftrightarrow r_3}{\sim} \begin{pmatrix} 1 & 5 & 2 & 0 & 1 \\ 3 & -5 & 4 & 2 & 7 \\ 2 & 0 & 3 & 1 & 4 \end{pmatrix}$$

$$\overset{r_2 - 3r_1}{\underset{r_3 - 2r_1}{\sim}} \begin{pmatrix} 1 & 5 & 2 & 0 & 1 \\ 0 & -20 & -2 & 2 & 4 \\ 0 & -10 & -1 & 1 & 2 \end{pmatrix} \overset{r_2 \times \frac{1}{2}}{\underset{r_3 - r_2}{\sim}} \begin{pmatrix} 1 & 5 & 2 & 0 & 1 \\ 0 & -10 & -1 & 1 & 2 \\ 0 & 0 & 0 & 0 & 0 \end{pmatrix} = \boldsymbol{B}.$$

显然,矩阵 $\boldsymbol{B}$ 的 3 阶子式全都是零,而

$$\begin{vmatrix} 2 & 0 \\ 3 & -5 \end{vmatrix} = -10 \neq 0,$$

故
$$R(\boldsymbol{A}) = R(\boldsymbol{B}) = 2.$$

8.2.5 逆矩阵

1. 逆矩阵的概念

在数的运算中,当数 $a \neq 0$ 时,有

$$aa^{-1} = a^{-1}a = 1,$$

其中 $a^{-1} = \dfrac{1}{a}$ 为 a 的倒数(或称 a 的逆).

在矩阵运算中,单位阵 $\boldsymbol{E}$ 相当于数的乘法运算中的 1,那么人们自然会问,对于矩阵 $\boldsymbol{A}$,是否能找到一个与 a^{-1} 地位相类似的矩阵,记作 $\boldsymbol{A}^{-1}$,使得 $\boldsymbol{A}\boldsymbol{A}^{-1} = \boldsymbol{A}^{-1}\boldsymbol{A} = \boldsymbol{E}$ 成立呢? 如果能找到 $\boldsymbol{A}^{-1}$,称 $\boldsymbol{A}$ 是可逆矩阵,并称 $\boldsymbol{A}^{-1}$ 为矩阵 $\boldsymbol{A}$ 的逆矩阵.

定义 8.16 对于 n 阶矩阵 $\boldsymbol{A}$,如果存在一个 n 阶矩阵 $\boldsymbol{B}$,使得

$$\boldsymbol{AB} = \boldsymbol{BA} = \boldsymbol{E}, \tag{8-14}$$

则称矩阵 $\boldsymbol{A}$ 是**可逆矩阵**(invertible matrix),简称 $\boldsymbol{A}$ 可逆,称 $\boldsymbol{B}$ 为 $\boldsymbol{A}$ 的**逆矩阵**(inverse matrix),记作 $\boldsymbol{A}^{-1}$,即 $\boldsymbol{A}^{-1} = \boldsymbol{B}$.

注 (1) 由定义可知,可逆矩阵与其逆矩阵是同阶的方阵;

(2) 由于在逆矩阵的定义中,矩阵 $\boldsymbol{A}$ 与 $\boldsymbol{B}$ 的地位是平等的,因此也可以称 $\boldsymbol{B}$ 为可逆矩阵,称 $\boldsymbol{A}$ 为 $\boldsymbol{B}$ 的逆矩阵,即 $\boldsymbol{B}^{-1} = \boldsymbol{A}$,也就是说,$\boldsymbol{A}$ 与 $\boldsymbol{B}$ 互为逆矩阵.

2. 逆矩阵的性质

性质 1 如果矩阵 $\boldsymbol{A}$ 可逆,则 $\boldsymbol{A}$ 的逆矩阵唯一.

性质 2 若矩阵 $\boldsymbol{A}$ 可逆,则 $\boldsymbol{A}^{-1}$ 也可逆,且 $(\boldsymbol{A}^{-1})^{-1} = \boldsymbol{A}$.

性质 3 若矩阵 $\boldsymbol{A}$ 可逆,数 $\lambda \neq 0$,则 $\lambda\boldsymbol{A}$ 也可逆,且 $(\lambda\boldsymbol{A})^{-1} = \dfrac{1}{\lambda}\boldsymbol{A}^{-1}$.

性质 4 若 n 阶矩阵 $\boldsymbol{A}$ 和 $\boldsymbol{B}$ 都可逆,则 $\boldsymbol{AB}$ 也可逆,且 $(\boldsymbol{AB})^{-1} = \boldsymbol{B}^{-1}\boldsymbol{A}^{-1}$.

推广 若同阶矩阵 $\boldsymbol{A}_1$,$\boldsymbol{A}_2$,$\cdots$,$\boldsymbol{A}_m$ 都可逆,则乘积矩阵 $\boldsymbol{A}_1\boldsymbol{A}_2\cdots\boldsymbol{A}_m$ 也可逆,且

$$(\boldsymbol{A}_1\boldsymbol{A}_2\cdots\boldsymbol{A}_m)^{-1} = \boldsymbol{A}_m^{-1}\cdots\boldsymbol{A}_2^{-1}\boldsymbol{A}_1^{-1}.$$

性质 5 若矩阵 $\boldsymbol{A}$ 可逆,则 $\boldsymbol{A}^{\mathrm{T}}$ 也可逆,且 $(\boldsymbol{A}^{\mathrm{T}})^{-1} = (\boldsymbol{A}^{-1})^{\mathrm{T}}$.

性质 6 若矩阵 $\boldsymbol{A}$ 可逆,则 $|\boldsymbol{A}^{-1}| = |\boldsymbol{A}|^{-1}$.

另外,当 $|\boldsymbol{A}| \neq 0$ 时,还可定义

$$\boldsymbol{A}^0 = \boldsymbol{E}, \quad \boldsymbol{A}^{-k} = (\boldsymbol{A}^{-1})^k,$$

其中 k 为正整数. 这样,当 $|\boldsymbol{A}| \neq 0$,λ,μ 为正整数时,有

$$A^\lambda A^\mu = A^{\lambda+\mu}, \quad (A^\lambda)^\mu = A^{\lambda\mu}.$$

注 (1) 逆矩阵相当于矩阵的"倒数",但是,因为矩阵的乘法有左乘、右乘之分,所以不允许以分数线表示逆矩阵.

(2) 若三个矩阵 A,B,C 满足 $AB=AC$,且 A 可逆,则在等式两边左乘 A 的逆矩阵 A^{-1},可得 $A^{-1}AB=A^{-1}AC$,即 $EB=EC$,从而 $B=C$. 这说明,利用逆矩阵可以实现"约简".换言之,矩阵的"约简"必须通过逆矩阵的乘法来实现,即只有可逆才具有"消去律". 当然,在等式两边乘逆矩阵时应当注意分清左乘还是右乘.

任意给定的 n 阶方阵 A,在什么条件下可逆? 如果 A 可逆,如何求它的逆矩阵? 下面我们解决这两个问题.

3. 可逆的判定与逆矩阵的计算

定理 8.5 矩阵 A 可逆的充分必要条件是 $|A|\neq 0$,且

$$A^{-1} = \frac{1}{|A|}A^*.$$

当 $|A|=0$ 时,A 称为**奇异矩阵**(singular matrix)或**退化矩阵**;

当 $|A|\neq 0$ 时,A 称为**非奇异矩阵**(non-singular matrix)或**非退化矩阵**.

注 A 是可逆矩阵的充分必要条件是 $|A|\neq 0$,即可逆矩阵就是非奇异矩阵.定理不但给出了判别一个矩阵 A 是否可逆的一种方法,并且给出了求逆矩阵 A^{-1} 的一种方法——**伴随矩阵法**.

推论 若 A,B 都是 n 阶矩阵,且 $AB=E(BA=E)$,则 $B=A^{-1}$.

注 以上推论告诉我们,判断矩阵 B 是否为 A 的逆,只需验证 $AB=E$ 和 $BA=E$ 中的一个等式成立即可.

例 8.9 求方阵 $A = \begin{pmatrix} 1 & 2 & 3 \\ 2 & 1 & 2 \\ 1 & 3 & 3 \end{pmatrix}$ 的逆矩阵.

解 因为 $|A| = \begin{vmatrix} 1 & 2 & 3 \\ 2 & 1 & 2 \\ 1 & 3 & 3 \end{vmatrix} = 4 \neq 0$,故 A 可逆.

$|A|$ 中各元素的代数余子式为

$$A_{11} = -3, \quad A_{12} = -4, \quad A_{13} = 5,$$
$$A_{21} = 3, \quad A_{22} = 0, \quad A_{23} = -1,$$
$$A_{31} = 1, \quad A_{32} = 4, \quad A_{33} = -3,$$

所以

$$A^{-1} = \frac{1}{|A|}A^* = \frac{1}{4}\begin{pmatrix} -3 & 3 & 1 \\ -4 & 0 & 4 \\ 5 & -1 & -3 \end{pmatrix}.$$

例 8.10 设 $A = \begin{pmatrix} 1 & 2 & 3 \\ 2 & 2 & 1 \\ 3 & 4 & 3 \end{pmatrix}, B = \begin{pmatrix} 2 & 1 \\ 5 & 3 \end{pmatrix}, C = \begin{pmatrix} 1 & 3 \\ 2 & 0 \\ 3 & 1 \end{pmatrix}$. 求矩阵 X,使满足 $AXB = C$.

解 由于 $|A| = \begin{vmatrix} 1 & 2 & 3 \\ 2 & 2 & 1 \\ 3 & 4 & 3 \end{vmatrix} = 2 \neq 0$, $|B| = \begin{vmatrix} 2 & 1 \\ 5 & 3 \end{vmatrix} = 1 \neq 0$,

故 A^{-1}, B^{-1} 都存在,且

$$A^{-1} = \begin{pmatrix} 1 & 3 & -2 \\ -\dfrac{3}{2} & -3 & \dfrac{5}{2} \\ 1 & 1 & -1 \end{pmatrix}, \quad B^{-1} = \begin{pmatrix} 3 & -1 \\ -5 & 2 \end{pmatrix}.$$

又 $AXB = C$,两边左乘 A^{-1},右乘 B^{-1},得

$$A^{-1}AXBB^{-1} = A^{-1}CB^{-1},$$

即

$$X = A^{-1}CB^{-1},$$

故

$$X = \begin{pmatrix} 1 & 3 & -2 \\ -\dfrac{3}{2} & -3 & \dfrac{5}{2} \\ 1 & 1 & -1 \end{pmatrix} \begin{pmatrix} 1 & 3 \\ 2 & 0 \\ 3 & 1 \end{pmatrix} \begin{pmatrix} 3 & -1 \\ -5 & 2 \end{pmatrix}$$

$$= \begin{pmatrix} 1 & 1 \\ 0 & -2 \\ 0 & 2 \end{pmatrix} \begin{pmatrix} 3 & -1 \\ -5 & 2 \end{pmatrix} = \begin{pmatrix} -2 & 1 \\ 10 & -4 \\ -10 & 4 \end{pmatrix}.$$

8.3 向量组及其线性相关性

8.3.1 n 维向量的概念

n 维向量的概念是通常的平面与空间中的二维、三维向量概念的自然推广.

在几何中,我们把既有大小又有方向的量称为**向量**,向量可以用有向线段来表示. 这在直观上很清楚,但却很难直接推广到更加复杂的空间中. 在解析几何中我们知道,给定一个坐标系,平面上每一个向量都可以用两个有序的实数组 (x, y) 来描述;同样在几何空间中,可用三个有序实数组 (x, y, z) 来描述,在一个确定的坐标系中称之为向量的坐标表示. 这样就可以比较容易地推广到更加复杂的情形. 在许多实际问题中,需要用 n 个数构成的有序数组来描述所研究的对象. 因此,有必要将几何向量推广到 n 维向量.

定义 8.17 n 个有次序的数 $a_1, a_2, \cdots, a_n$ 所组成的数组称为 n **维向量**(vector),数 a_i

称为向量的第 i 个**分量**. 分量全为实数的向量称为**实向量**, 分量为复数的向量称为**复向量**.

n 维向量写成一行, 称为**行向量**(row vector), 也就是行矩阵, 通常用小写希腊字母 $\boldsymbol{\alpha}^{\mathrm{T}}$, $\boldsymbol{\beta}^{\mathrm{T}}$, $\boldsymbol{\gamma}^{\mathrm{T}}$ 等表示, 如

$$\boldsymbol{\alpha}^{\mathrm{T}} = (a_1, a_2, \cdots, a_n).$$

n 维向量写成一列, 称为**列向量**(column vector), 也就是列矩阵, 通常用小写希腊字母 $\boldsymbol{\alpha}$, $\boldsymbol{\beta}$, $\boldsymbol{\gamma}$ 等表示, 如

$$\boldsymbol{\alpha} = \begin{pmatrix} a_1 \\ a_2 \\ \vdots \\ a_n \end{pmatrix}.$$

注 (1) 行向量和列向量总被看作是两个不同的向量;

(2) 行向量和列向量都按照矩阵的运算法则进行运算;

(3) 当没有明确说明是行向量还是列向量时, 都当作列向量.

例如, $m \times n$ 矩阵

$$\boldsymbol{A} = \begin{pmatrix} a_{11} & a_{12} & \cdots & a_{1n} \\ a_{21} & a_{22} & \cdots & a_{2n} \\ \vdots & \vdots & & \vdots \\ a_{m1} & a_{m2} & \cdots & a_{mn} \end{pmatrix}$$

的每一行 $(a_{i1}, a_{i2}, \cdots, a_{in})(i = 1, 2, \cdots, m)$ 都是 n 维行向量, 每一列

$$\begin{pmatrix} a_{1j} \\ a_{2j} \\ \vdots \\ a_{mj} \end{pmatrix}, \quad j = 1, 2, \cdots, n$$

都是 m 维列向量.

定义 8.18 由若干个同维数的列向量(或同维数的行向量)所组成的集合称为**向量组**.

向量组中所包含的向量个数可以是有限个, 也可以是无限个, 由有限个向量组成的向量组称为**有限向量组**; 由无限个向量组成的向量组称为**无限向量组**.

下面我们讨论只含有限个向量的向量组.

矩阵的列向量组和行向量组都是只含有限个向量的向量组; 反之, 一个含有限个向量的向量组也可以构成一个矩阵. 例如,

m 个 n 维列向量所组成的向量组 A: $\boldsymbol{\alpha}_1$, $\boldsymbol{\alpha}_2$, $\cdots$, $\boldsymbol{\alpha}_m$ 构成一个 $n \times m$ 矩阵 $\boldsymbol{A} = (\boldsymbol{\alpha}_1, \boldsymbol{\alpha}_2, \cdots, \boldsymbol{\alpha}_m)$;

m 个 n 维行向量所组成的向量组 B: $\boldsymbol{\beta}_1^{\mathrm{T}}$, $\boldsymbol{\beta}_2^{\mathrm{T}}$, $\cdots$, $\boldsymbol{\beta}_m^{\mathrm{T}}$ 构成一个 $m \times n$ 矩阵

$$B = \begin{pmatrix} \boldsymbol{\beta}_1^T \\ \boldsymbol{\beta}_2^T \\ \vdots \\ \boldsymbol{\beta}_m^T \end{pmatrix}.$$

总之,含有限个向量的有序向量组可以和矩阵一一对应.

8.3.2　向量组的线性组合

定义 8.19　给定向量组 A：$\boldsymbol{\alpha}_1$，$\boldsymbol{\alpha}_2$，$\cdots$，$\boldsymbol{\alpha}_m$，对于任何一组实数 k_1，k_2，$\cdots$，k_m，表达式

$$k_1\boldsymbol{\alpha}_1 + k_2\boldsymbol{\alpha}_2 + \cdots + k_m\boldsymbol{\alpha}_m$$

称为向量组 A 的一个**线性组合**(linear combination)，k_1，k_2，$\cdots$，k_m 称为这个**线性组合的系数(组合系数)**.

定义 8.20　给定向量组 A：$\boldsymbol{\alpha}_1$，$\boldsymbol{\alpha}_2$，$\cdots$，$\boldsymbol{\alpha}_m$ 和向量 $\boldsymbol{\beta}$，如果存在一组数 k_1，k_2，$\cdots$，k_m，使

$$\boldsymbol{\beta} = k_1\boldsymbol{\alpha}_1 + k_2\boldsymbol{\alpha}_2 + \cdots + k_m\boldsymbol{\alpha}_m,$$

则称向量 $\boldsymbol{\beta}$ 是向量组 A 的**线性组合**，或称向量 $\boldsymbol{\beta}$ 能由向量组 A **线性表示**.

例如，$\boldsymbol{\beta} = (2, -1, 1)^T$，$\boldsymbol{\alpha}_1 = (1, 0, 0)^T$，$\boldsymbol{\alpha}_2 = (0, 1, 0)^T$，$\boldsymbol{\alpha}_3 = (0, 0, 1)^T$，显然，有

$$\boldsymbol{\beta} = 2\boldsymbol{\alpha}_1 - \boldsymbol{\alpha}_2 + \boldsymbol{\alpha}_3,$$

即 $\boldsymbol{\beta}$ 是 $\boldsymbol{\alpha}_1$，$\boldsymbol{\alpha}_2$，$\boldsymbol{\alpha}_3$ 的线性组合，或者说 $\boldsymbol{\beta}$ 可由 $\boldsymbol{\alpha}_1$，$\boldsymbol{\alpha}_2$，$\boldsymbol{\alpha}_3$ 线性表示.

向量 $\boldsymbol{\beta}$ 能由向量组 A：$\boldsymbol{\alpha}_1$，$\boldsymbol{\alpha}_2$，$\cdots$，$\boldsymbol{\alpha}_m$ 线性表示，也就是线性方程组

$$x_1\boldsymbol{\alpha}_1 + x_2\boldsymbol{\alpha}_2 + \cdots + x_m\boldsymbol{\alpha}_m = \boldsymbol{\beta}$$

有解,亦即线性方程组 $A_{n\times m}x = \boldsymbol{\beta}$ 有解.

定理 8.6　向量 $\boldsymbol{\beta}$ 能由向量组 A：$\boldsymbol{\alpha}_1$，$\boldsymbol{\alpha}_2$，$\cdots$，$\boldsymbol{\alpha}_m$ 线性表示的充分必要条件是矩阵 $A = (\boldsymbol{\alpha}_1, \boldsymbol{\alpha}_2, \cdots, \boldsymbol{\alpha}_m)$ 的秩等于矩阵 $\overline{A} = (\boldsymbol{\alpha}_1, \boldsymbol{\alpha}_2, \cdots, \boldsymbol{\alpha}_m \vdots \boldsymbol{\beta})$ 的秩.

例 8.14　设向量

$$\boldsymbol{\alpha}_1 = \begin{pmatrix} -1 \\ 0 \\ 1 \\ 2 \end{pmatrix}, \quad \boldsymbol{\alpha}_2 = \begin{pmatrix} 3 \\ 4 \\ -2 \\ 5 \end{pmatrix}, \quad \boldsymbol{\alpha}_3 = \begin{pmatrix} 1 \\ 4 \\ 0 \\ 9 \end{pmatrix}, \quad \boldsymbol{\beta} = \begin{pmatrix} 5 \\ 4 \\ -4 \\ 1 \end{pmatrix}.$$

问 $\boldsymbol{\beta}$ 能否由 $\boldsymbol{\alpha}_1$，$\boldsymbol{\alpha}_2$，$\boldsymbol{\alpha}_3$ 线性表示? 若能线性表示,写出其表达式.

解　根据定理 8.6,讨论矩阵 $A = (\boldsymbol{\alpha}_1, \boldsymbol{\alpha}_2, \boldsymbol{\alpha}_3)$ 与 $\overline{A} = (\boldsymbol{\alpha}_1, \boldsymbol{\alpha}_2, \boldsymbol{\alpha}_3 \vdots \boldsymbol{\beta})$ 的秩是否相等.

$$\bar{A} = \begin{pmatrix} -1 & 3 & 1 & \vdots & 5 \\ 0 & 4 & 4 & \vdots & 4 \\ 1 & -2 & 0 & \vdots & -4 \\ 2 & 5 & 9 & \vdots & 1 \end{pmatrix} \underset{r_4+2r_1}{\overset{r_3+r_1}{\sim}} \begin{pmatrix} -1 & 3 & 1 & \vdots & 5 \\ 0 & 4 & 4 & \vdots & 4 \\ 0 & 1 & 1 & \vdots & 1 \\ 0 & 11 & 11 & \vdots & 11 \end{pmatrix}$$

$$\underset{\substack{r_3-4r_2 \\ r_4-11r_2}}{\overset{r_2 \leftrightarrow r_3}{\sim}} \begin{pmatrix} -1 & 3 & 1 & \vdots & 5 \\ 0 & 1 & 1 & \vdots & 1 \\ 0 & 0 & 0 & \vdots & 0 \\ 0 & 0 & 0 & \vdots & 0 \end{pmatrix} \overset{r_1-3r_2}{\sim} \begin{pmatrix} -1 & 0 & -2 & \vdots & 2 \\ 0 & 1 & 1 & \vdots & 1 \\ 0 & 0 & 0 & \vdots & 0 \\ 0 & 0 & 0 & \vdots & 0 \end{pmatrix}$$

$$\overset{r_1 \times (-1)}{\sim} \begin{pmatrix} 1 & 0 & 2 & \vdots & -2 \\ 0 & 1 & 1 & \vdots & 1 \\ 0 & 0 & 0 & \vdots & 0 \\ 0 & 0 & 0 & \vdots & 0 \end{pmatrix}.$$

可见,$R(A) = R(\bar{A})$. 因此,向量 $\boldsymbol{\beta}$ 能由向量组 $\boldsymbol{\alpha}_1$,$\boldsymbol{\alpha}_2$,$\boldsymbol{\alpha}_3$ 线性表示.

由上述行最简形,可得线性方程组 $(\boldsymbol{\alpha}_1,\boldsymbol{\alpha}_2,\boldsymbol{\alpha}_3)x = \boldsymbol{\beta}$ 的通解为

$$x = \begin{pmatrix} -2c-2 \\ -c+1 \\ c \end{pmatrix},$$

从而表达式为

$$\boldsymbol{\beta} = (-2c-2)\boldsymbol{\alpha}_1 + (-c+1)\boldsymbol{\alpha}_2 + c\boldsymbol{\alpha}_3.$$

其中 c 为任意常数.

8.3.3 向量组的等价

定义 8.21 设有向量组 A:$\boldsymbol{\alpha}_1$,$\boldsymbol{\alpha}_2$,$\cdots$,$\boldsymbol{\alpha}_m$ 及向量组 B:$\boldsymbol{\beta}_1$,$\boldsymbol{\beta}_2$,$\cdots$,$\boldsymbol{\beta}_l$,若 B 组中的每个向量都能由向量组 A 线性表示,则称向量组 B 能由向量组 A 线性表示. 若向量组 B 与向量组 A 能相互线性表示,则称这两个向量组**等价**.

不难验证,向量组的等价满足:

(1) **反身性** 向量组与自身等价;

(2) **对称性** 若向量组 A 与向量组 B 等价,则向量组 B 与向量组 A 等价;

(3) **传递性** 若向量组 A 与向量组 B 等价,向量组 B 与向量组 C 等价,则向量组 A 与向量组 C 等价.

向量组的等价是向量组线性相关性的又一重要概念. 下面介绍两向量组等价的矩阵描述.

若记矩阵 $A = (\boldsymbol{\alpha}_1,\boldsymbol{\alpha}_2,\cdots,\boldsymbol{\alpha}_m)$,$B = (\boldsymbol{\beta}_1,\boldsymbol{\beta}_2,\cdots,\boldsymbol{\beta}_l)$,$B$ 能由 A 线性表示,即对每一个向量 $\boldsymbol{\beta}_j (j = 1,2,\cdots,l)$,存在数 $k_{1j},k_{2j},\cdots,k_{mj}$,使

$$\boldsymbol{\beta}_j = k_{1j}\boldsymbol{\alpha}_1 + k_{2j}\boldsymbol{\alpha}_2 + \cdots + k_{mj}\boldsymbol{\alpha}_m = (\boldsymbol{\alpha}_1, \boldsymbol{\alpha}_2, \cdots, \boldsymbol{\alpha}_m)\begin{pmatrix} k_{1j} \\ k_{2j} \\ \vdots \\ k_{mj} \end{pmatrix},$$

从而

$$(\boldsymbol{\beta}_1, \boldsymbol{\beta}_2, \cdots, \boldsymbol{\beta}_l) = (\boldsymbol{\alpha}_1, \boldsymbol{\alpha}_2, \cdots, \boldsymbol{\alpha}_m)\begin{pmatrix} k_{11} & k_{12} & \cdots & k_{1l} \\ k_{21} & k_{22} & \cdots & k_{2l} \\ \vdots & \vdots & & \vdots \\ k_{m1} & k_{m2} & \cdots & k_{ml} \end{pmatrix}.$$

这里，$\boldsymbol{K}_{m \times l} = (k_{ij})$ 称为这一线性表示的**系数矩阵**.

对于给定的向量组，如何判定它们是否等价呢?

由定义 8.21 知，向量组 B：$\boldsymbol{\beta}_1, \boldsymbol{\beta}_2, \cdots, \boldsymbol{\beta}_l$ 能由向量组 A：$\boldsymbol{\alpha}_1, \boldsymbol{\alpha}_2, \cdots, \boldsymbol{\alpha}_m$ 线性表示，也就是存在矩阵 $\boldsymbol{K}_{m \times l}$，使

$$(\boldsymbol{\beta}_1, \boldsymbol{\beta}_2, \cdots, \boldsymbol{\beta}_l) = (\boldsymbol{\alpha}_1, \boldsymbol{\alpha}_2, \cdots, \boldsymbol{\alpha}_m)\boldsymbol{K},$$

即

$$(\boldsymbol{\alpha}_1, \boldsymbol{\alpha}_2, \cdots, \boldsymbol{\alpha}_m)\boldsymbol{X} = (\boldsymbol{\beta}_1, \boldsymbol{\beta}_2, \cdots, \boldsymbol{\beta}_l)$$

有解.

定理 8.7　向量组 B：$\boldsymbol{\beta}_1, \boldsymbol{\beta}_2, \cdots, \boldsymbol{\beta}_l$ 能由向量组 A：$\boldsymbol{\alpha}_1, \boldsymbol{\alpha}_2, \cdots, \boldsymbol{\alpha}_m$ 线性表示的充分必要条件是矩阵 $\boldsymbol{A} = (\boldsymbol{\alpha}_1, \boldsymbol{\alpha}_2, \cdots, \boldsymbol{\alpha}_m)$ 的秩等于矩阵 $(\boldsymbol{A}, \boldsymbol{B}) = (\boldsymbol{\alpha}_1, \cdots, \boldsymbol{\alpha}_m, \boldsymbol{\beta}_1, \cdots, \boldsymbol{\beta}_l)$ 的秩，即

$$R(A) = R(A, B).$$

推论　向量组 B：$\boldsymbol{\beta}_1, \boldsymbol{\beta}_2, \cdots, \boldsymbol{\beta}_l$ 与向量组 A：$\boldsymbol{\alpha}_1, \boldsymbol{\alpha}_2, \cdots, \boldsymbol{\alpha}_m$ 等价的充分必要条件是

$$R(A) = R(B) = R(A, B).$$

例 8.15　设

$$\boldsymbol{\alpha}_1 = \begin{pmatrix} 1 \\ -1 \\ 1 \\ -1 \end{pmatrix}, \quad \boldsymbol{\alpha}_2 = \begin{pmatrix} 3 \\ 1 \\ 1 \\ 3 \end{pmatrix}, \quad \boldsymbol{\beta}_1 = \begin{pmatrix} 2 \\ 0 \\ 1 \\ 1 \end{pmatrix}, \quad \boldsymbol{\beta}_2 = \begin{pmatrix} 1 \\ 1 \\ 0 \\ 2 \end{pmatrix}, \quad \boldsymbol{\beta}_3 = \begin{pmatrix} 3 \\ -1 \\ 2 \\ 0 \end{pmatrix},$$

证明向量组 $\boldsymbol{\alpha}_1, \boldsymbol{\alpha}_2$ 与向量组 $\boldsymbol{\beta}_1, \boldsymbol{\beta}_2, \boldsymbol{\beta}_3$ 等价.

证明　记 $A = (\boldsymbol{\alpha}_1, \boldsymbol{\alpha}_2)$，$B = (\boldsymbol{\beta}_1, \boldsymbol{\beta}_2, \boldsymbol{\beta}_3)$. 根据定理 8.7 的推论，只需证明

$$R(A) = R(B) = R(A, B).$$

$$(A, B) = \begin{pmatrix} 1 & 3 & \vdots & 2 & 1 & 3 \\ -1 & 1 & \vdots & 0 & 1 & -1 \\ 1 & 1 & \vdots & 1 & 0 & 2 \\ -1 & 3 & \vdots & 1 & 2 & 0 \end{pmatrix} \overset{r}{\sim} \begin{pmatrix} 1 & 3 & \vdots & 2 & 1 & 3 \\ 0 & 4 & \vdots & 2 & 2 & 2 \\ 0 & -2 & \vdots & -1 & -1 & -1 \\ 0 & 6 & \vdots & 3 & 3 & 3 \end{pmatrix}$$

$$\overset{r}{\sim} \begin{pmatrix} 1 & 3 & \vdots & 2 & 1 & 3 \\ 0 & 2 & \vdots & 1 & 1 & 1 \\ 0 & 0 & \vdots & 0 & 0 & 0 \\ 0 & 0 & \vdots & 0 & 0 & 0 \end{pmatrix}.$$

可见，$R(A) = R(A, B) = 2$，B 中有一 2 阶子式 $\begin{vmatrix} 1 & 3 \\ 1 & -1 \end{vmatrix} = -4 \neq 0$，故 $R(B) \geqslant 2$，而

$$R(B) \leqslant R(A, B) = 2,$$

所以 $R(B) = 2$，因此

$$R(A) = R(B) = R(A, B).$$

即向量组 $\boldsymbol{\alpha}_1$，$\boldsymbol{\alpha}_2$ 与向量组 $\boldsymbol{\beta}_1$，$\boldsymbol{\beta}_2$，$\boldsymbol{\beta}_3$ 等价.

定理 8.8 设向量组 B：$\boldsymbol{\beta}_1$，$\boldsymbol{\beta}_2$，$\cdots$，$\boldsymbol{\beta}_l$ 能由向量组 A：$\boldsymbol{\alpha}_1$，$\boldsymbol{\alpha}_2$，$\cdots$，$\boldsymbol{\alpha}_m$ 线性表示，则

$$R(B) \leqslant R(A).$$

8.3.4 向量组的线性相关性

1. 线性相关的概念

定义 8.22 给定向量组 A：$\boldsymbol{\alpha}_1$，$\boldsymbol{\alpha}_2$，$\cdots$，$\boldsymbol{\alpha}_m$，如果存在不全为零的数 $k_1, k_2, \cdots, k_m$，使

$$k_1 \boldsymbol{\alpha}_1 + k_2 \boldsymbol{\alpha}_2 + \cdots + k_m \boldsymbol{\alpha}_m = 0,$$

则称向量组 A 是**线性相关的**(linearly dependent)，否则称**线性无关**(linearly independent).

由定义可知：

(1) 当且仅当 $k_1 = k_2 = \cdots = k_m = 0$ 时，才有

$$k_1 \boldsymbol{\alpha}_1 + k_2 \boldsymbol{\alpha}_2 + \cdots + k_m \boldsymbol{\alpha}_m = 0,$$

此时称向量组 A：$\boldsymbol{\alpha}_1$，$\boldsymbol{\alpha}_2$，$\cdots$，$\boldsymbol{\alpha}_m$ 线性无关.

(2) 任一向量组不是线性相关的，就是线性无关的，二者必居其一.

(3) 向量组只含一个向量时，当 $\boldsymbol{\alpha} = 0$ 时是线性相关的，当 $\boldsymbol{\alpha} \neq 0$ 时是线性无关的.

(4) 包含零向量的任何向量组是线性相关的.

(5) 对于含两个向量的向量组，它线性相关的充分必要条件是两向量的分量成比例.

2. 线性相关性的判定

向量组 A：$\boldsymbol{\alpha}_1$，$\boldsymbol{\alpha}_2$，$\cdots$，$\boldsymbol{\alpha}_m$ 构成矩阵 $\boldsymbol{A} = (\boldsymbol{\alpha}_1, \boldsymbol{\alpha}_2, \cdots, \boldsymbol{\alpha}_m)$，向量组 A 线性相关就是

齐次线性方程组

$$x_1\boldsymbol{\alpha}_1 + x_2\boldsymbol{\alpha}_2 + \cdots + x_m\boldsymbol{\alpha}_m = \mathbf{0}.$$

即 $\boldsymbol{Ax} = \mathbf{0}$ 有非零解,因此有

定理 8.9　向量组 $\boldsymbol{\alpha}_1, \boldsymbol{\alpha}_2, \cdots, \boldsymbol{\alpha}_m$ 线性相关的充分必要条件是它所构成的矩阵 $\boldsymbol{A} = (\boldsymbol{\alpha}_1, \boldsymbol{\alpha}_2, \cdots, \boldsymbol{\alpha}_m)$ 的秩小于向量个数 m;向量组线性无关的充分必要条件是 $R(\boldsymbol{A}) = m$.

例 8.16　n 维向量组 $\boldsymbol{\varepsilon}_1 = (1, 0, \cdots, 0)^{\mathrm{T}}$, $\boldsymbol{\varepsilon}_2 = (0, 1, \cdots, 0)^{\mathrm{T}}$, $\cdots$, $\boldsymbol{\varepsilon}_n = (0, 0, \cdots, 1)^{\mathrm{T}}$ 称为 n 维单位坐标向量组,讨论其线性相关性.

解　n 维单位坐标向量组构成的矩阵

$$\boldsymbol{E} = (\boldsymbol{\varepsilon}_1, \boldsymbol{\varepsilon}_2, \cdots, \boldsymbol{\varepsilon}_n)$$

是 n 阶单位矩阵.

由 $|\boldsymbol{E}| = 1 \neq 0$ 知,$R(\boldsymbol{E}) = n$,即 $R(\boldsymbol{E})$ 等于向量组中向量的个数,故由定理 8.9 知此向量组是线性无关的.

推论　n 个 n 维向量 $\boldsymbol{\alpha}_1, \boldsymbol{\alpha}_2, \cdots, \boldsymbol{\alpha}_n$ 线性相关的充分必要条件是:它们所构成的行列式 $|\boldsymbol{\alpha}_1, \boldsymbol{\alpha}_2, \cdots, \boldsymbol{\alpha}_n| = 0$;线性无关的充分必要条件是 $|\boldsymbol{\alpha}_1, \boldsymbol{\alpha}_2, \cdots, \boldsymbol{\alpha}_n| \neq 0$.

例 8.17　已知向量组 $\boldsymbol{\alpha}_1, \boldsymbol{\alpha}_2, \boldsymbol{\alpha}_3, \boldsymbol{\alpha}_4$ 线性无关,而

$$\boldsymbol{\beta}_1 = \boldsymbol{\alpha}_1 + \boldsymbol{\alpha}_2, \quad \boldsymbol{\beta}_2 = \boldsymbol{\alpha}_1 - \boldsymbol{\alpha}_2, \quad \boldsymbol{\beta}_3 = \boldsymbol{\alpha}_3 + \boldsymbol{\alpha}_4, \quad \boldsymbol{\beta}_4 = \boldsymbol{\alpha}_3 - \boldsymbol{\alpha}_4,$$

试证明向量组 $\boldsymbol{\beta}_1, \boldsymbol{\beta}_2, \boldsymbol{\beta}_3, \boldsymbol{\beta}_4$ 亦线性无关.

证明　若存在数 k_1, k_2, k_3, k_4,使

$$k_1\boldsymbol{\beta}_1 + k_2\boldsymbol{\beta}_2 + k_3\boldsymbol{\beta}_3 + k_4\boldsymbol{\beta}_4 = \mathbf{0},$$

即

$$k_1(\boldsymbol{\alpha}_1 + \boldsymbol{\alpha}_2) + k_2(\boldsymbol{\alpha}_1 - \boldsymbol{\alpha}_2) + k_3(\boldsymbol{\alpha}_3 + \boldsymbol{\alpha}_4) + k_4(\boldsymbol{\alpha}_3 - \boldsymbol{\alpha}_4) = \mathbf{0},$$

亦即

$$(k_1 + k_2)\boldsymbol{\alpha}_1 + (k_1 - k_2)\boldsymbol{\alpha}_2 + (k_3 + k_4)\boldsymbol{\alpha}_3 + (k_3 - k_4)\boldsymbol{\alpha}_4 = \mathbf{0},$$

因为 $\boldsymbol{\alpha}_1, \boldsymbol{\alpha}_2, \boldsymbol{\alpha}_3, \boldsymbol{\alpha}_4$ 线性无关,故

$$\begin{cases} k_1 + k_2 = 0, \\ k_1 - k_2 = 0, \\ k_3 + k_4 = 0, \\ k_3 - k_4 = 0. \end{cases}$$

解之,得　　　　$k_1 = k_2 = k_3 = k_4 = 0.$

所以,向量组 $\boldsymbol{\beta}_1, \boldsymbol{\beta}_2, \boldsymbol{\beta}_3, \boldsymbol{\beta}_4$ 线性无关.

线性相关性是向量组的一个重要性质,下面介绍与之有关的一些简单性质.

3. 向量组线性相关的性质

性质 1 任何 m 个 n 维向量组 $\boldsymbol{\alpha}_1$，$\boldsymbol{\alpha}_2$，$\cdots$，$\boldsymbol{\alpha}_m$，当 $m > n$ 时一定线性相关.

特别地，$n+1$ 个 n 维向量一定线性相关.

性质 2 若向量组 A：$\boldsymbol{\alpha}_1$，$\boldsymbol{\alpha}_2$，$\cdots$，$\boldsymbol{\alpha}_m$ 线性相关，则向量组 B：$\boldsymbol{\alpha}_1$，$\boldsymbol{\alpha}_2$，$\cdots$，$\boldsymbol{\alpha}_m$，$\boldsymbol{\alpha}_{m+1}$ 也线性相关.

性质 2 的逆否命题：若向量组 B：$\boldsymbol{\alpha}_1$，$\boldsymbol{\alpha}_2$，$\cdots$，$\boldsymbol{\alpha}_m$，$\boldsymbol{\alpha}_{m+1}$ 线性无关，则向量组 A：$\boldsymbol{\alpha}_1$，$\boldsymbol{\alpha}_2$，$\cdots$，$\boldsymbol{\alpha}_m$ 也线性无关.

结论 一个向量组若有线性相关的部分组，则该向量组线性相关. 特别地，含零向量的向量组必线性相关. 一个向量组如果线性无关，则它的任何部分组都线性无关.

下面我们讨论对于线性相关与线性无关这两种类型的向量组，其中向量之间呈现出什么不同的关系呢？

4. 线性组合与线性相关的关系

定理 8.10 向量组 A：$\boldsymbol{\alpha}_1$，$\boldsymbol{\alpha}_2$，$\cdots$，$\boldsymbol{\alpha}_m (m \geqslant 2)$ 线性相关的充分必要条件是向量组 A：$\boldsymbol{\alpha}_1$，$\boldsymbol{\alpha}_2$，$\cdots$，$\boldsymbol{\alpha}_m$ 中至少有一向量能用其余 $m-1$ 个向量线性表示.

证明 先证充分性. 设向量组 $\boldsymbol{\alpha}_1$，$\boldsymbol{\alpha}_2$，$\cdots$，$\boldsymbol{\alpha}_m$ 中有一向量（如 $\boldsymbol{\alpha}_m$）能由其余向量线性表示，即有 k_1，k_2，$\cdots$，k_{m-1}，使

$$\boldsymbol{\alpha}_m = k_1\boldsymbol{\alpha}_1 + k_2\boldsymbol{\alpha}_2 + \cdots + k_{m-1}\boldsymbol{\alpha}_{m-1},$$

故

$$k_1\boldsymbol{\alpha}_1 + k_2\boldsymbol{\alpha}_2 + \cdots + k_{m-1}\boldsymbol{\alpha}_{m-1} - \boldsymbol{\alpha}_m = \boldsymbol{0}.$$

因为 k_1，k_2，$\cdots$，k_{m-1}，(-1) 这 m 个数不全为零，所以 $\boldsymbol{\alpha}_1$，$\boldsymbol{\alpha}_2$，$\cdots$，$\boldsymbol{\alpha}_m$ 线性相关.

再证必要性. 设 $\boldsymbol{\alpha}_1$，$\boldsymbol{\alpha}_2$，$\cdots$，$\boldsymbol{\alpha}_m$ 线性相关，则有不全为零的数 k_1，k_2，$\cdots$，k_m，使

$$k_1\boldsymbol{\alpha}_1 + k_2\boldsymbol{\alpha}_2 + \cdots + k_m\boldsymbol{\alpha}_m = \boldsymbol{0},$$

不妨设 $k_1 \neq 0$，则有

$$\boldsymbol{\alpha}_1 = \left(-\frac{k_2}{k_1}\right)\boldsymbol{\alpha}_2 + \left(-\frac{k_3}{k_1}\right)\boldsymbol{\alpha}_3 + \cdots + \left(-\frac{k_m}{k_1}\right)\boldsymbol{\alpha}_m.$$

即 $\boldsymbol{\alpha}_1$ 能有其余向量线性表示.

注 向量组 A 线性相关，并不能得出 A 中任一向量均可由其余 $m-1$ 个向量线性表示.

定理 8.10 的逆否命题：向量组 A：$\boldsymbol{\alpha}_1$，$\boldsymbol{\alpha}_2$，$\cdots$，$\boldsymbol{\alpha}_m (m \geqslant 2)$ 线性无关的充分必要条件是向量组 A：$\boldsymbol{\alpha}_1$，$\boldsymbol{\alpha}_2$，$\cdots$，$\boldsymbol{\alpha}_m$ 中任一向量都不能用其余 $m-1$ 个向量线性表示.

定理 8.11 设向量组 A：$\boldsymbol{\alpha}_1$，$\boldsymbol{\alpha}_2$，$\cdots$，$\boldsymbol{\alpha}_m$ 线性无关，向量组 B：$\boldsymbol{\alpha}_1$，$\boldsymbol{\alpha}_2$，$\cdots$，$\boldsymbol{\alpha}_m$，$\boldsymbol{\beta}$ 线性相关的充分必要条件是向量 $\boldsymbol{\beta}$ 必能由向量组 A 线性表示，且表达式是唯一的.

例 8.18 已知 $R(\boldsymbol{\alpha}_1, \boldsymbol{\alpha}_2, \boldsymbol{\alpha}_3) = 2$，$R(\boldsymbol{\alpha}_2, \boldsymbol{\alpha}_3, \boldsymbol{\alpha}_4) = 3$，证明：

(1) $\boldsymbol{\alpha}_1$ 能由 $\boldsymbol{\alpha}_2$，$\boldsymbol{\alpha}_3$ 线性表示；

(2) $\boldsymbol{\alpha}_4$ 不能由 $\boldsymbol{\alpha}_1$，$\boldsymbol{\alpha}_2$，$\boldsymbol{\alpha}_3$ 线性表示.

证明　(1) 因 $R(\pmb{\alpha}_2,\pmb{\alpha}_3,\pmb{\alpha}_4)=3$，所以 $\pmb{\alpha}_2,\pmb{\alpha}_3,\pmb{\alpha}_4$ 线性无关. 由性质 2 知，$\pmb{\alpha}_2,\pmb{\alpha}_3$ 线性无关，而由 $R(\pmb{\alpha}_1,\pmb{\alpha}_2,\pmb{\alpha}_3)=2$ 知，$\pmb{\alpha}_1,\pmb{\alpha}_2,\pmb{\alpha}_3$ 线性相关，则由定理 8.11 知，$\pmb{\alpha}_1$ 能由 $\pmb{\alpha}_2,\pmb{\alpha}_3$ 线性表示.

(2) 用反证法. 假设 $\pmb{\alpha}_4$ 能由 $\pmb{\alpha}_1,\pmb{\alpha}_2,\pmb{\alpha}_3$ 线性表示，而由(1)知，$\pmb{\alpha}_1$ 能由 $\pmb{\alpha}_2,\pmb{\alpha}_3$ 线性表示，因此 $\pmb{\alpha}_4$ 能由 $\pmb{\alpha}_2,\pmb{\alpha}_3$ 线性表示，这与 $\pmb{\alpha}_2,\pmb{\alpha}_3,\pmb{\alpha}_4$ 线性无关矛盾.

8.4　线性方程组

8.4.1　线性方程组的概念

设线性方程组

$$\begin{cases} a_{11}x_1+a_{12}x_2+\cdots+a_{1n}x_n=b_1,\\ a_{21}x_1+a_{22}x_2+\cdots+a_{2n}x_n=b_2,\\ \qquad\qquad\qquad\qquad\vdots\\ a_{m1}x_1+a_{m2}x_2+\cdots+a_{mn}x_n=b_m. \end{cases} \tag{8-15}$$

当常数项 $b_1,b_2,\cdots,b_m$ 全为零时，方程组(8.15)称为**齐次线性方程组**(system of linear homogeneous equation)，当常数项 $b_1,b_2,\cdots,b_m$ 不全为零时，方程组(8.15)称为**非齐次线性方程组**(system of linear nonhomogeneous equation).

对于线性方程组(8-15)，利用矩阵乘法，可以表示为

$$\pmb{A}_{m\times n}\pmb{x}=\pmb{b}. \tag{8-16}$$

其中系数矩阵

$$\pmb{A}=\begin{pmatrix} a_{11} & a_{12} & \cdots & a_{1n}\\ a_{21} & a_{22} & \cdots & a_{2n}\\ \vdots & \vdots & & \vdots\\ a_{m1} & a_{m2} & \cdots & a_{mn} \end{pmatrix},\quad \pmb{x}=\begin{pmatrix} x_1\\ x_2\\ \vdots\\ x_n \end{pmatrix},\quad \pmb{b}=\begin{pmatrix} b_1\\ b_2\\ \vdots\\ b_m \end{pmatrix}.$$

而与方程组(8-15)对应的增广矩阵

$$\overline{\pmb{A}}=\begin{pmatrix} a_{11} & a_{12} & \cdots & a_{1n} & \vdots & b_1\\ a_{21} & a_{22} & \cdots & a_{2n} & \vdots & b_2\\ \vdots & \vdots & & \vdots & \vdots & \vdots\\ a_{m1} & a_{m2} & \cdots & a_{mn} & \vdots & b_m \end{pmatrix}.$$

定理 8.12　n 元线性方程组 $\pmb{Ax}=\pmb{b}$ 有解的充分必要条件是 $R(\pmb{A})=R(\overline{\pmb{A}})$.

证明　设 $R(\pmb{A})=r$，为叙述方便，不妨设 $\overline{\pmb{A}}=(\pmb{A}\;\vdots\;\pmb{b})$ 的行最简形为

$$\overline{A} = \begin{pmatrix} 1 & 0 & \cdots & 0 & b_{11} & \cdots & b_{1,\,n-r} & \bigm| & d_1 \\ 0 & 1 & \cdots & 0 & b_{21} & \cdots & b_{2,\,n-r} & \bigm| & d_2 \\ \vdots & \vdots & & \vdots & \vdots & & \vdots & \bigm| & \vdots \\ 0 & 0 & \cdots & 1 & b_{r1} & \cdots & b_{r,\,n-r} & \bigm| & d_r \\ 0 & 0 & \cdots & 0 & 0 & \cdots & 0 & \bigm| & d_{r+1} \\ 0 & 0 & \cdots & 0 & 0 & \cdots & 0 & \bigm| & 0 \\ \vdots & \vdots & & \vdots & \vdots & & \vdots & \bigm| & \vdots \\ 0 & 0 & \cdots & 0 & 0 & \cdots & 0 & \bigm| & 0 \end{pmatrix}.$$

先证必要性. 若线性方程组 $Ax = b$ 有解, 要证 $R(A) = R(\overline{A})$. 用反证法, 设 $R(A) < R(\overline{A})$, 则 $\overline{A}$ 的行最简形矩阵中最后一行对应矛盾方程 $0 = 1$, 这与方程组有解相矛盾, 因此 $R(A) = R(\overline{A})$.

再证充分性. 若 $R(A) = R(\overline{A}) = r(r \leqslant n)$, 则 $\overline{A}$ 的行阶梯形矩阵中含有 r 个非零行, 把这 r 行的第一个非零元所对应的未知量作为非自由未知量, 而其余 $n-r$ 个作为自由未知量, 如令 $n-r$ 个自由未知量全取零, 即可得方程组的一个解. 因此方程组有解.

由证明可知: 如果 $R(A) = R(\overline{A}) = n$, 方程组没有自由未知量, 只有唯一解; 如果 $R(A) = R(\overline{A}) < n$, 方程组有 $n-r$ 个自由未知量, 若令这 $n-r$ 个自由未知量分别等于 $c_1, c_2, \cdots, c_{n-r}$, 可得含 $n-r$ 个参数的解, 此即线性方程组的通解, 这些参数可任意取值, 因此, 这时方程组有无穷多个解.

由定理我们得出结论: 对 n 元线性方程组 $Ax = b$,

(1) 当 $R(A) = R(\overline{A})$ 时, 方程组有解. 此时

若 $R(A) = R(\overline{A}) = n$, 则方程组有唯一解;

若 $R(A) = R(\overline{A}) < n$, 则方程组有无穷多个解, 且其通解中含有 $n-R(A)$ 个任意参数.

(2) 当 $R(A) < R(\overline{A})$ 时, 方程组无解.

推论 齐次线性方程组有非零解的充分必要条件是 $R(A) < n$.

8.4.2 线性方程组的求解方法

线性方程组 $Ax = b$ 的求解步骤:

(1) 将增广矩阵 $\overline{A}$ 化成行阶梯形矩阵, 若 $R(A) < R(\overline{A})$, 则方程组无解.

(2) 若 $R(A) = R(\overline{A})$, 则进一步将 $\overline{A}$ 化成行最简形. 而对于齐次线性方程组, 则把系数矩阵化为行最简形.

(3) 设 $R(A) = R(\overline{A}) = r$, 把行最简形中 r 个非零行的非零首元所对应的未知量取作非自由未知量, 而其余 $n-r$ 个未知量取作自由未知量, 并令自由未知量分别等于 $c_1, c_2, \cdots, c_{n-r}$, 即可得方程组的通解.

例 8.11　解线性方程组

$$\begin{cases} x_1+ x_2+2x_3=1, \\ 2x_1- x_2+2x_3=4, \\ x_1-2x_2\quad\ =3, \\ 4x_1+ x_2+4x_3=2. \end{cases}$$

解　对方程组的增广矩阵 $\overline{A}$ 进行初等行变换

$$\overline{A}=\begin{pmatrix}1&1&2&\vdots&1\\2&-1&2&\vdots&4\\1&-2&0&\vdots&3\\4&1&4&\vdots&2\end{pmatrix}\underset{\substack{r_3-r_1\\r_4-4r_1}}{\overset{r_2-2r_1}{\sim}}\begin{pmatrix}1&1&2&\vdots&1\\0&-3&-2&\vdots&2\\0&-3&-2&\vdots&2\\0&-3&-4&\vdots&-2\end{pmatrix}\underset{r_4-r_2}{\overset{r_3-r_2}{\sim}}\begin{pmatrix}1&1&2&\vdots&1\\0&-3&-2&\vdots&2\\0&0&0&\vdots&0\\0&0&-2&\vdots&-4\end{pmatrix}$$

$$\underset{\substack{r_3\leftrightarrow r_4\\r_3\div(-2)}}{\overset{r_2\div(-3)}{\sim}}\begin{pmatrix}1&1&2&\vdots&1\\0&1&\frac{2}{3}&\vdots&-\frac{2}{3}\\0&0&1&\vdots&2\\0&0&0&\vdots&0\end{pmatrix}\underset{\substack{r_2-\frac{2}{3}r_3\\r_1-\frac{4}{3}r_3}}{\overset{r_1-r_2}{\sim}}\begin{pmatrix}1&0&0&\vdots&-1\\0&1&0&\vdots&-2\\0&0&1&\vdots&2\\0&0&0&\vdots&0\end{pmatrix}.$$

显然,这个方程组有唯一解: $x_1=-1$, $x_2=-2$, $x_3=2$.

例 8.12　设线性方程组

$$\begin{cases}\lambda x_1+ x_2+ x_3=1,\\ x_1+\lambda x_2+ x_3=\lambda,\\ x_1+ x_2+\lambda x_3=\lambda^2.\end{cases}$$

问 λ 取何值时,方程组有唯一解,无解,无穷多解? 并在有无穷多解时求其通解.

解法 1　对增广矩阵 $\overline{A}=(A\,\vdots\,b)$ 施行初等行变换

$$\overline{A}=\begin{pmatrix}\lambda&1&1&1\\1&\lambda&1&\lambda\\1&1&\lambda&\lambda^2\end{pmatrix}\overset{r_1\leftrightarrow r_3}{\sim}\begin{pmatrix}1&1&\lambda&\lambda^2\\1&\lambda&1&\lambda\\\lambda&1&1&1\end{pmatrix}$$

$$\underset{r_3-\lambda r_1}{\overset{r_2-r_1}{\sim}}\begin{pmatrix}1&1&\lambda&\lambda^2\\0&\lambda-1&1-\lambda&\lambda-\lambda^2\\0&1-\lambda&1-\lambda^2&1-\lambda^3\end{pmatrix}$$

$$\overset{r_3+r_2}{\sim}\begin{pmatrix}1&1&\lambda&\lambda^2\\0&\lambda-1&1-\lambda&\lambda-\lambda^2\\0&0&(1-\lambda)(\lambda+2)&(1-\lambda)(1+\lambda)^2\end{pmatrix}.$$

当 $\lambda=1$ 时, $\overline{A}\sim\begin{pmatrix}1&1&1&1\\0&0&0&0\\0&0&0&0\end{pmatrix}.$

因为 $R(\boldsymbol{A}) = R(\overline{\boldsymbol{A}}) = 1 < 3$，所以方程组有无穷多解. 其通解为

$$\begin{cases} x_1 = 1 - x_2 - x_3, \\ x_2 = x_2, \qquad (x_2, x_3 \text{ 为任意实数}), \\ x_3 = x_3 \end{cases}$$

即

$$\begin{pmatrix} x_1 \\ x_2 \\ x_3 \end{pmatrix} = c_1 \begin{pmatrix} -1 \\ 1 \\ 0 \end{pmatrix} + c_2 \begin{pmatrix} -1 \\ 0 \\ 1 \end{pmatrix} + \begin{pmatrix} 1 \\ 0 \\ 0 \end{pmatrix} \quad (c_1, c_2 \in \mathbf{R}).$$

当 $\lambda \neq 1$ 时，$\overline{\boldsymbol{A}} \sim \begin{pmatrix} 1 & 1 & 1 & 1 \\ 0 & 1 & -1 & -\lambda \\ 0 & 0 & 2+\lambda & (1+\lambda)^2 \end{pmatrix}$.

当 $\lambda \neq -2$ 时，$R(\boldsymbol{A}) = R(\overline{\boldsymbol{A}}) = 3$，方程组有唯一解.

当 $\lambda = -2$ 时，$\overline{\boldsymbol{A}} \sim \begin{pmatrix} 1 & 1 & -2 & 4 \\ 0 & -3 & 3 & -6 \\ 0 & 0 & 0 & 3 \end{pmatrix}$.

因为 $R(\boldsymbol{A}) \neq R(\overline{\boldsymbol{A}})$，故方程组无解.

解法 2 因系数矩阵为方阵，故由克拉默法则，方程组有唯一解的充要条件是系数行列式 $|\boldsymbol{A}| \neq 0$，而

$$|\boldsymbol{A}| = \begin{vmatrix} \lambda & 1 & 1 \\ 1 & \lambda & 1 \\ 1 & 1 & \lambda \end{vmatrix} = (\lambda + 2)(\lambda - 1)^2,$$

因此，当 $\lambda \neq 1$ 且 $\lambda \neq -2$ 时方程组有唯一解.

当 $\lambda = 1$ 时，有

$$\overline{\boldsymbol{A}} \sim \begin{pmatrix} 1 & 1 & 1 & 1 \\ 0 & 0 & 0 & 0 \\ 0 & 0 & 0 & 0 \end{pmatrix},$$

因为 $R(\boldsymbol{A}) = R(\overline{\boldsymbol{A}}) = 1 < 3$，所以方程组有无穷多解. 其通解为

$$\begin{cases} x_1 = 1 - x_2 - x_3, \\ x_2 = x_2, \qquad (x_2, x_3 \text{ 为任意实数}), \\ x_3 = x_3 \end{cases}$$

即

$$\begin{pmatrix} x_1 \\ x_2 \\ x_3 \end{pmatrix} = c_1 \begin{pmatrix} -1 \\ 1 \\ 0 \end{pmatrix} + c_2 \begin{pmatrix} -1 \\ 0 \\ 1 \end{pmatrix} + \begin{pmatrix} 1 \\ 0 \\ 0 \end{pmatrix} \quad (c_1, c_2 \in \mathbf{R}).$$

当 $\lambda = -2$ 时,有

$$\bar{A} \sim \begin{pmatrix} 1 & 1 & -2 & 4 \\ 0 & -3 & 3 & -6 \\ 0 & 0 & 0 & 3 \end{pmatrix}.$$

因为 $R(A) \neq R(\bar{A})$,故方程组无解.

注　解法 2 只适用于系数矩阵为方阵的情形.

例 8.13　求解齐次线性方程组

$$\begin{cases} x_1 + x_2 + 2x_3 - x_4 = 0, \\ 2x_1 + x_2 + x_3 - x_4 = 0, \\ 2x_1 + 2x_2 + x_3 + 2x_4 = 0. \end{cases}$$

解　对系数矩阵 A 施行初等行变换化为行最简形矩阵

$$A = \begin{pmatrix} 1 & 1 & 2 & -1 \\ 2 & 1 & 1 & -1 \\ 2 & 2 & 1 & 2 \end{pmatrix} \underset{r_3 - 2r_1}{\overset{r_2 - 2r_1}{\sim}} \begin{pmatrix} 1 & 1 & 2 & -1 \\ 0 & -1 & -3 & 1 \\ 0 & 0 & -3 & 4 \end{pmatrix}$$

$$\underset{r_3 \times (-\frac{1}{3})}{\overset{r_1 + r_2}{\sim}} \begin{pmatrix} 1 & 0 & -1 & 0 \\ 0 & -1 & -3 & 1 \\ 0 & 0 & 1 & -\frac{4}{3} \end{pmatrix} \underset{\substack{r_2 + 3r_3 \\ r_2 \times (-1)}}{\overset{r_1 + r_3}{\sim}} \begin{pmatrix} 1 & 0 & 0 & -\frac{4}{3} \\ 0 & 1 & 0 & 3 \\ 0 & 0 & 1 & -\frac{4}{3} \end{pmatrix},$$

即得同解方程组

$$\begin{cases} x_1 = \dfrac{4}{3} x_4, \\ x_2 = -3 x_4, \\ x_3 = \dfrac{4}{3} x_4. \end{cases}$$

令 $x_4 = c$,得通解为

$$\begin{pmatrix} x_1 \\ x_2 \\ x_3 \\ x_4 \end{pmatrix} = c \begin{pmatrix} \dfrac{4}{3} \\ -3 \\ \dfrac{4}{3} \\ 1 \end{pmatrix} \quad (c \in \mathbf{R}).$$

对于定理 8.12 也可推广到矩阵方程,即

定理 8.13　矩阵方程 $AX = B$ 有解的充分必要条件是 $R(A) = R(A \vdots B)$.

定理 8.14　设 $AB = C$,则 $R(C) \leqslant \min\{R(A), R(B)\}$.

证明 因为 $AB=C$，故矩阵方程 $AX=C$ 有解 $X=B$，根据定理 8.12，有

$$R(A)=R(A,C),$$

而 $R(C)\leqslant R(A,C)$，因此 $\qquad R(C)\leqslant R(A).$

又 $B^{\mathrm{T}}A^{\mathrm{T}}=C^{\mathrm{T}}$，由上证明有 $R(C^{\mathrm{T}})\leqslant R(B^{\mathrm{T}})$，即 $R(C)\leqslant R(B)$，综合便得 $\qquad R(C)\leqslant\min\{R(A),R(B)\}.$

定理 8.15 矩阵方程 $A_{m\times n}X_{n\times l}=O$ 只有零解的充要条件是 $R(A)=n$.
这个定理的证明请读者自行完成.

8.5 方阵的特征值与特征向量

方阵的特征值，最早是由拉普拉斯在 19 世纪为研究天体力学、地球力学而引进的一个物理概念. 这一概念不仅在理论上极为重要，在科学技术领域里，它的应用也很广泛. 在解常系数线性微分方程组、机械振动、电磁振荡等实际问题中，常可归结为求一个方阵的特征值与特征向量问题.

8.5.1 特征值与特征向量的概念

定义 8.23 设 A 是 n 阶方阵，若存在数 λ 和 n 维非零列向量 x，使得

$$Ax=\lambda x$$

成立，则称数 λ 是矩阵 A 的**特征值**（characteristic value）；非零列向量 x 为矩阵 A 的对应于 λ 的**特征向量**（characteristic vector）.

将上式移项写成

$$(A-\lambda E)x=0,$$

这是一个 n 个未知量 n 个方程的齐次线性方程组，它有非零解的充分必要条件为系数行列式

$$|A-\lambda E|=0,$$

即

$$\begin{vmatrix} a_{11}-\lambda & a_{12} & \cdots & a_{1n} \\ a_{21} & a_{22}-\lambda & \cdots & a_{2n} \\ \vdots & \vdots & & \vdots \\ a_{n1} & a_{n2} & \cdots & a_{nn}-\lambda \end{vmatrix}=0.$$

上式是以 λ 为未知数的一元 n 次方程，称为方阵 A 关于 λ 的**特征方程**（characteristic equation）. 方程的根就是 A 的特征值，也称为 A 的**特征根**. 其左端 $|A-\lambda E|$ 是 λ 的 n 次多项式，记作 $f(\lambda)$，称为方阵 A 的**特征多项式**（characteristic polynomial）.

代数基本定理告诉我们：一元 n 次代数方程必有 n 个根，其中可能有重根和虚根.

设 n 阶方阵 $A=(a_{ij})$ 的特征值为 $\lambda_1,\lambda_2,\cdots,\lambda_n$，由多项式的根与系数的关系，不难证

明：

(1) $\lambda_1 + \lambda_2 + \cdots + \lambda_n = a_{11} + a_{22} + \cdots + a_{nn}$；

(2) $\lambda_1 \lambda_2 \cdots \lambda_n = |A|$.

通常称 $a_{11} + a_{22} + \cdots + a_{nn}$ 为矩阵 A 的迹，记作 $\mathrm{tr}(A)$，即

$$\mathrm{tr}(A) = a_{11} + a_{22} + \cdots + a_{nn}.$$

8.5.2　特征值与特征向量的求法

为了更好地理解特征向量的求解方法，我们引入齐次线性方程组基础解系的概念.

定义 8.24　设 $\eta_1, \eta_2, \cdots, \eta_s$ 是方程组 $Ax = 0$ 的一组解向量，若

(1) $\eta_1, \eta_2, \cdots, \eta_s$ 线性无关；

(2) 方程组 $Ax = 0$ 的任何一个解向量都可由 $\eta_1, \eta_2, \cdots, \eta_s$ 线性表示，

则称 $\eta_1, \eta_2, \cdots, \eta_s$ 是齐次线性方程组的一个基础解系.

有了基础解系的概念，求解 n 阶方阵 A 的特征值及对应的特征向量的步骤如下：

(1) 利用行列式计算特征多项式 $f(\lambda) = |A - \lambda E|$，求出特征方程的全部根，即 A 的全部特征值.

(2) 对每个特征值 λ_i，求出对应的特征向量，即解出齐次线性方程组 $(A - \lambda_i E)x = 0$ 的一个基础解系 $\xi_1, \xi_2, \cdots, \xi_t$，则对应 λ_i 的全部特征向量为

$$x = c_1 \xi_1 + c_2 \xi_2 + \cdots + c_t \xi_t \quad (c_1, c_2, \cdots, c_t \text{ 不全为零}).$$

例 8.19　求方阵

$$A = \begin{bmatrix} 3 & -1 \\ -1 & 3 \end{bmatrix}$$

的特征值和特征向量.

解　A 的特征多项式为

$$f(\lambda) = |A - \lambda E| = \begin{vmatrix} 3-\lambda & -1 \\ -1 & 3-\lambda \end{vmatrix} = (4-\lambda)(2-\lambda),$$

所以 A 的特征值为 $\lambda_1 = 2, \lambda_2 = 4$.

将 $\lambda_1 = 2$ 代入方程 $(A - \lambda E)x = 0$，得

$$\begin{bmatrix} 1 & -1 \\ -1 & 1 \end{bmatrix} \begin{bmatrix} x_1 \\ x_2 \end{bmatrix} = 0,$$

解之，得一个基础解系

$$\xi_1 = \begin{bmatrix} 1 \\ 1 \end{bmatrix},$$

它就是对应于 $\lambda_1 = 2$ 的一个特征向量，而 $k\xi_1 (k \neq 0)$ 是对应于 $\lambda_1 = 2$ 的全部特征向量.

将 $\lambda_2 = 4$ 代入方程 $(A - \lambda E)x = 0$，得

$$\begin{pmatrix} -1 & -1 \\ -1 & -1 \end{pmatrix} \begin{pmatrix} x_1 \\ x_2 \end{pmatrix} = \mathbf{0},$$

解之,得一个基础解系

$$\xi_2 = \begin{pmatrix} 1 \\ -1 \end{pmatrix},$$

它就是对应于 $\lambda_2 = 4$ 的一个特征向量,而 $k\xi_2 (k \neq 0)$ 是对应于 $\lambda_2 = 4$ 的全部特征向量.

例 8.20 求方阵

$$A = \begin{pmatrix} -1 & 1 & 0 \\ -4 & 3 & 0 \\ 1 & 0 & 2 \end{pmatrix}$$

的特征值和特征向量.

解 A 的特征多项式为

$$f(\lambda) = | A - \lambda E | = \begin{vmatrix} -1-\lambda & 1 & 0 \\ -4 & 3-\lambda & 0 \\ 1 & 0 & 2-\lambda \end{vmatrix} = (2-\lambda)(1-\lambda)^2.$$

所以 A 的特征值为 $\lambda_1 = 2, \lambda_2 = \lambda_3 = 1$.

将 $\lambda_1 = 2$ 代入方程 $(A - \lambda E)x = \mathbf{0}$,得

$$\begin{pmatrix} -3 & 1 & 0 \\ -4 & 1 & 0 \\ 1 & 0 & 0 \end{pmatrix} \begin{pmatrix} x_1 \\ x_2 \\ x_3 \end{pmatrix} = \mathbf{0},$$

解之,得一个基础解系

$$\xi_1 = \begin{pmatrix} 0 \\ 0 \\ 1 \end{pmatrix},$$

它就是对应于 $\lambda_1 = 2$ 的一个特征向量,而 $k\xi_1 (k \neq 0)$ 是对应于 $\lambda_1 = 2$ 的全部特征向量.

将 $\lambda_2 = \lambda_3 = 1$ 代入方程 $(A - \lambda E)x = \mathbf{0}$,得

$$\begin{pmatrix} -2 & 1 & 0 \\ -4 & 2 & 0 \\ 1 & 0 & 1 \end{pmatrix} \begin{pmatrix} x_1 \\ x_2 \\ x_3 \end{pmatrix} = \mathbf{0},$$

解之,得一个基础解系

$$\xi_2 = \begin{pmatrix} 1 \\ 2 \\ -1 \end{pmatrix},$$

它就是对应于 $\lambda_2 = \lambda_3 = 1$ 的一个特征向量,而 $k\boldsymbol{\xi}_2 (k \neq 0)$ 是对应于 $\lambda_2 = \lambda_3 = 1$ 的全部特征向量.

8.5.3　特征值与特征向量的性质

性质 1　设方阵 $\boldsymbol{A}$ 有特征值 λ 及对应特征向量 $\boldsymbol{x}$,则 $\boldsymbol{A}^2$ 有特征值 λ^2,特征向量仍为 $\boldsymbol{x}$.

推广　(1) 设方阵 $\boldsymbol{A}$ 有特征值 λ 及对应特征向量 $\boldsymbol{x}$,则 $\boldsymbol{A}^m$ 有特征值 λ^m,特征向量仍为 $\boldsymbol{x}$.

(2) 设方阵 $\boldsymbol{A}$ 有特征值 λ 及对应特征向量 $\boldsymbol{x}$,则 $\boldsymbol{A}$ 的多项式

$$\varphi(\boldsymbol{A}) = a_0 \boldsymbol{E} + a_1 \boldsymbol{A} + \cdots + a_m \boldsymbol{A}^m$$

有特征值 $\varphi(\lambda) = a_0 + a_1 \lambda + \cdots + a_m \lambda^m$,对应特征向量仍为 $\boldsymbol{x}$.

例 8.21　设三阶矩阵 $\boldsymbol{A}$ 的特征值为 $1, -1, 2$,求 $|\boldsymbol{A}^* + 3\boldsymbol{A} - 2\boldsymbol{E}|$.

解　因 $\boldsymbol{A}$ 的特征值全不为零,所以 $\boldsymbol{A}$ 可逆,故

$$\boldsymbol{A}^* = |\boldsymbol{A}| \boldsymbol{A}^{-1},$$

而

$$|\boldsymbol{A}| = \lambda_1 \lambda_2 \lambda_3 = -2,$$

所以

$$\boldsymbol{A}^* + 3\boldsymbol{A} - 2\boldsymbol{E} = -2\boldsymbol{A}^{-1} + 3\boldsymbol{A} - 2\boldsymbol{E},$$

记

$$\varphi(\boldsymbol{A}) = -2\boldsymbol{A}^{-1} + 3\boldsymbol{A} - 2\boldsymbol{E},$$

有

$$\varphi(\lambda) = -\frac{2}{\lambda} + 3\lambda - 2.$$

故 $\varphi(\boldsymbol{A})$ 的特征值为 $\varphi(1) = -1$, $\varphi(-1) = -3$, $\varphi(2) = 3$,于是

$$|\boldsymbol{A}^* + 3\boldsymbol{A} - 2\boldsymbol{E}| = (-1) \times (-3) \times 3 = 9.$$

性质 2　方阵 $\boldsymbol{A}$ 与 $\boldsymbol{A}^{\mathrm{T}}$ 有相同的特征值,但特征向量未必相同.

令 $\boldsymbol{A} = \begin{bmatrix} 0 & 1 \\ 0 & 0 \end{bmatrix}$,则特征值为 $\lambda_{1,2} = 0$,特征向量为 $\boldsymbol{\xi}_1 = k \begin{bmatrix} 1 \\ 0 \end{bmatrix} (k \neq 0)$,而 $\boldsymbol{A}^{\mathrm{T}} = \begin{bmatrix} 0 & 0 \\ 1 & 0 \end{bmatrix}$,特征值也为 $\lambda_{1,2} = 0$,但特征向量却为 $\boldsymbol{\xi}_2 = k \begin{bmatrix} 0 \\ 1 \end{bmatrix} (k \neq 0)$,两个特征向量不同.

性质 3　可逆方阵 $\boldsymbol{A}$ 有特征值 λ,对应特征向量 $\boldsymbol{x}$ 的充分必要条件是 $\boldsymbol{A}^{-1}$ 有特征值 $\frac{1}{\lambda}$,对应的特征向量为 $\boldsymbol{x}$.

性质 4　设 $\lambda_1, \lambda_2, \cdots, \lambda_m$ 为方阵 $\boldsymbol{A}$ 的 m 个互不相等的特征值,$\boldsymbol{p}_1, \boldsymbol{p}_2, \cdots, \boldsymbol{p}_m$ 是分别与 $\lambda_1, \lambda_2, \cdots, \lambda_m$ 对应的特征向量,则 $\boldsymbol{p}_1, \boldsymbol{p}_2, \cdots, \boldsymbol{p}_m$ 线性无关.

性质 5　设 λ_1, λ_2 是矩阵 $\boldsymbol{A}$ 的两个不同的特征值,$\boldsymbol{p}_1, \boldsymbol{p}_2, \cdots, \boldsymbol{p}_s$ 和 $\boldsymbol{q}_1, \boldsymbol{q}_2, \cdots, \boldsymbol{q}_t$ 分别为 $\boldsymbol{A}$ 属于 λ_1, λ_2 的线性无关的特征向量,则 $\boldsymbol{p}_1, \boldsymbol{p}_2, \cdots, \boldsymbol{p}_s$ 和 $\boldsymbol{q}_1, \boldsymbol{q}_2, \cdots, \boldsymbol{q}_t$ 线性无关.

该性质可以推广到多个互不相等的特征值的情形.

知识拓展

向 量 空 间

向量空间也称线性空间,是线性代数的中心内容和基本概念之一. 若 V 是一个非空集合,在论域 $\mathbf{R}$ 上 n 维向量空间 P^n,如果 $\boldsymbol{\alpha}$, $\boldsymbol{\beta}$, $\boldsymbol{\gamma} \in V$, k, $l \in \mathbf{R}$,则有运算规则:

(1) $\boldsymbol{\alpha} + \boldsymbol{\beta} = \boldsymbol{\beta} + \boldsymbol{\alpha}$;

(2) $(\boldsymbol{\alpha} + \boldsymbol{\beta}) + \boldsymbol{\gamma} = \boldsymbol{\alpha} + (\boldsymbol{\beta} + \boldsymbol{\gamma})$;

(3) 在 V 中存在零元素 $\mathbf{0}$, $\forall \boldsymbol{\alpha} \in V$,都有 $\boldsymbol{\alpha} + \mathbf{0} = \boldsymbol{\alpha}$;

(4) $\forall \boldsymbol{\alpha} \in V$,都存在 $\boldsymbol{\alpha}$ 的负元素 $\boldsymbol{\beta}$,使 $\boldsymbol{\alpha} + \boldsymbol{\beta} = \mathbf{0}$;

(5) $1 \cdot \boldsymbol{\alpha} = \boldsymbol{\alpha}$;

(6) $k(l\boldsymbol{\alpha}) = (kl)\boldsymbol{\alpha}$;

(7) $(k+l)\boldsymbol{\alpha} = k\boldsymbol{\alpha} + l\boldsymbol{\alpha}$;

(8) $k(\boldsymbol{\alpha} + \boldsymbol{\beta}) = k\boldsymbol{\alpha} + k\boldsymbol{\beta}$,

那么,V 就称为实数域 $\mathbf{R}$ 上的向量空间.

由此可见,向量空间的概念是集合和运算的结合. 线性运算对加法和数乘是封闭的. 一般来说,同一个集合,如果定义两种不同的线性运算,就可以构成不同的向量空间,而如果定义的运算不是线性运算,就不能构成向量空间. 所以,定义的线性运算是向量空间的本质,这也是为什么向量空间也称为线性空间.

线性空间的性质:

(1) 零向量是唯一的;

(2) 任一向量的负向量是唯一的;

(3) $0 \cdot \boldsymbol{\alpha} = \mathbf{0}$, $(-1) \cdot \boldsymbol{\alpha} = -\boldsymbol{\alpha}$; $0 \cdot \lambda = \mathbf{0}$;

(4) 如果 $\lambda\boldsymbol{\alpha} = \mathbf{0}$,则 $\lambda = 0$ 或 $\boldsymbol{\alpha} = \mathbf{0}$.

对于线性空间 V, L 是 V 的一个非空子集,如果 L 对 V 中所定义的加法和数乘两种运算也构成一个线性空间,则成为 L 为 V 的子空间.

定理 8.16 线性空间 V 的非空子集 L 构成子空间的充分必要条件是 L 对于 V 中的线性运算封闭.

如果线性空间 V 中,存在 n 个向量 $\boldsymbol{\alpha}_1$, $\boldsymbol{\alpha}_2$, $\cdots$, $\boldsymbol{\alpha}_n$,满足:

(1) $\boldsymbol{\alpha}_1$, $\boldsymbol{\alpha}_2$, $\cdots$, $\boldsymbol{\alpha}_n$ 线性无关;

(2) V 中任一个向量 $\boldsymbol{\alpha}$ 总可由 $\boldsymbol{\alpha}_1$, $\boldsymbol{\alpha}_2$, $\cdots$, $\boldsymbol{\alpha}_n$ 线性表示,

那么,$\boldsymbol{\alpha}_1$, $\boldsymbol{\alpha}_2$, $\cdots$, $\boldsymbol{\alpha}_n$ 称为线性空间 V 的一个基,n 称为线性空间 V 的维数. 维数为 n 的线性空间称为 n 维线性空间,记作 V_n. 只含有一个零向量的线性空间没有基,规定它的维数为 0.

设 $\boldsymbol{\alpha}_1$, $\boldsymbol{\alpha}_2$, $\cdots$, $\boldsymbol{\alpha}_n$ 是线性空间 V_n 的一个基,对于任一向量 $\boldsymbol{\alpha} \in V_n$,总有且仅有一组有序数 x_1, x_2, $\cdots$, x_n,使

$$\boldsymbol{\alpha} = x_1\boldsymbol{\alpha}_1 + x_2\boldsymbol{\alpha}_2 + \cdots + x_n\boldsymbol{\alpha}_n,$$

x_1, x_2, $\cdots$, x_n 这组有序数组就称为向量 $\boldsymbol{\alpha}$ 在 $\boldsymbol{\alpha}_1$, $\boldsymbol{\alpha}_2$, $\cdots$, $\boldsymbol{\alpha}_n$ 这个基中的坐标,并记作

$$\boldsymbol{\alpha} = (x_1, x_2, \cdots, x_n)^{\mathrm{T}}.$$

建立好坐标后,就可以把抽象的向量 $\boldsymbol{\alpha}$ 与具体的数组向量 $(x_1, x_2, \cdots, x_n)^{\mathrm{T}}$ 联系起来,并可把 V_n 中抽象的线性运算与 $\mathbf{R}^n$ 中的数组向量的线性运算联系起来.

设 $\boldsymbol{\alpha}$, $\boldsymbol{\beta} \in V_n$,有 $\boldsymbol{\alpha} = x_1\boldsymbol{\alpha}_1 + \cdots + x_n\boldsymbol{\alpha}_n$, $\boldsymbol{\beta} = y_1\boldsymbol{\beta}_1 + \cdots + y_n\boldsymbol{\beta}_n$,于是

$$\boldsymbol{\alpha} + \boldsymbol{\beta} = (x_1 + y_1)\boldsymbol{\alpha}_1 + \cdots + (x_n + y_n)\boldsymbol{\alpha}_n,$$
$$\lambda\boldsymbol{\alpha} = \lambda x_1\boldsymbol{\alpha}_1 + \cdots + \lambda x_n\boldsymbol{\alpha}_n.$$

V_n 中的向量 $\boldsymbol{\alpha}$ 与 $\mathbf{R}^n$ 中的 n 维数组向量空间的向量 $(x_1, x_2, \cdots, x_n)^{\mathrm{T}}$ 之间有意义对应的关系,这个对应关系具有以下性质:

设 $\boldsymbol{\alpha} \leftrightarrow (x_1, x_2, \cdots, x_n)^{\mathrm{T}}$, $\boldsymbol{\beta} \leftrightarrow (y_1, y_2, \cdots, y_n)^{\mathrm{T}}$, 则

(1) $\boldsymbol{\alpha} + \boldsymbol{\beta} \leftrightarrow (x_1, x_2, \cdots, x_n)^{\mathrm{T}} + (y_1, y_2, \cdots, y_n)^{\mathrm{T}}$;

(2) $\lambda\boldsymbol{\alpha} + \boldsymbol{\beta} \leftrightarrow \lambda(x_1, x_2, \cdots, x_n)^{\mathrm{T}}$.

这种对应关系保持线性组合的对应. 我们可以说 V_n 和 $\mathbf{R}^n$ 有相同的结构.

若 V 与 U 是两个线性空间且有一一对应的关系,这种对应关系和线性组合如果存在对应关系,那么就说这两个线性空间 V 和 U 同构.

知识链接

加布里尔·克拉默(Gabriel Gramer)1704 年 7 月 31 日出生于日内瓦,1752 年 1 月 4 日于法国塞兹河畔巴尼奥勒逝世,瑞士数学家. 克拉默早年在日内瓦读书, 1722 年发表论文而获得博士学位,1724 年起在日内瓦加尔文学院任教,1734 年成为几何学教授,1750 年任哲学教授. 他自 1727 年起进行为期两年的旅行访学. 在巴塞尔与伯努利、欧拉等人交流学习,结为挚友. 后又到英国、荷兰、法国等地拜见许多数学名家,回国后在与他们的长期通信中,加强了数学家之间的联系,为克拉默的数学宝库留下了大量有价值的文献. 他一生未婚,专心治学,平易近人且德高望重,先后当选为伦敦皇家学会、柏林研究院和法国、意大利等学会的成员. 首先定义了正则、非正则、超越曲线和无理曲线等概念,第一次正式引入坐标的纵轴(Y 轴),然后讨论曲线变换,并依据曲线方程的阶数将曲线进行分类. 为了确定经过 5 个点的一般二次曲线的系数,应用了著名的被后世称为"克拉默法则"(又称克莱姆法则、克拉玛公式)的方法,即由线性方程组的系数确定方程组的解的方法. 该法则于 1729 年由英国数学家麦克劳林得到并于 1748 年发表,但克拉默所使用的符号之优越性使得这一方法以"克拉默法则"之名为世人所知. 他最著名的是在 1750 年发表的关于代数曲线方面的权威之作. 他最早证明了一个第 n 度的曲线是由 $n(n+3)/2$ 个点来决定的.

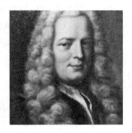

本章小结

1. 行列式按行(列)展开 n 阶行列式 $D = \det(a_{ij})$ 等于它的任一行(列)的各元素与其对应的代数余子式乘积之和.

2. 范德蒙行列式展开公式 $D_n = \begin{vmatrix} 1 & 1 & \cdots & 1 \\ x_1 & x_2 & \cdots & x_n \\ x_1^2 & x_2^2 & \cdots & x_n^2 \\ \vdots & \vdots & & \vdots \\ x_1^{n-1} & x_2^{n-1} & \cdots & x_n^{n-1} \end{vmatrix} = \prod_{n \geqslant i \geqslant j \geqslant 1} (x_i - x_j)$.

3. 克拉默法则. 若线性方程组的系数行列式不等于 0,则方程组有唯一解.

4. 几种特殊的矩阵类型:行阶梯形矩阵、行最简形矩阵、上三角矩阵、下三角矩阵、对角矩阵、数量阵、单位矩阵等.

5. 矩阵的运算法则.

矩阵的加法: $\boldsymbol{A} + \boldsymbol{B} = \boldsymbol{B} + \boldsymbol{A}$, $(\boldsymbol{A} + \boldsymbol{B}) + \boldsymbol{C} = \boldsymbol{A} + (\boldsymbol{B} + \boldsymbol{C})$, $\boldsymbol{A} + \boldsymbol{O} = \boldsymbol{O} + \boldsymbol{A} = \boldsymbol{A}$.

数与矩阵相乘: $(\lambda\mu)\boldsymbol{A} = \lambda(\mu\boldsymbol{A})$, $(\lambda + \mu)\boldsymbol{A} = \lambda\boldsymbol{A} + \mu\boldsymbol{A}$, $\lambda(\boldsymbol{A} + \boldsymbol{B}) = \lambda\boldsymbol{A} + \lambda\boldsymbol{B}$.

矩阵的乘法：$(AB)C = A(BC)$，$\lambda(AB) = (\lambda A)B = A(\lambda B)$，$A(B+C) = AB+AC$，$(A+B)C = AC+BC$，$E_m A_{m \times n} = A_{m \times n} E_n = A_{m \times n}$.

矩阵的转置：$(A^T)^T = A$，$(A+B)^T = A^T + B^T$，$(\lambda A)^T = \lambda A^T$，$(AB)^T = B^T A^T$.

其中，A，B，C 为矩阵，O 为零矩阵，E 为单位矩阵，λ, μ 为非零数.

6. 线性方程组求解. 将增广矩阵 $\overline{A}$ 化成行阶梯形矩阵, 若 $R(A) < R(\overline{A})$, 则方程组无解; 若 $R(A) = R(\overline{A})$, 则进一步将 $\overline{A}$ 化成行最简形. 而对于齐次线性方程组, 则把系数矩阵化为行最简形.

关 键 术 语

行列式(determinant)；　　　　矩阵(matrix)；　　　　　　向量空间(vector spaces)；

线性映射(linear mappings)；　线性变换(linear transformations)；　特征值(eigenvalue)；

特征向量(eigenvector)；　　　内积空间(inner-product spaces).

习 题 8

1. 计算下列各行列式的值.

(1) $\begin{vmatrix} x & y & x+y \\ y & x+y & x \\ x+y & x & y \end{vmatrix}$;

(2) $\begin{vmatrix} -ab & bd & bf \\ ac & -cd & cf \\ ae & de & -ef \end{vmatrix}$;

(3) $\begin{vmatrix} 3 & 1 & 0 & 2 \\ -2 & 0 & 1 & 1 \\ 0 & -1 & 2 & -2 \\ 1 & 2 & 0 & 3 \end{vmatrix}$;

(4) $\begin{vmatrix} 3 & 1 & 1 & 1 \\ 1 & 3 & 1 & 1 \\ 1 & 1 & 3 & 1 \\ 1 & 1 & 1 & 3 \end{vmatrix}$.

2. 计算 n 阶行列式.

(1) $D_n = \begin{vmatrix} a & b & b & \cdots & b \\ b & a & b & \cdots & b \\ b & b & a & \cdots & b \\ \vdots & \vdots & \vdots & & \vdots \\ b & b & b & \cdots & a \end{vmatrix}$;

(2) $D_n = \begin{vmatrix} 1 & 2 & 2 & \cdots & 2 \\ 2 & 2 & 2 & \cdots & 2 \\ 2 & 2 & 3 & \cdots & 2 \\ \vdots & \vdots & \vdots & & \vdots \\ 2 & 2 & 2 & \cdots & n \end{vmatrix}$.

3. 用范德蒙德行列式计算下列行列式.

(1) $D = \begin{vmatrix} 1 & 1 & 1 & 1 \\ 4 & 3 & 7 & -5 \\ 16 & 9 & 49 & 25 \\ 64 & 27 & 343 & -125 \end{vmatrix}$;

(2) $D_n = \begin{vmatrix} 1 & 1 & \cdots & 1 \\ 2 & 2^2 & \cdots & 2^n \\ 3 & 3^2 & \cdots & 3^n \\ \vdots & \vdots & & \vdots \\ n & n^2 & \cdots & n^n \end{vmatrix}$.

4. 当 λ 为何值时, 齐次线性方程组 $\begin{cases} \lambda x_1 + x_2 + x_3 = 0, \\ x_1 + \lambda x_2 + x_3 = 0, \\ 3x_1 - x_2 + x_3 = 0 \end{cases}$ 有非零解?

5. 设矩阵 $A = \begin{pmatrix} 3 & -2 \\ 2 & 0 \\ -1 & 1 \end{pmatrix}$, $B = \begin{pmatrix} -1 & 0 \\ 4 & 5 \\ 2 & 7 \end{pmatrix}$, 求 $2A - 3B$.

6. 已知 $\boldsymbol{A} = \begin{pmatrix} 2 & 1 & 4 & 0 \\ 1 & -1 & 3 & 4 \end{pmatrix}$, $\boldsymbol{B} = \begin{pmatrix} 1 & 3 & 1 \\ 0 & -1 & 2 \\ 1 & -3 & 1 \\ 4 & 0 & -2 \end{pmatrix}$, 求 $(\boldsymbol{AB})^{\mathrm{T}}$.

7. 设 $\boldsymbol{A} = \begin{pmatrix} 1 & 0 & 2 \\ -1 & 2 & 4 \\ 3 & 1 & 1 \end{pmatrix}$, $\boldsymbol{B} = \begin{pmatrix} 2 & 1 \\ -1 & 3 \\ 0 & 3 \end{pmatrix}$, 求 $(2\boldsymbol{E} - \boldsymbol{A}^{\mathrm{T}})\boldsymbol{B}$.

8. 求下列矩阵的乘积.

(1) $\begin{pmatrix} a_1 \\ a_2 \\ a_3 \end{pmatrix} (b_1 \quad b_2 \quad b_3)$;　　　　　(2) $(x_1 \quad x_2 \quad x_3) \begin{pmatrix} a_{11} & a_{12} & a_{13} \\ a_{21} & a_{22} & a_{23} \\ a_{31} & a_{32} & a_{33} \end{pmatrix} \begin{pmatrix} y_1 \\ y_2 \\ y_3 \end{pmatrix}$.

9. 设 $\boldsymbol{A} = \begin{pmatrix} 1 & 0 & -2 \\ 1 & -2 & 0 \end{pmatrix}$, $\boldsymbol{B} = \begin{pmatrix} 6 & 3 \\ 1 & 2 \\ 4 & 1 \end{pmatrix}$, 求 $(\boldsymbol{AB})^{-1}$.

10. 设 $\boldsymbol{A} = \begin{pmatrix} 1 & 0 & 0 \\ 2 & 2 & 0 \\ 3 & 4 & 5 \end{pmatrix}$, 求 $(\boldsymbol{A}^*)^{-1}$.

11. 设 $\boldsymbol{A}$ 为 5 阶方阵, 且 $|\boldsymbol{A}| = 3$, $\boldsymbol{A}^*$ 为 $\boldsymbol{A}$ 的伴随矩阵, 求
(1) $|\boldsymbol{A}^{-1}|$;　(2) $|\boldsymbol{A}\boldsymbol{A}^{\mathrm{T}}|$;　(3) $|\boldsymbol{A}^*|$;　(4) $|2\boldsymbol{A}^{-1} - \boldsymbol{A}^*|$;　(5) $|(\boldsymbol{A}^*)^*|$.

12. 设 $\boldsymbol{A}, \boldsymbol{B}$ 均为 n 阶方阵, $|\boldsymbol{A}| = 2$, $|\boldsymbol{B}| = -3$, 求
(1) $|\boldsymbol{A}^{-1}\boldsymbol{B}^* - \boldsymbol{A}^*\boldsymbol{B}^{-1}|$;　　　　　(2) $|2\boldsymbol{A}^*\boldsymbol{B}|$ ($\boldsymbol{A}^*$ 为 $\boldsymbol{A}$ 的伴随矩阵).

13. 解下列矩阵方程.

(1) 设 $\boldsymbol{A} = \begin{pmatrix} 0 & 1 & 0 \\ -1 & 1 & 0 \\ -1 & 0 & -1 \end{pmatrix}$, $\boldsymbol{B} = \begin{pmatrix} 1 & -1 \\ 2 & 0 \\ 1 & 1 \end{pmatrix}$, 解矩阵方程 $(\boldsymbol{E} - \boldsymbol{A})\boldsymbol{X} = \boldsymbol{B}$;

(2) 设 $\boldsymbol{A}, \boldsymbol{B}$ 满足 $\boldsymbol{A}^*\boldsymbol{B}\boldsymbol{A} = 2\boldsymbol{B}\boldsymbol{A} - 8\boldsymbol{E}$, 其中 $\boldsymbol{A} = \begin{pmatrix} 1 & & \\ & -2 & \\ & & 1 \end{pmatrix}$, 求矩阵 $\boldsymbol{B}$.

14. 设 n 阶方阵 $\boldsymbol{A}$ 满足关系式 $\boldsymbol{A}^3 + \boldsymbol{A}^2 - \boldsymbol{A} - \boldsymbol{E} = \boldsymbol{O}$, 且 $|\boldsymbol{A} - \boldsymbol{E}| \neq 0$, 证明 $\boldsymbol{A}$ 可逆, 并求 $\boldsymbol{A}^{-1}$.

15. 求下列矩阵的秩.

(1) $\boldsymbol{A} = \begin{pmatrix} 2 & 3 & 4 & 4 \\ 1 & -1 & 2 & -3 \\ 3 & 2 & 6 & 1 \\ -1 & 0 & -2 & 1 \end{pmatrix}$;　　　　　(2) $\boldsymbol{A} = \begin{pmatrix} 1 & 1 & 0 \\ -2 & -1 & -2 \\ -1 & -2 & 2 \end{pmatrix}$.

16. 设矩阵

$$\boldsymbol{A} = \begin{pmatrix} -2 & 2k & -2 & 4k \\ 1 & -1 & k & -2 \\ k & -1 & 1 & -2 \end{pmatrix},$$

试问 k 为何值时 (1) $R(\boldsymbol{A}) = 1$;　(2) $R(\boldsymbol{A}) = 2$;　(3) $R(\boldsymbol{A}) = 3$?

17. 判断下列向量组的线性相关性.

(1) $\boldsymbol{\alpha}_1 = \begin{pmatrix} 1 \\ 3 \\ 4 \end{pmatrix}$, $\boldsymbol{\alpha}_2 = \begin{pmatrix} 1 \\ 5 \\ 7 \end{pmatrix}$, $\boldsymbol{\alpha}_3 = \begin{pmatrix} 0 \\ 0 \\ 0 \end{pmatrix}$;   (2) $\boldsymbol{\alpha}_1 = \begin{pmatrix} 1 \\ 1 \\ -1 \\ 1 \end{pmatrix}$, $\boldsymbol{\alpha}_2 = \begin{pmatrix} 0 \\ 1 \\ 3 \\ 1 \end{pmatrix}$, $\boldsymbol{\alpha}_3 = \begin{pmatrix} 0 \\ 0 \\ 2 \\ -1 \end{pmatrix}$.

18. 设有向量组 A：$\boldsymbol{\alpha}_1 = \begin{pmatrix} \lambda \\ \lambda \\ \lambda \end{pmatrix}$, $\boldsymbol{\alpha}_2 = \begin{pmatrix} \lambda \\ 2\lambda-1 \\ \lambda \end{pmatrix}$, $\boldsymbol{\alpha}_3 = \begin{pmatrix} 2 \\ 3 \\ \lambda+3 \end{pmatrix}$ 及向量 $\boldsymbol{\beta} = \begin{pmatrix} 1 \\ 1 \\ 2\lambda-1 \end{pmatrix}$，问 λ 取何值时

(1) $\boldsymbol{\beta}$ 可由 $\boldsymbol{\alpha}_1$，$\boldsymbol{\alpha}_2$，$\boldsymbol{\alpha}_3$ 线性表示，且表达式唯一；(2) $\boldsymbol{\beta}$ 可由 $\boldsymbol{\alpha}_1$，$\boldsymbol{\alpha}_2$，$\boldsymbol{\alpha}_3$ 线性表示，且表达式不唯一；(3) $\boldsymbol{\beta}$ 不可由 $\boldsymbol{\alpha}_1$，$\boldsymbol{\alpha}_2$，$\boldsymbol{\alpha}_3$ 线性表示？

19. 求解下列非齐次线性方程组.

(1) $\begin{cases} 2x_1 + x_2 - x_3 + x_4 = 1, \\ 4x_1 + 2x_2 - 2x_3 + x_4 = 2, \\ 2x_1 + x_2 - x_3 - x_4 = 1; \end{cases}$ (2) $\begin{cases} 2x_1 + x_2 + 2x_3 - 2x_4 = 3, \\ x_1 - 2x_2 + 3x_3 - x_4 = 1, \\ 3x_1 - x_2 + 5x_3 - 3x_4 = 2. \end{cases}$

20. 求下列矩阵的特征值与特征向量.

(1) $\boldsymbol{A} = \begin{pmatrix} 1 & 2 \\ 2 & 4 \end{pmatrix}$;   (2) $\boldsymbol{A} = \begin{pmatrix} 6 & 2 & 4 \\ 2 & 3 & 2 \\ 4 & 2 & 6 \end{pmatrix}$.

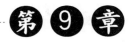

概　率　论

学习目标

掌握 古典概型和伯努利概型概率的计算,会运用概率加法公式、乘法公式、全概率公式等计算概率;二项分布、泊松分布与正态分布,会利用公式计算简单随机变量数学期望与方差;二项分布、泊松分布与正态分布的数学期望及方差.

熟悉 概率的古典定义,条件概率的概念,事件的独立性;随机变量的概念,离散型随机变量概率分布的概念和性质,连续型随机变量概率密度的概念和性质;数学期望与方差的概念和性质.

了解 贝叶斯公式;均匀分布、指数分布的数学期望与方差.

　　概率论(probability theory)是研究随机现象数量规律的一个数学分支.它在自然科学和社会科学等领域中有着广泛的应用.它是医学统计学的基础,也是医学科研不可缺少的重要工具之一.本章主要介绍随机事件的概率、随机变量的概率分布和随机变量的数字特征.

9.1　随机事件及其运算

9.1.1　随机试验与随机事件

　　客观世界中的现象大体分两类,一类是**确定性现象**(deterministic phenomenon),一类是**随机现象**(random phenomenon).

　　确定性现象是指在一定条件下试验结果唯一确定的现象.例如,在标准大气压下,把水加热至100℃必然会沸腾;圆的面积等于其半径的平方乘以π;两个带正电荷的小球相靠近必然相互排斥;等等,都是确定性现象.

　　随机现象是指在一定条件下试验结果不唯一并且事先不能确定会发生哪种结果的现象.例如,射击,可能击中目标,也可能击不中;抛掷一枚硬币,可能国徽面朝上,也可能币值面朝上;临床上观察某药治疗某病的治疗结果,可能治愈,也可能有显著效果,也可能有效,也可能无效;等等,都是随机现象.

针对随机现象进行的试验或观察称为**随机试验**（random trial），简称试验．例如，抛掷硬币，观察国徽面、币值面朝上的情况；袋里有编号为 1，2，…，10 的 10 个球，从中任取一球，观察球的号码；等等，都是随机试验．

随机试验具有以下三个特性：

（1）可重复性．在相同条件下可重复进行；

（2）可观察性．试验的所有可能结果不止一个；

（3）不确定性．在试验前不能确定出现哪个结果．

随机试验的每一个可能结果或其中某些结果的集合称为**随机事件**（random event），简称**事件**，通常用大写字母 A，B，C 等表示．例如，抛掷硬币出现国徽面朝上；射击击中目标；经过十字路口遇到红色交通指挥灯；袋里有编号为 1，2，…，10 的 10 个球，从中任取一球，取得球的编号为偶数．

在试验中必然会发生的事件称为**必然事件**，记为 Ω．例如，从 10 件合格品中，任取 1 件，取得合格品是必然事件．在试验中必然不会发生的事件称为**不可能事件**，记为 $\varnothing$．例如，从含有 2 件次品的 10 件产品中任取 3 件，取到全是次品，显然是不可能事件．

随机事件可分为**基本事件**和**复合事件**．基本事件是指随机试验中每一个可能的结果，也称样本点．它是随机试验最简单的不能再分的随机事件．全体样本点组成的集合称为**样本空间**，记作 Ω．例如，抛掷硬币有两个基本事件，$\Omega=\{$正面，反面$\}$；十字路口遇到交通指挥灯颜色有三个基本事件，$\Omega=\{$红，黄，绿$\}$；袋里有编号为 1，2，…，10 的 10 个球，从中任取一球，有 10 个基本事件，$\Omega=\{1，2，…，10\}$．复合事件是指由若干个基本事件复合而成的事件．它是由若干个样本点组成的集合．上例中取得球的编号为偶数的事件 A 是复合事件，$A=\{2，4，6，8，10\}$．

注 尽管必然事件和不可能事件没有随机性，为了研究方便，把它们看作两个特殊的随机事件，是随机事件的两种极端情况．

9.1.2 随机事件间的关系和运算

下面介绍事件间的关系和运算，我们把事件与集合相联系，事件间的关系与集合间的关系完全类似．

1. 事件间的关系

（1）**包含** 若事件 A 发生，必然导致事件 B 发生，则称事件 B 包含事件 A（或称事件 A 包含于事件 B），记作 $B \supset A$ 或 $A \subset B$，如图 9.1 所示．

事件 B 包含事件 A 就是表示事件 A 中的每一个样本点都属于事件 B．显然，必然事件 Ω 包含任何事件 A，任何事件 A 包含不可能事件 $\varnothing$，即 $\Omega \supset A \supset \varnothing$．

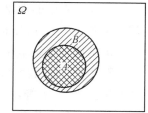

图 9.1

（2）**相等** 若事件 A 包含事件 B，同时事件 B 包含事件 A，即 $A \supset B$ 且 $B \supset A$，称事件 A 与事件 B 相等，记作 $A=B$．

（3）**互斥** 若事件 A 与事件 B 不可能同时发生，称事件 A 与事件 B 互斥，或**互不相容**，如图 9.2 所示.

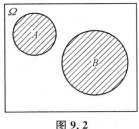

图 9.2

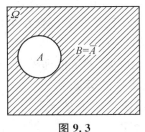

图 9.3

推广　对于 n 个事件 A_1，A_2，$\cdots$，A_n，若它们中的任意两个事件都互斥，称这 n 个事件两两互斥.

（4）**互逆**　若在每一次试验中，事件 A 与事件 B 必有一个且仅有一个发生，称事件 A 与事件 B 为互逆事件，或称互补事件，或称对立事件. 把 A 的对立（或逆或补）事件记作 $\overline{A}$，即 $B=\overline{A}$，如图 9.3 所示.

注　若事件 A 与事件 B 互逆，则 A 与 B 一定互斥，反之不然.

2. 事件间的运算

（1）**事件的和**　事件 A 与事件 B 中至少有一个发生而构成的事件称为事件 A 与事件 B 的和（或并），记作 $A+B$ 或 $A\cup B$.

事件 $A+B$ 就是表示事件 A 和事件 B 的所有样本点组成的事件，通常包括三部分：①A 发生而 B 不发生；②B 发生而 A 不发生；③A，B 同时发生，如图 9.4 所示.

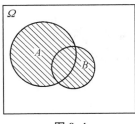

图 9.4

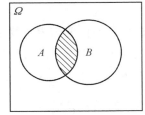

图 9.5

推广　事件 A_1，A_2，$\cdots$，A_n 中至少有一个发生而构成的事件称为 A_1，A_2，$\cdots$，A_n 的和，记作 $A_1+A_2+\cdots+A_n$ 或 $A_1\cup A_2\cup\cdots\cup A_n$.

由图 9.4 可见，和事件即并集.

（2）**事件的积**　事件 A 与事件 B 同时发生而构成的事件称为事件 A 与事件 B 的积（或交），记作 AB 或 $A\cap B$，如图 9.5 所示.

事件 AB 就是表示事件 A 和事件 B 共同的样本点组成的事件.

推广　事件 A_1，A_2，$\cdots$，A_n 同时发生而构成的事件称为 A_1，A_2，$\cdots$，A_n 的积，记作 $A_1A_2\cdots A_n$ 或 $A_1\cap A_2\cap\cdots\cap A_n$.

由图 9.5 可见，积事件即交集.

（3）**事件的差**　事件 A 发生而事件 B 不发生所构成的事件称为事件 A 与事件 B 的差，记作 $A-B$，如图 9.6 所示.

事件 $A-B$ 就是表示包含在事件 A 中而不包含在事件 B 中的样本点组成的事件.

由图 9.6 可见，差事件即差集.

3. 随机事件的运算

（1）**交换律**　$A+B=B+A$，$AB=BA$；

（2）**结合律**　$(A+B)+C=A+(B+C)$，$(AB)C=A(BC)$；

（3）**分配律**　$A(B+C)=AB+AC$，$A+BC=(A+B)(A+C)$；

（4）**对偶律（德·摩根律）**　$\overline{A+B}=\overline{A}\,\overline{B}$，$\overline{AB}=\overline{A}+\overline{B}$.

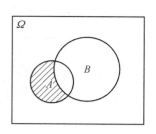

图 9.6

例 9.1　设 A，B，C 表示三个事件，则

（1）A 发生而 B，C 都不发生可表示为 $A\overline{B}\overline{C}$ 或 $A-B-C$；

（2）A 与 B 都发生而 C 不发生可表示为 $AB\overline{C}$ 或 $AB-C$；

（3）三个事件都发生可表示为 ABC；

（4）三个事件都不发生可表示为 $\overline{A}\overline{B}\overline{C}$ 或 $\overline{A+B+C}$；

（5）三个事件中恰好有一个发生可表示为 $A\overline{B}\overline{C}+\overline{A}B\overline{C}+\overline{A}\overline{B}C$；

（6）三个事件中恰好有两个发生可表示为 $\overline{A}BC+A\overline{B}C+AB\overline{C}$；

（7）三个事件中至少有一个发生可表示为 $A+B+C$ 或 $\overline{\overline{A}\,\overline{B}\,\overline{C}}$.

9.2　随机事件的概率与计算

研究随机现象不仅要知道会发生哪些事件，更重要的是要知道事件发生的可能性大小，概率就是反映随机事件发生的可能性大小的数量指标.本节将针对两类不同的实际背景介绍概率的两种定义.

9.2.1　概率的统计定义

1. 频率

定义 9.1　假定在重复进行 n 次随机试验中，事件 A 出现 m 次，则

$$f_n(A)=\frac{m}{n}$$

称为事件 A 在 n 次试验中出现的**频率**.

在医药工作中通常所说的发病率、病死率、治愈率等都是频率，常用百分数表示.

频率具有以下性质：

（1）**非负性**　$0\leqslant f_n(A)\leqslant 1$；

（2）**规范性**　$f_n(\varnothing)=0$，$f_n(\Omega)=1$；

（3）**可加性**　若 A_1，A_2，$\cdots$，A_k 为 k 个两两互不相容的事件，则

$$f_n \left(\bigcup_{i=1}^{k} A_i \right) = \sum_{i=1}^{k} f_n(A_i).$$

2. 频率的稳定性

例 9.2 历史上曾有数学家做过成千上万次抛掷硬币试验,表 9.1 是历史上抛掷硬币试验的记录.

表 9.1 抛掷硬币试验的记录

试验者	掷硬币次数 n	正面朝上次数 m	频率 $\dfrac{m}{n}$
德·摩根(De Morgan)	2 048	1 061	0.518 1
蒲丰(Buffon)	4 040	2 048	0.506 9
皮尔逊(Pearson)	12 000	6 019	0.501 6
皮尔逊(Pearson)	24 000	12 012	0.500 5

从表 9.1 可以看出,在大量重复试验中,出现正面朝上的频率在 0.5 附近摆动.该试验告诉我们,当试验次数 n 足够大时,频率 $\dfrac{m}{n}$ 总是在某一数值附近摆动,这就是通常所说的**频率的稳定性**.

3. 概率的统计定义

定义 9.2 在大量重复试验中,若事件 A 发生的频率稳定在某一常数 P 附近摆动,则称该常数 P 为事件 A 发生的**概率**(probability),记作 $P(A)$,即

$$P(A) = P.$$

由于频率介于 0 和 1 之间,因而根据概率的定义可知概率有下列性质:

(1) **非负性** $0 \leqslant P(A) \leqslant 1$;

(2) **规范性** $P(\varnothing) = 0, \quad P(\Omega) = 1.$

注 概率的统计定义,给出了确定事件概率的近似计算,当试验次数足够大时,可以把频率作为概率的近似值.

9.2.2 概率的古典定义

在实际问题中,按概率的统计定义,确定一个随机事件的概率要进行大量的重复试验.但是,在某些情况下,由于事件具有某种"对称性",人们根据对"对称性"长期积累的经验,可以直接算出事件的概率.

定义 9.3 对于某一随机试验,如果它的全体基本事件 $e_1, e_2, \cdots, e_n$ 是有限的,且具有等可能性,则事件 A 发生的概率为

$$P(A) = \frac{m}{n} = \frac{\text{事件 } A \text{ 中包含的基本事件数}}{\text{基本事件总数}}. \tag{9-1}$$

例 9.3 10 件产品中有 2 件次品,从中任取 2 件,求取得 2 件恰有 1 件次品的概率.

解 设 A 表示"取得 2 件恰有 1 件次品"的事件,按题意有:

基本事件总数 $\qquad\qquad n = C_{10}^2 = 45.$

A 包含基本事件数 $\qquad\quad m = C_2^1 C_8^1 = 16.$

由概率的古典定义得

$$P(A) = \frac{m}{n} = \frac{16}{45} = 0.36.$$

例 9.4 假如 100 mL 水中有 1 个细菌,现抽出 1 mL 水进行检查,问这个细菌落入抽检的这 1 mL 水的概率是多少?

解 设 A 表示"这个细菌落入抽检的 1 mL 水"这一事件,可以设想把 100 mL 水互相隔成 100 个 1 mL 的水,像 100 个"盒子"一样,这个细菌落入每个"盒子"的可能性是相等的. 所以基本事件总数 $n = 100$,A 包含基本事件数 $m = 1$.

由概率的古典定义得

$$P(A) = \frac{1}{100}.$$

上题中把液体设想分隔成一个个"盒子",这是研究各种微生物溶液浓度中常用的一种"模型". 实践证明,用该模型进行研究得出的结果是比较符合实际的.

例 9.5 一颗骰子连续掷 3 次,求 3 次投掷出现的点数都是奇数的概率.

解 设 A 表示"3 次投掷出现的点数都是奇数"的事件.

由概率的古典定义得

$$P(A) = \frac{3^3}{6^3} = 0.125.$$

例 9.6 把 6 个不同的球放到标有 1—10 号的 10 个盒子中,求

(1) 指定的 6 个盒子中各有 1 球的概率;(2) 任意的 6 个盒子中各有 1 球的概率.

解 (1) 设 A 表示"指定的 6 个盒子中各有 1 球"的事件,则

$$P(A) = \frac{6!}{10^6} = 0.000\,72.$$

(2) 设 B 表示"任意的 6 个盒子中各有 1 球"的事件,则

$$P(B) = \frac{C_{10}^6 \times 6!}{10^6} = 0.151\,2.$$

请读者思考:一个有 50 人组成的班级中,至少有两人生日相同的概率是多少?

知识拓展

概率论的起源

概率论起源于所谓的"赌金分配问题",1494 年意大利数学家帕西奥尼(1445—1509)出版了一本有关算术技术的书,书中叙述了一个问题:在一场两人赌博中,某一方先胜 6 局便算赢家,当甲方胜了 4 局,乙方

性了 3 局时,因出现意外,赌局被中断无法继续,此时,赌金应该如何分配? 帕西奥尼的答案是:按照 4:3 的比例把赌金分给双方.当时,许多人都认为帕西奥尼的分法并不合理.因为,已胜了 4 局的一方只要再胜 2 局就可以拿走全部的赌金,而另一方则需要胜 3 局,并且至少有 2 局连胜,这样要困难得多.但是,人们又找不到更好的解决方法.在这以后 100 多年中,先后有多位数学家研究过这个问题,但均未得到正确的答案.

直到 1654 年,一位经验丰富的法国贵族赌徒梅累以自己的亲身经历向法国天才数学家帕斯卡请教"赌金分配问题",帕斯卡写给信给法国数学家费马,两位数学家之间就此问题频繁通信互相交流,并进行深入研究,他们分别用了自己的方法独立而又正确地解决了这个问题.

费马的解法是:如果继续赌局,最多只要再赌 4 轮便可决出胜负,如果用"甲"表示甲方胜,用"乙"表示乙方胜,那么最后 4 轮的结果共 16 种排列.

$$
\begin{array}{llll}
\text{甲甲甲甲} & \text{甲甲甲乙} & \text{甲甲乙甲} & \text{甲乙甲甲} \\
\text{乙甲甲甲} & \text{甲甲乙乙} & \text{甲乙甲乙} & \text{甲乙乙甲} \\
\text{乙甲甲乙} & \text{乙甲乙甲} & \text{乙乙甲甲} & \text{甲乙乙乙} \\
\text{乙甲乙乙} & \text{乙乙甲乙} & \text{乙乙乙甲} & \text{乙乙乙乙}
\end{array}
$$

在这 16 种排列中,当甲出现 2 次或 2 次以上时,甲方获胜,这种情况共有 11 种;当乙出现 3 次或 3 次以上时,乙方获胜,这种情况共有 5 种.因此,赌金应当按 11:5 比例分配.

帕斯卡解决这个问题是利用了他的"算术三角形",在欧洲称之为"帕斯卡三角形".事实上,早在北宋时期我国数学家贾宪就在《黄帝九章算法细草》中讨论过,后经南宋数学家杨辉加以完善,并载入其著作《详解九章算法》一书中.这就是我们常说的杨辉三角形.贾宪对此三角形的研究比帕斯卡早了 600 余年,杨辉也比帕斯卡早了 400 余年.

$$
\begin{array}{ccccccccc}
 & & & & 1 & & & & \\
 & & & 1 & & 1 & & & \\
 & & 1 & & 2 & & 1 & & \\
 & 1 & & 3 & & 3 & & 1 & \\
1 & & 4 & & 6 & & 4 & & 1 \\
\end{array}
$$
$$
1 \quad\quad 5 \quad\quad 10 \quad\quad 10 \quad\quad 5 \quad\quad 1
$$
$$
\cdots \quad\quad \cdots \quad\quad \cdots \quad\quad \cdots \quad\quad \cdots
$$

帕斯卡利用这个三角形计算从 n 件物品中一次取出 r 件的组合数,由上图可知,三角形第五行上的数,分别是在 4 轮中甲出现 0,1,2,3,4 次的组合数,由此得到的赌金分配比例 11:5,与费马得到的结果完全一致.

帕斯卡和费马以"赌金分配问题"开始的通信形式讨论,开创了概率论研究的先河.后来荷兰数学家惠更斯(1629—1695)获悉后,也参加了这场讨论,并写成概率论最早的一部著作《论赌博中的计算》(1657 年).帕斯卡、费马、惠更斯一起被誉为概率论的创始人.今天,概率论已发展成为一门极其重要的数学分支,已广泛应用于各行各业.

9.3　概率的基本运算法则

9.3.1　概率的加法公式

定理 9.1　若事件 A,B 互斥,则

$$P(A+B) = P(A) + P(B). \tag{9-2}$$

证明 设随机试验的基本事件总数为 n，A 包含的基本事件数为 m_1，B 包含的基本事件数为 m_2.

因为 A，B 互斥，所以 $A+B$ 包含的基本事件数为 m_1+m_2，故

$$P(A+B) = \frac{m_1+m_2}{n} = \frac{m_1}{n} + \frac{m_2}{n} = P(A) + P(B).$$

推论 $$P(A) = 1 - P(\bar{A}). \tag{9-3}$$

推广 若事件 A_1，A_2，$\cdots$，A_n 两两相斥，则

$$P(A_1 + A_2 + \cdots + A_n) = P(A_1) + P(A_2) + \cdots + P(A_n). \tag{9-4}$$

例 9.7 一批针剂共 60 支，其中 57 支正品，3 支次品，从这批针剂中任取 2 支，求至少有 1 支次品的概率及两支全是正品的概率.

解 设 $A =$"至少有 1 支次品"，$A_1 =$"恰好有 1 支次品"，$A_2 =$"2 支都是次品".

（1）$A = A_1 + A_2$ 且 A_1，A_2 互斥，故

$$P(A) = P(A_1 + A_2) = P(A_1) + P(A_2) = \frac{C_3^1 C_{57}^1}{C_{60}^2} + \frac{C_3^2}{C_{60}^2} = 0.098.$$

（2）2 支全是正品是 A 的逆事件 $\bar{A}$，故

$$P(\bar{A}) = 1 - P(A) = 0.902.$$

定理 9.2 若 $A \supseteq B$，则

$$P(A-B) = P(A) - P(B). \tag{9-5}$$

证明 因为 $A \supseteq B$，故 $A = (A-B) + B$ 且 $A-B$ 与 B 互不相容，由式（9-2）得

$$P(A) = P(A-B) + P(B).$$

因此 $$P(A-B) = P(A) - P(B).$$

定理 9.3 若 A，B 为任意两个事件，则

$$P(A+B) = P(A) + P(B) - P(AB). \tag{9-6}$$

证明 因为 $A+B = A + \bar{A}B$ 且 A，$\bar{A}B$ 互斥，由定理 9.1 得

$$P(A+B) = P(A) + P(\bar{A}B).$$

又因为 $\bar{A}B = B - AB$ 且 $B \supseteq AB$，由定理 9.2 得

$$P(\bar{A}B) = P(B) - P(AB).$$

故 $$P(A+B) = P(A) + P(\bar{A}B) = P(A) + P(B) - P(AB).$$

推广 若 A，B，C 是任意三个事件，则

$$P(A+B+C) = P(A)+P(B)+P(C)-P(AB)-P(BC)-P(AC)+P(ABC).$$

例9.8 我国某时期某地区,18 岁及以上成人高血压患病率为 25.2%,糖尿病患病率为 9.7%,高血压合并糖尿病患病率为 6.1%,问 18 岁及以上成人中高血压、糖尿病至少患有一种病的概率是多少?

解 设 $A=$"患高血压",$B=$"患糖尿病".

因为 A,B 不是互斥事件,高血压、糖尿病至少患有一种病的概率为

$$\begin{aligned} P(A+B) &= P(A)+P(B)-P(AB) \\ &= 0.252+0.097-0.061 \\ &= 0.288. \end{aligned}$$

9.3.2 条件概率

在讨论事件 A 的概率 $P(A)$ 时,都有随机试验的前提条件,当条件发生变化后,概率往往也发生变化. 现在我们来研究在"一个已知事件 B 出现"的条件下,如何求事件 A 发生的概率问题.

定义9.4 若 A,B 是两个随机事件,$P(B)>0$,称在 B 发生的条件下 A 发生的概率为**条件概率**(condition probability),记作 $P(A\,|\,B)$. 相应地,把 $P(A)$ 称为**无条件概率**(unconditional probability).

例9.9 从标有 1—6 号的 6 个球中,等可能地任取一球,设 $A=$"取得标号为 2 的球",$B=$"取得标号为偶数的球",求 $P(A)$,$P(A\,|\,B)$.

解 $P(A)=\dfrac{1}{6}$, $P(A\,|\,B)=\dfrac{1}{3}$.

定理9.4 若 $P(B)>0$,则

$$P(A\,|\,B) = \frac{P(AB)}{P(B)}. \tag{9-7}$$

证明从略.

同理 $$P(B\,|\,A) = \frac{P(AB)}{P(A)}. \tag{9-8}$$

例9.10 一袋中装有 10 个球,其中 4 个白球,6 个黑球,无放回地连取两次,每次取一球,求第一次取得白球后第二次取得白球的概率.

解 设 $A=$"第一次取得白球",$B=$"第二次取得白球".

由题意,得 $P(A)=\dfrac{C_4^1 C_9^1}{C_{10}^1 C_9^1}=\dfrac{4}{10}$, $P(AB)=\dfrac{C_4^1 C_3^1}{C_{10}^1 C_9^1}=\dfrac{2}{15}$,

故 $$P(B\,|\,A) = \frac{P(AB)}{P(A)} = \frac{\dfrac{2}{15}}{\dfrac{4}{10}} = \frac{1}{3}.$$

9.3.3　概率的乘法公式与事件的独立性

定理 9.5　设 A 和 B 为任意两个事件,则

$$P(AB) = P(A)P(B \mid A) = P(B)P(A \mid B). \tag{9-9}$$

此结论直接由式(9-7)和式(9-8)推得.

推广　$$P(ABC) = P(A)P(B \mid A)P(C \mid AB),$$

$$P(A_1A_2 \cdots A_n) = P(A_1)P(A_2 \mid A_1)P(A_3 \mid A_1A_2) \cdots P(A_n \mid A_1A_2 \cdots A_{n-1}).$$

例 9.11　某种疾病能导致心肌受损害,若第一次患该病,引起心肌受损害的概率为 0.4,第一次患病心肌未受损害而第二次再患该病时,引起心肌受损害的概率为 0.7,试求某人患该病两次心肌未受损害的概率.

解　设 $A=$"第一次患该病心肌受损害",$B=$"第二次患该病心肌受损害".
由题意,得

$$P(A) = 0.4, \quad P(\bar{A}) = 1 - P(A) = 0.6, \quad P(B \mid \bar{A}) = 0.7,$$
$$P(\bar{B} \mid \bar{A}) = 1 - P(B \mid \bar{A}) = 0.3,$$

所求概率为　　$$P(\bar{A}\bar{B}) = P(\bar{A})P(\bar{B} \mid \bar{A}) = 0.6 \times 0.3 = 0.18.$$

例 9.12　某人有 5 把钥匙,但分不清哪一把能打开房间的门,逐把试开,求下列事件的概率:(1) 第三次才打开房门;(2)三次内打开房门.

解　设 $A_i=$"第 i 次打开房门"$(i=1,2,3,4,5)$,则

(1) $P(\bar{A}_1\bar{A}_2A_3) = P(\bar{A}_1)P(\bar{A}_2 \mid \bar{A}_1)P(A_3 \mid \bar{A}_1\bar{A}_2) = \dfrac{4}{5} \times \dfrac{3}{4} \times \dfrac{1}{3} = 0.2$;

(2) $P(A_1 + \bar{A}_1A_2 + \bar{A}_1\bar{A}_2A_3) = P(A_1) + P(\bar{A}_1)P(A_2 \mid \bar{A}_1) + P(\bar{A}_1\bar{A}_2A_3)$

$$= \dfrac{1}{5} + \dfrac{4}{5} \times \dfrac{1}{4} + 0.2 = 0.6.$$

一般情况下,条件概率 $P(B \mid A)$ 和无条件概率 $P(B)$ 是不相等的,即 $P(B \mid A) \neq P(B)$. 但也有相等的情况,请看下面例子.

例 9.13　设一袋中有 7 个红球,3 个白球,有放回地取两次球,每次取一个球,求第一次取得红球条件下第二次取得白球的概率.

解　设 $A=$"第一次取得红球",$B=$"第二次取得白球".

显然　　　　　　　　$$P(B \mid A) = \dfrac{3}{10} = 0.3,$$

且　　　　　　　$$P(B) = \dfrac{3}{10} = 0.3, \quad P(B \mid A) = P(B).$$

这说明,事件 A 发生与否并不影响事件 B 发生的概率,此时,称事件 B 对事件 A 是独立的.

容易证明,当 B 对 A 是独立时, A 对 B 也是独立的.事实上,若 $P(B|A)=P(B)$,由式 (9-8)得 $\dfrac{P(AB)}{P(A)}=P(B)$,即 $P(AB)=P(A)P(B)$.由式(9-7)得 $P(A|B)=\dfrac{P(AB)}{P(B)}=P(A)$,即 A 对 B 也是独立的.这说明两个事件的独立性是相互的.

定义 9.5　两个随机事件 A , B 满足条件 $P(B|A)=P(B)$,则称 A , B 是**相互独立的**.

定理 9.6　若事件 A , B 相互独立,则

$$P(AB)=P(A)P(B).\tag{9-10}$$

定理 9.7　若事件 A , B 相互独立,则 A 与 $\bar{B}$, $\bar{A}$ 与 B , $\bar{A}$ 与 $\bar{B}$ 也相互独立.

证明从略.

注　在实际问题中,判断事件间的独立性往往不是根据定义来判断,而是根据问题的实际情况及人们长期积累的经验来判断.

例 9.14　某药厂生产一批药品要经过三道工序,设第一、二、三道工序的次品率分别为 0.02 , 0.03 , 0.05 ,假定各道工序是互不影响的,试求该产品的合格率.

解　设 $A=$ "该产品是合格品", $A_i=$ "第 i 道工序为次品".

产品合格要求三道工序全部合格,即

$$A=\bar{A}_1\bar{A}_2\bar{A}_3,$$

所以

$$P(A)=P(\bar{A}_1\bar{A}_2\bar{A}_3)=P(\bar{A}_1)P(\bar{A}_2)P(\bar{A}_3)$$
$$=0.98\times0.97\times0.95=0.903\,1.$$

例 9.15　在抗生素的生产中,为了提高产量和质量,常需对生产菌种进行诱变处理,使一批菌种发生变异,再对每个变异个体(菌株)进行一定时间的培养后,从中寻找若干优良的个体.由于优良菌株出现的概率一般比较低,而对成千上万个处理过的变异个体都作培养测定是办不到的,因此,只能采取抽一部分菌株培养的方法,从中筛选出优良的菌株,如果某菌株的优良变异率 $P=0.05$,从一大批诱变处理过的菌株中,选多少只进行进一步培养,就能以 90% 的把握从中至少选到一只优良菌株?

解　设选取 n 只进行培养, $A=$ " n 只中至少有一只是优良菌株", $A_i=$ "第 i 只是优良菌株"($i=1,2,3,\cdots,n$).

显然有 $\bar{A}=\bar{A}_1\bar{A}_2\cdots\bar{A}_n.$

菌株的挑选虽然是不放回的,但由于母体较大,故可以作为放回抽样处理,每个菌株是否优良,可以认为是互相独立的,所以

$$P(A)=1-P(\bar{A})=1-P(\bar{A}_1\bar{A}_2\cdots\bar{A}_n)=1-P(\bar{A}_1)P(\bar{A}_2)\cdots P(\bar{A}_n),$$

即 $$0.9=1-(1-0.05)^n,$$

解方程,得 $$n=45.$$

故至少抽取 45 只以上诱变处理的菌株进行培养测定,才能有 90% 的把握保证至少选到一只优良菌株.

知识拓展

几 何 概 型

古典概型是利用等可能性的概念,可以计算出某一事件的概率,但它要求样本空间是有限空间,即样本点总数是有限的,而在现实中,有很多是无限样本空间,人们探索出一类将古典概型推广到无限多结果又具有等可能性的几何概型,用几何的方法求解这类情况的概率问题.例如,向圆 $x^2+y^2=1$ 内投掷质点,则 $\Omega=\{(x,y)\,|\,x^2+y^2<1\}$ 是无限样本空间,同时它对应在一个几何圆内,若计算落在上半圆内的事件概率,可考虑该事件对应的几何图形和样本空间几何图形的面积作为测度,计算出概率值.如果随机试验满足:①试验的样本空间是无限的,同时可对应一个有测度(长度、面积、体积等)的几何区域;②试验的每个样本点具有等可能性(即落在某区域的概率只与该区域的测度成正比,而与其位置及形状无关),则称这样的试验为几何概型.在几何概型中,如果事件 A 对应的几何区域仍以 A 表示,则定义事件 A 发生的概率为

$$P(A)=\frac{A\ \text{的测度}}{\Omega\ \text{的测度}}.$$

蒲丰投针实验

法国科学家蒲丰(C. Buffon)投针实验是运用实验法研究几何概率的典型范例.1777 年的一天,蒲丰邀请许多宾朋来家做客,并参观他的实验.他事先在白纸上画好了一条条等距离的平行线,然后将纸铺在桌上,又拿出一些质量均匀、长度为平行线间距离之半的小针,请客人把针一根根随便扔到纸上,蒲丰则在一旁计数.结果,共投了 2 122 次,其中与任一平行线相交的有 704 次.蒲丰又做了一个简单的除法2 212÷704≈3. 142,最后他宣布,这就是圆周率 π 的近似值,还说投的次数越多越精确.

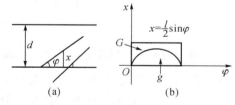

图 9.7 蒲丰投针简图

实际上,蒲丰是通过计算针与直线相交的概率,进而得到使用概率近似值又计算出圆周率近似值.设两平行线之间的距离为 d,针的长度为 l,针的中点为 M,M 到最近一条直线的距离为 x,针与平行线形成的倾斜角为 φ,如图 9.7 所示.

蒲丰投针实验对应的样本空间 Ω,就是满足以下条件的所有样本全体:

$$\begin{cases} 0\leqslant x\leqslant \dfrac{d}{2}, \\ 0\leqslant \varphi\leqslant \pi. \end{cases}$$

它表示在平面上的一个矩形区域 G(图 9.7),其面积为 $S(\Omega)=\dfrac{1}{2}d\pi$.

针与平行线相交的充分必要条件为

$$\begin{cases} 0\leqslant x\leqslant \dfrac{l}{2}\sin\varphi, \\ 0\leqslant \varphi\leqslant \pi, \end{cases}$$

它表示在平面矩形区域 G 内的一个子区域 g[图 9.7(b)],其面积为 $S(A)=\displaystyle\int_0^\pi \frac{l}{2}\sin\varphi d\varphi=l.$

由几何概型的定义知,针与平行线相交的概率为

$$P(A) = \frac{S(A)}{S(\Omega)} = \frac{l}{\dfrac{d\pi}{2}} = \frac{2l}{d\pi}.$$

设试验共投掷 n 次,有 m 次针与平行线相交,则 $P(A) \approx \dfrac{m}{n}$. 由此可得到

$$\pi \approx \frac{2nl}{dm}.$$

在蒲丰投针实验中,取针长 l 是平行线间距离 d 的一半,此时 $\pi \approx \dfrac{n}{m}$,当实验中投的次数足够多时,就可以得到 π 的较精确值.1901 年,意大利数学家拉兹瑞尼(Lazzerini)做了 3 408 次投针,给出 π 的值为 3.141 592 9(准确到小数点后 6 位).

通过蒲丰投针实验,人们找到了一种解决问题的方法,即设计一个适当的实验,实验中所求的概率与我们感兴趣的一个量(如 π)有关,然后利用试验结果来估计概率,从而估计出这个量的值.随着计算机等现代技术的发展,这一方法已经发展为具有广泛应用性的蒙特卡罗方法(Monte Carlo method).

9.4　全概率公式和逆概率公式

9.4.1　全概率公式

在计算一些比较复杂事件的概率时,人们往往将复杂事件分解为简单事件和与积,利用概率加法公式和概率乘法公式求得复杂事件的概率.

例 9.16　仓库有甲、乙两厂生产的同类产品,甲厂产品占 60%,乙厂产品占 40%,甲厂产品中合格品占 95%,乙厂产品中合格品占 90%,现从仓库中任取一件产品,求取到合格品的概率.

解　设 $B=$"取得合格品",$A_1=$"取得甲厂产品",$A_2=$"取得乙厂产品".
由题意,得　　　　　$P(A_1) = 0.6, \quad P(A_2) = 0.4,$

$$P(B \mid A_1) = 0.95, \quad P(B \mid A_2) = 0.9,$$

因为 $A_1 + A_2 = \Omega$ 且 A_1,A_2 互斥,
所以 $B = B\Omega = B(A_1 + A_2) = BA_1 + BA_2$,且 BA_1 与 BA_2 互斥.
故　　　　　$\begin{aligned} P(B) &= P(BA_1 + BA_2) = P(BA_1) + P(BA_2) \\ &= P(A_1)P(B \mid A_1) + P(A_2)P(B \mid A_2) \\ &= 0.6 \times 0.95 + 0.4 \times 0.9 = 0.93. \end{aligned}$

在此题求解中,把 B 分解为两个互斥的事件之和,由互斥加法公式及乘法公式求得 $P(B)$.对此类求解思路人们归纳出一套重要公式.

定理 9.8　若 n 个事件 A_1,A_2,$\cdots$,A_n 及事件 B 满足:
(1) A_1,A_2,$\cdots$,A_n 两两互斥;
(2) $A_1 + A_2 + \cdots + A_n \supseteq B$,

则
$$P(B) = \sum_{i=1}^{n} P(A_i)P(B \mid A_i). \tag{9-11}$$

证明 因为事件 A_1, A_2, $\cdots$, A_n 两两互斥,所以 BA_1, BA_2, $\cdots$, BA_n 两两互斥,且 $B \subseteq \sum_{i=1}^{n} A_i$,故

$$B = B(A_1 + A_2 + \cdots + A_n) = BA_1 + BA_2 + \cdots + BA_n.$$

由加法公式和乘法公式,得

$$
\begin{aligned}
P(B) &= P(BA_1 + BA_2 + \cdots + BA_n) \\
&= P(BA_1) + P(BA_2) + \cdots + P(BA_n) \\
&= P(A_1)P(B \mid A_1) + P(A_2)P(B \mid A_2) + \cdots + P(A_n)P(B \mid A_n) \\
&= \sum_{i=1}^{n} P(A_i)P(B \mid A_i).
\end{aligned}
$$

此定理所给出的公式(9-11)称为**全概率公式**.

注 应用全概率公式时,主要是找出事件 A_1, A_2, $\cdots$, A_n,把复杂事件 B 分解成几个互斥的简单事件,分解方法是换个角度用 A_1, A_2, $\cdots$, A_n 去分割 B,如图 9.8 所示.

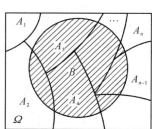

图 9.8

例 9.17 甲袋中有 2 个红球、6 个白球,乙袋中有 5 个红球、4 个白球,现从甲袋中取 3 个球放入乙袋,然后再从乙袋中任取一个球,求取得红球的概率.

解 设 A_i="从甲袋中任取 3 个球中有 i 个红球"$(i=0, 1, 2)$,B="从乙袋中取得一个红球",则
$$B = BA_0 + BA_1 + BA_2.$$

由全概率公式,得

$$
\begin{aligned}
P(B) &= P(A_0)P(B \mid A_0) + P(A_1)P(B \mid A_1) + P(A_2)P(B \mid A_2) \\
&= \frac{C_6^3}{C_8^3} \times \frac{5}{12} + \frac{C_6^2 C_2^1}{C_8^3} \times \frac{6}{12} + \frac{C_6^1 C_2^2}{C_8^3} \times \frac{7}{12} \\
&= 0.48.
\end{aligned}
$$

9.4.2 逆概率公式

定理 9.9 若

(1) A_1, A_2, $\cdots$, A_n 两两互斥;

(2) $A_1 + A_2 + \cdots + A_n \supseteq B$,

则
$$P(A_i \mid B) = \frac{P(A_i)P(B \mid A_i)}{\sum_{j=1}^{n} P(A_j)P(B \mid A_j)} \quad (i = 1, 2, \cdots, n). \tag{9-12}$$

证明 由条件概率公式和乘法公式,得

$$P(A_i \mid B) = \frac{P(A_iB)}{P(B)} = \frac{P(A_i)P(B \mid A_i)}{P(B)},$$

将全概率公式(9-11)代入上式,得

$$P(A_i \mid B) = \frac{P(A_i)P(B \mid A_i)}{\sum_{j=1}^{n} P(A_j)P(B \mid A_j)}.$$

该定理所给出的公式(9-12)称为**逆概率公式**或**贝叶斯公式**. 逆概率公式用于探索已知信息来源于何方的问题,是求条件概率,在医学中已广泛应用于疾病的计量诊断及临床决策分析.

例 9.18 用甲胎蛋白法普查肝癌,真正患癌症反应为阳性的概率为 0.95,未患癌症反应为阴性的概率为 0.9,又知普查地区的居民肝癌发病率为 0.04%,在普查中查出一个甲胎蛋白检验结果为阳性的人,求此人真正患有癌症的概率.

解 设 $A=$ "患有癌症", $B=$ "甲胎蛋白检验结果为阳性",则

$$P(A)=0.000\ 4, \quad P(\overline{A})=0.999\ 6,$$
$$P(B|A)=0.95, \quad P(\overline{B}|\overline{A})=0.9, P(B|\overline{A})=0.1.$$

由逆概率公式,得

$$
\begin{aligned}
P(A \mid B) &= \frac{P(A)P(B \mid A)}{P(A)P(B \mid A)+P(\overline{A})P(B \mid \overline{A})} \\
&= \frac{0.000\ 4 \times 0.95}{0.000\ 4 \times 0.95+0.999\ 6 \times 0.1} \\
&= 0.003\ 8.
\end{aligned}
$$

即此人真正患有癌症的概率为 0.38%. 说明普查经检验为阳性的人群中,真正患有肝癌的人还是很少的.

9.5 伯努利概型

在实践中,经常会遇到具有以下特点的随机试验:

(1) 每次试验的条件都相同,且只发生两个可能的结果 A 和 $\overline{A}$,每个结果都有确定的概率 $P(A) = p$, $P(\overline{A}) = q(0 < p < 1, q = 1-p)$;

(2) 各次试验是相互独立的.

这一系列独立的重复试验,称为**伯努利试验**,具有上述特点的随机试验模型,称为**伯努利概型**(Bernoulli probability model).

对于伯努利概型,有下面的定理:

定理 9.10 在 n 次伯努利试验中,事件 A 发生 k 次的概率为

$$P_n(k) = C_n^k p^k q^{n-k} \quad (k = 0, 1, 2, \cdots, n), \tag{9-13}$$

式中, $p = P(A)$, $q = 1-p$.

证明 设 $B_k=\{$在 n 次伯努利试验中 A 发生 k 次$\}$, $A_k=\{$在 n 次伯努利试验中第 k 次试验发生 $A\}$ $(k=1, 2, \cdots, n)$.

由排列组合理论知,在 n 次伯努利试验中,A 发生 k 次,共有 C_n^k 种不同情况,即

$$B_k = A_1 A_2 \cdots A_k \bar{A}_{k+1} \cdots \bar{A}_n + \cdots + \bar{A}_1 \bar{A}_2 \cdots \bar{A}_{n-k} A_{n-k+1} \cdots A_n.$$

显然以上 C_n^k 个事件两两互斥,即

$$P_n(k) = P(B_k) = P(A_1 A_2 \cdots A_k \bar{A}_{k+1} \cdots \bar{A}_n) + \cdots + P(\bar{A}_1 \bar{A}_2 \cdots \bar{A}_{n-k} A_{n-k+1} \cdots A_n).$$

由于试验的独立性,有

$$P(A_1 A_2 \cdots A_k \bar{A}_{k+1} \bar{A}_n) = \underbrace{pp \cdots p}_{k\text{个}} \underbrace{qq \cdots q}_{(n-k)\text{个}} = p^k q^{n-k}.$$

同理,其他各项的概率均为 $p^k q^{n-k}$,

故

$$P_n(k) = C_n^k p^k q^{n-k},$$

且

$$\sum_{k=0}^{n} P_n(k) = \sum_{k=0}^{n} C_n^k p^k q^{n-k} = (p+q)^n = 1.$$

伯努利概型是在相同条件下进行重复试验或观察的一种概率模型,是概率论中最早研究的概率模型之一,它在工业产品质量检查以及群体遗传学中都有广泛的应用。

例 9.19 某药物的治愈率为 60%,今用该药物试治患者 5 例,问治愈 3 例的概率为多少?

解 治疗 5 例患者相当于做了 5 次伯努利试验。设 A 为"治愈",$\bar{A}$ 为"未治愈"。所求概率为

$$P_5(3) = C_5^3 p^3 q^2 = 10 \times 0.6^3 \times 0.4^2 = 0.345\,6.$$

例 9.20 有 8 门炮独立地向一目标射击一发炮弹,若有不少于 2 发炮弹击中目标算目标被击毁。如果每门炮命中率为 0.6,求击毁目标的概率。

解 这是一个 8 次伯努利试验。设 A 为"击中目标",所求概率为

$$P(A) = \sum_{k=2}^{8} P_8(k) = 1 - P_8(0) - P_8(1) = 1 - C_8^0 0.6^0 \times 0.4^8 - C_8^1 0.6^1 \times 0.4^7$$
$$= 0.991.$$

知识拓展

雅各布·伯努利

从 17 世纪中期到 18 世纪后期的 100 多年间,在瑞士诞生过一个数学家族,前后出现多位数学家,被称为伯努利家族。雅各布是这个家族中比较著名的一员,1654 年 12 月出生于瑞士巴塞尔,毕业于巴塞尔大学,1671 年获艺术硕士学位,后来遵照父亲的意愿又取得神学硕士学位,但他却不顾父亲的反对,自学了数学和天文学。

雅各布在 1678 年和 1681 年的两次学习旅行,使他接触了许多数学家和科学家,丰富了他的知识,拓宽了他的兴趣。1687 年,雅各布成为巴塞尔大学的数学教授,直到 1705 年去世。

雅各布对数学的最突出贡献是在概率论和变分法这两个领域中。他在概率论方面的工作成果包含在他的论文《推测的艺术》之中。在这篇著作里,他对概率论作出了若干重要的贡献,其中包括现今被称为大数定律的发现。该论文也记载了雅各布论述排列组合的工作。

雅各布一生最有创造力的著作是 1713 年出版的《猜度术》,这是组合数学及概率论史的一件大事,他在这部著作中给出的伯努利组合数学很多应用. 在这部著作中,他提出了概率论中的"伯努利定理",该定理是"大数定律"的最早形式. 由于"大数定律"的极端重要性,1913 年 12 月,彼得堡科学院举行了庆祝大会,纪念"大数定律"诞生 200 周年.

9.6 随机变量及其分布

9.6.1 随机变量

随机试验的结果可表现为数量. 例如,某种新疗法治疗 10 名患者,用 X 表示治愈人数,则 X 是 $0 \sim 10$ 中的一个数. 抽查 100 件产品中的次品数,测量某种零件长度的误差数,等等,这些结果本身就是数量. 但有些随机试验的结果是非数字的,例如,考察某天是否下雨,抽查一件产品是否为合格品、次品、废品等. 这种非数值的结果可通过如下方法使其数量化,例如,以 0,1 表示无雨、有雨,以 0,1,2 表示抽得产品是合格品、次品、废品,等等,就可以用数量表示随机试验的结果了.

任何一个随机试验,其结果都可用一个变量来刻画,试验的结果不同,表现为该变量的取值不同,这种变量称为**随机变量**(random variable),通常用 X, Y 等表示.

对于随机变量,通常分为离散型和非离散型两类,非离散型随机变量中连续型随机变量最重要,在这里我们只讨论离散型随机变量和连续型随机变量. 如果随机变量的取值只有有限个或无限可列个数值,称这种随机变量为**离散型随机变量**(discrete random variable). 如果随机变量的取值是整个数轴或数轴上某些区间,称这种随机变量为**连续型随机变量**(continuous random variable).

9.6.2 离散型随机变量的分布

1. 概率分布

研究和描述离散型随机变量时,不仅要知道它的可能取值,还要知道它以多大的概率取这些值,也就是要知道随机变量的概率分布.

如果离散型随机变量 X 的可能取值是 x_1,x_2,x_3,$\cdots$,而 X 取值为 x_k 的概率为 P_k($k = 1, 2, 3, \cdots$),将 X 可能取的值和取这些值的概率用表格表示为

X	x_1	x_2	x_3	$\cdots$	x_k	$\cdots$
P_k	p_1	p_2	p_3	$\cdots$	p_k	$\cdots$

称这个表为随机变量 X 的**概率分布列**,有时简称为 X 的**概率分布**(probability distribution).

对于随机变量概率分布中的 P_k,显然有下列性质:

(1) **非负性** $p_k \geqslant 0$($k = 1, 2, \cdots$);

（2）**完备性** $\sum\limits_{k=1}^{\infty} p_k = 1$.

例 9.21 盒中有 5 个球,其中 2 个白色,3 个黑色,从中任取 3 个球,以 X 表示取得白球的个数,求随机变量 X 的分布列.

解 $P(X=k) = \dfrac{C_2^k C_3^{3-k}}{C_5^3}$ $(k=0,1,2)$;

$P(X=0) = \dfrac{C_3^3}{C_5^3} = 0.1$;

$P(X=1) = \dfrac{C_2^1 C_3^2}{C_5^3} = 0.6$;

$P(X=2) = \dfrac{C_2^2 C_3^1}{C_5^3} = 0.3$.

故分布列为

X	0	1	2
P	0.1	0.6	0.3

例 9.22 给青蛙按每单位体重注射一定剂量的洋地黄. 由以往实验获知,致死的概率为 0.6,存活的概率为 0.4.今给两只青蛙注射,求死亡只数的概率分布列.

解 设随机变量 X 表示死亡只数,则 $X=0,1,2$.

由题意知,这是一个伯努利概型 $p = p(A) = 0.6$,

$$P(X=k) = P_2(k) = C_2^k p^k q^{2-k} \quad (k=0,1,2),$$

故分布列为

X	0	1	2
P	0.16	0.48	0.36

2. 概率分布函数

定义 9.6 设 X 是一随机变量,对任意实数 x,概率 $P(X \leqslant x)$ 是 x 的函数,称此函数 $F(x) = P(X \leqslant x)$ 为随机变量 X 的**概率分布函数**,简称**分布函数**(distribution function).

分布函数 $F(x)$ 具有下列性质:

（1）$F(x)$ 是一非减函数;

（2）$0 \leqslant F(x) \leqslant 1$ 且 $F(-\infty) = 0$, $F(+\infty) = 1$;

（3）$F(x)$ 在任何点是右连续的.

利用分布函数 $F(x)$ 可以计算随机变量 X 落在任一区间 $(a, b]$ 上的概率:

$$P(a < X \leqslant b) = F(b) - F(a). \tag{9-14}$$

如果离散型随机变量 X 的概率分布列为

X	x_1	x_2	x_3	$\cdots$	x_k	$\cdots$
p_k	p_1	p_2	p_3	$\cdots$	p_k	$\cdots$

则 X 的分布函数为

$$F(x) = P(X \leqslant x) = \sum_{x_i \leqslant x} P(X = x_i) = \sum_{x_i \leqslant x} p_i. \qquad (9\text{-}15)$$

例 9.23 设随机变量 X 的概率分布为

X	-1	0	1
P	$\dfrac{1}{3}$	$\dfrac{1}{6}$	$\dfrac{1}{2}$

求 X 的分布函数.

解 当 $x < -1$ 时,由于 X 只能取 $-1, 0, 1$,故 $\{X \leqslant x\}$ 是不可能事件

$$F(x) = P(X \leqslant x) = 0;$$

当 $-1 \leqslant x < 0$ 时,由于在 $(-\infty, x)$ 内 X 可能取值仅有 $X = -1$,故

$$F(x) = P(X \leqslant x) = P(X = -1) = \frac{1}{3};$$

当 $0 \leqslant x < 1$ 时,$F(x) = P(X \leqslant x) = P(X = -1) + P(X = 0) = \dfrac{1}{3} + \dfrac{1}{6} = \dfrac{1}{2}$;

当 $x \geqslant 1$ 时,$F(x) = P(X \leqslant x) = P(X = -1) + P(X = 0) + P(X = 1)$

$$= \frac{1}{3} + \frac{1}{6} + \frac{1}{2} = 1.$$

故 X 的分布函数为

$$F(x) = \begin{cases} 0, & x < -1, \\ \dfrac{1}{3}, & -1 \leqslant x < 0, \\ \dfrac{1}{2}, & 0 \leqslant x < 1, \\ 1, & x \geqslant 1. \end{cases}$$

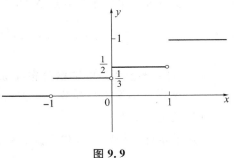

图 9.9

$F(x)$ 的图像如图 9.9 所示.

它呈跳跃式的阶梯形,在 $x = -1$,$x = 0$,$x = 1$ 处间断,产生跳跃,跳跃值分别为 $\dfrac{1}{3}$,$\dfrac{1}{6}$,$\dfrac{1}{2}$.

3. 常用的离散型随机变量的分布

（1）两点分布

定义 9.7 如果随机变量 X 的可能取值只有 $0, 1$ 两个值,其分布列为

X	0	1
P	q	p

其中 $0 < p < 1$，$q = 1 - p$，则称 X 服从参数为 p 的**两点分布**（two-point distribution），也称 **0—1 分布**.

在实际中有很多问题服从两点分布，例如，抛掷硬币正面向上还是反面向上，产品是合格还是不合格等. 只要一次试验且只有两个结果 A 和 $\bar{A}$，就构成一个两点分布.

（2）二项分布

定义 9.8 如果随机变量 X 的可能取值为 $0, 1, 2, \cdots, n$，且

$$P(X = k) = C_n^k p^k q^{n-k} \quad (k = 0, 1, 2, \cdots, n; 0 < p < 1; q = 1 - p), \quad (9\text{-}16)$$

则称 X 服从参数为 n，p 的**二项分布**（binomial distribution），记作 $X \sim B(n, p)$.

注 （1）n 次伯努利试验中，每次试验 A 发生的概率为 p，若 X 表示 A 出现的次数，则 $X \sim B(n, p)$；

（2）当 $n = 1$ 时，二项分布就是两点分布.

例 9.24 据统计，有 1‰ 的人对某药有不良反应，现有 10 人服用此药，试问有人产生不良反应的概率是多少？

解 10 人服用此药可认为是 10 次伯努利试验，A 表示"不良反应"，设 X 表示产生不良反应的人数，则 $X \sim B(10, 0.01)$.

有人产生不良反应，意味着至少有 1 人产生不良反应，故所求概率为

$$P(X \geqslant 1) = 1 - P(X = 0) = 1 - q^{10} = 1 - 0.99^{10} = 0.095\,6.$$

（3）泊松分布

定义 9.9 如果随机变量 X 的可能取值为 $0, 1, 2, \cdots$，且

$$P(X = k) = \frac{\lambda^k e^{-\lambda}}{k!} \quad (k = 0, 1, 2, \cdots; \lambda > 0), \quad (9\text{-}17)$$

则称 X 服从参数为 λ 的**泊松分布**（poisson distribution），记作 $X \sim P(\lambda)$.

泊松分布是作为二项分布的近似，于 1837 年由法国数学家泊松引入的，泊松分布是二项分布的极限分布.

泊松定理 设随机变量 $X_n (n = 1, 2, \cdots)$ 服从二项分布，即

$$P(X_n = k) = C_n^k p_n^k (1 - p_n)^{n-k} \quad (k = 0, 1, 2, \cdots, n),$$

其中 p_n 是与 n 有关的概率，如果 $np_n \to \lambda$，则当 $n \to \infty$ 时，

$$P(X_n = k) \to \frac{\lambda^k e^{-\lambda}}{k!}. \quad (9\text{-}18)$$

泊松定理表明，当 n 较大且 p 较小（实际应用中要求 $n \geqslant 10$，$p < 0.1$）时，有如下近似公式：

$$C_n^k p^k q^{n-k} \approx \frac{\lambda^k e^{-\lambda}}{k!}, \tag{9-19}$$

其中 $\lambda = np$.

例 9.25　1 000 mL 某微生物溶液中含微生物的浓度为 0.4 个/mL,现从中抽出 1 mL 溶液检验,问含 2 个及以上微生物的概率是多少?

解　这 1 000 mL 溶液中共含有 1 000×0.4＝400 个微生物,如果把这 1 000 mL 看作 1 000 个 1 mL,则每一个微生物落入抽检的 1 mL 溶液中的概率为 $\frac{1}{1\,000}$.

设 X 表示落入抽检的 1 mL 溶液中微生物的个数,则 $X \sim B\left(400, \frac{1}{1\,000}\right)$,所求概率为

$$P(X \geqslant 2) = 1 - P(X < 2) = 1 - P(X = 0) - P(X = 1)$$
$$= 1 - C_{400}^0 \left(\frac{1}{1\,000}\right)^0 \left(\frac{999}{1\,000}\right)^{400} - C_{400}^1 \left(\frac{1}{1\,000}\right) \left(\frac{999}{1\,000}\right)^{399}.$$

显然,计算很麻烦.因 n 较大,p 很小,可用泊松分布近似计算,这时 $\lambda = np = 0.4$,所以

$$P(X \geqslant 2) = 1 - e^{-0.4} - 0.4 e^{-0.4} = 0.061\,6.$$

以上计算可通过查泊松分布表求得,见附录 B.本例 $X \sim P(0.4)$,查表可得 $P(X \geqslant 2) = 0.061\,551\,9$.若要计算 $P(X=2)$,可用以下方式进行:

$$P(X = 2) = P(X \geqslant 2) - P(X \geqslant 3) = 0.061\,551\,9 - 0.007\,926\,3 = 0.053\,625\,6.$$

泊松分布是概率论中最重要的几个分布之一,据资料研究发现有许多现象服从泊松分布.例如,显微镜下落在某区域内的血细胞或微生物数,某段时间内某种稀有的非传染性疾病在规定人数内的发病例数,放射性分裂落在某区域的质点数,交换台的电话呼叫次数,公共汽车站的候车乘客数等都服从泊松分布.

9.6.3　连续型随机变量的分布

离散型随机变量的取值是有限个或无限可列个数值,可以用分布列描述其概率取值情况,其概率分布函数 $F(x) = P(X \leqslant x)$ 就是将随机变量落在 $(-\infty, x]$ 上的那些点的概率累加起来,但是连续型随机变量所取的值不能一一列出,它是取某一区间中的一切值,所以,其概率分布函数 $F(x) = P(X \leqslant x)$ 需应用积分累加的方法来解决.

1. 密度函数的概念

定义 9.10　如果随机变量 X 的取值为某个区间或整个数轴,它的分布函数为 $F(x)$,存在一个非负函数 $f(x)$,对任意实数 x,都有

$$F(x) = \int_{-\infty}^x f(t) \mathrm{d}t, \tag{9-20}$$

则称 X 为**连续型随机变量**,并且称 $f(x)$ 为随机变量 X 的**概率密度函数**(probability density function),简称**密度函数**.

由定积分的几何意义知,分布函数则是密度函数曲线下 x 轴上从 $-\infty$ 到 x 的面积,分布

函数 $F(x)$ 与其密度函数 $f(x)$ 关系的几何解释如图 9.10所示.

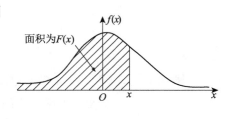

图 9.10

密度函数具有以下性质：

(1) **非负性** $f(x) \geqslant 0$；

(2) **正则性** $\int_{-\infty}^{+\infty} f(x)\mathrm{d}x = 1$；

(3) $P(a < X \leqslant b) = F(b) - F(a) = \int_a^b f(t)\mathrm{d}t$.

注 （1）连续型随机变量取个别值的概率为零. 事实上

$$P(X = a) = \lim_{\Delta x \to 0^+} P(a - \Delta x < X \leqslant a) = \lim_{\Delta x \to 0^+} \int_{a - \Delta x}^a f(t)\mathrm{d}t = 0.$$

（2）计算连续型随机变量落在某一区间内的概率时，可以不必区别该区间是闭区间还是开区间，因为区间端点的概率为零.

（3）$F(x)$ 是连续的，且 $F'(x) = f(x)$.

例 9. 26 设随机变量 X 的密度函数为

$$f(x) = \begin{cases} kx^2, & 0 \leqslant x \leqslant 1, \\ 0, & \text{其他}. \end{cases}$$

求（1）常数 k；（2）X 落在区间 $(0.3, 0.5)$ 内的概率.

解 （1）因为 $\int_{-\infty}^{+\infty} f(x)\mathrm{d}x = 1$，所以 $\int_0^1 kx^2 \mathrm{d}x = 1$，故 $k = 3$；

（2）$P(0.3 < X < 0.5) = \int_{0.3}^{0.5} 3x^2 \mathrm{d}x = x^3 \Big|_{0.3}^{0.5} = 0.098$.

2. 常用的连续型随机变量的分布

（1）均匀分布

定义 9. 11 如果随机变量 X 的密度函数为

$$f(x) = \begin{cases} \dfrac{1}{b-a}, & a \leqslant x \leqslant b, \\ 0, & \text{其他}, \end{cases} \tag{9-21}$$

则称 X 服从区间 $[a, b]$ 上的**均匀分布**(uniform distribution)，记作 $X \sim U[a, b]$.

由均匀分布的密度函数 $f(x)$ 经过积分可得均匀分布的分布函数为

$$F(x) = \begin{cases} 0, & x < a, \\ \dfrac{x-a}{b-a}, & a \leqslant x \leqslant b, \\ 1, & \text{其他}. \end{cases} \tag{9-22}$$

其概率密度 $f(x)$ 及分布函数 $F(x)$ 的图像如图 9.11 和图 9.12 所示.

对 $[a, b]$ 内任意小区间 $[c, d]$，即 $a \leqslant c < d \leqslant b$，则有

$$P(c \leqslant X \leqslant d) = \int_c^d \frac{1}{b-a} \mathrm{d}x = \frac{d-c}{b-a}.$$

可见，X 取值于 $[a, b]$ 上任一区间 $[c, d]$ 内的概率与该小区间的长度成正比，而与小区间的位置无关.

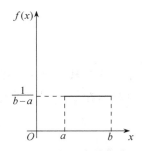

图 9.11　均匀分布的密度函数

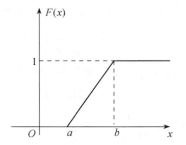

图 9.12　均匀分布的分布函数

（2）指数分布

定义 9.12　如果随机变量 X 的密度函数为

$$f(x) = \begin{cases} \theta \mathrm{e}^{-\theta x}, & x > 0, \\ 0, & \text{其他}, \end{cases} \qquad (9\text{-}23)$$

其中 $\theta > 0$，则称 X 服从参数为 θ 的**指数分布**（exponential distribution），记作 $X \sim E(\theta)$.

当 $\theta = 0.1, 0.5, 1.0, 2.0$ 时，它的密度函数 $f(x)$ 的图像如图 9.13 所示.

由积分可得它的分布函数为

$$F(x) = \begin{cases} 1 - \mathrm{e}^{-\theta x}, & x > 0, \\ 0 & x \leqslant 0, \end{cases}$$

对任何 $0 < a < b$，有 $P(a < X < b) = \mathrm{e}^{-a\theta} - \mathrm{e}^{-b\theta}$.

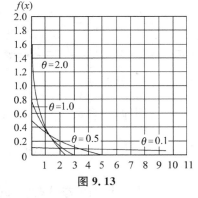

图 9.13

例 9.27　假定某医生对每位患者的诊治时间（min）服从 $\theta = \frac{1}{3}$ 的指数分布，求某患者（1）至少诊治 3 min 的概率；（2）诊治时间在 3～6 min 的概率.

解　设 X 表示这位患者的诊治时间，以 $F(x)$ 表示 X 的分布函数，则所求概率

（1）$P(X \geqslant 3) = 1 - F(3) = \mathrm{e}^{-1} = 0.368$；

（2）$P(3 < X < 6) = F(6) - F(3) = \mathrm{e}^{-1} - \mathrm{e}^{-2} = 0.233$.

指数分布有着十分重要的应用，常用它来作为各种"寿命"分布的近似. 例如，动物的寿命、无线电元件的寿命、随机服务系统中的服务时间、电话问题中的通话时间等常服从指数分布.

（3）正态分布

定义 9.13　如果随机变量 X 的密度函数为

$$f(x) = \frac{1}{\sqrt{2\pi}\sigma} e^{-\frac{(x-\mu)^2}{2\sigma^2}} \quad (-\infty < x < +\infty), \tag{9-24}$$

其中，μ，σ 是常数，$\sigma > 0$，则称 X 服从参数为 μ，σ 的**正态分布**（normal distribution），记作 $X \sim N(\mu, \sigma^2)$.

正态分布的密度函数 $f(x)$ 具有下列性质：

① $\int_{-\infty}^{+\infty} f(x)\mathrm{d}x = \int_{-\infty}^{+\infty} \frac{1}{\sqrt{2\pi}\sigma} e^{-\frac{(x-\mu)^2}{2\sigma^2}} \mathrm{d}x = 1$；

② $f(x)$ 在直角坐标系下图像如图 9.14 所示，是一条关于直线 $x = \mu$ 对称的钟形曲线；在区间 $(-\infty, \mu]$ 上 $f(x)$ 递增，在区间 $[\mu, +\infty)$ 上 $f(x)$ 递减，在 $x = \mu \pm \sigma$ 处有拐点，在 $x = \mu$ 处取得最大值 $\frac{1}{\sqrt{2\pi}\sigma}$；

③ μ 固定时，σ 越小图形越陡峭，σ 越大图形越平缓，σ 称为正态分布的形状参数，如图 9.15 所示；当 σ 固定时，改变 μ 值，则图形的形状不变，只改变其位置，μ 称为正态分布的位置参数，如图 9.16 所示.

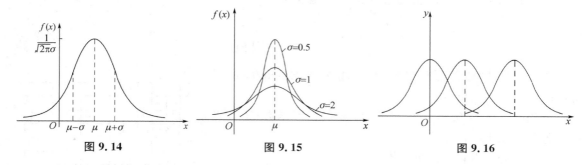

图 9.14　　　　　　　　图 9.15　　　　　　　　图 9.16

特别地，当参数 $\mu = 0$，$\sigma = 1$ 时，随机变量 X 的密度函数为

$$\varphi(x) = \frac{1}{\sqrt{2\pi}} e^{-\frac{x^2}{2}} \quad (-\infty < x < +\infty), \tag{9-25}$$

则称 X 服从**标准正态分布**（standard normal distribution），记作 $X \sim N(0, 1)$.

标准正态分布的密度函数图形关于纵轴对称，其分布函数为

$$\Phi(x) = \frac{1}{\sqrt{2\pi}} \int_{-\infty}^{x} e^{-\frac{t^2}{2}} \mathrm{d}t \tag{9-26}$$

$\Phi(x)$ 的数值在图形上为图 9.17 中斜线部分面积.

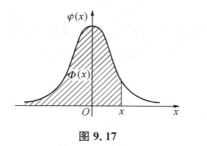

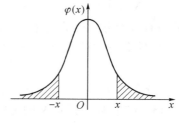

图 9.17　　　　　　　　　　　　　　　　图 9.18

由于标准正态分布在应用上特别重要,而密度函数的原函数不是初等函数,故上式是"积不出的"积分,为此利用定积分的近似计算方法编制了"标准正态分布函数值表"(见附录 C).

从图 9.18 可知,$\Phi(x)$ 具有以下性质:

$$\Phi(-x) = 1 - \Phi(x). \tag{9-27}$$

在标准正态分布函数值表中,一般只有 $x > 0$ 时的函数值,可利用上式求出当 $x < 0$ 时的 $\Phi(x)$ 值.

一般正态分布函数 $F(x)$ 也不能表成初等函数形式,它的函数值可通过以下定理标准化后利用标准正态分布函数 $\Phi(x)$ 的数值表求得.

定理 9.11　若 $X \sim N(\mu, \sigma^2)$,则 $\dfrac{X-\mu}{\sigma} \sim N(0, 1)$.

推论 1　若 $X \sim N(\mu, \sigma^2)$,则其分布函数为

$$F(x) = \Phi\left(\frac{x-\mu}{\sigma}\right). \tag{9-28}$$

推论 2　若 $X \sim N(\mu, \sigma^2)$,则

$$P(a < X < b) = F(b) - F(a) = \Phi\left(\frac{b-\mu}{\sigma}\right) - \Phi\left(\frac{a-\mu}{\sigma}\right). \tag{9-29}$$

特别地,

$$P(\mu - \sigma < X < \mu + \sigma) = \Phi(1) - \Phi(-1) = 2\Phi(1) - 1 = 0.682\,6;$$
$$P(\mu - 2\sigma < X < \mu + 2\sigma) = \Phi(2) - \Phi(-2) = 2\Phi(2) - 1 = 0.954\,4;$$
$$P(\mu - 3\sigma < X < \mu + 3\sigma) = \Phi(3) - \Phi(-3) = 2\Phi(3) - 1 = 0.997\,4.$$

可见,服从正态分布的随机变量 X 之值,大部分落在区间 $(\mu-\sigma, \mu+\sigma)$ 内,几乎全部落入区间 $(\mu-3\sigma, \mu+3\sigma)$ 内,即 X 的取值落入区间 $(\mu-3\sigma, \mu+3\sigma)$ 之外的概率不到 0.3%,这几乎是不可能的,这就是医学上常用的"3σ 原则"(三倍标准原则),如图 9.19 所示.

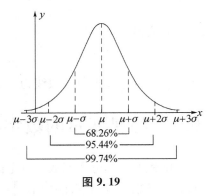

图 9.19

正态分布是概率论中最重要的一种分布. 一方面,正态分布是自然界最常见的一种分布,例如,反映人的生理特征的身高、体重,农作物的收获量,测量的误差等都服从正态分布. 一般来说,若影响某一数量指标的随机因素很多,而每个因素所起的作用不太大,则这个指标服从正态分布. 另一方面,正态分布有许多良好性质,许多分布可用正态分布来近似,另外一些分布又可以通过正态分布来导出,因此在理论研究中,正态分布十分重要.

例 9.28　若 $X \sim N(0, 1)$,求

(1) $P(X < 2)$; (2) $P(X > 0.5)$; (3) $P(|X| \leqslant 3)$.

解　(1) $P(X < 2) = \Phi(2) = 0.977\,2$;

(2) $P(X>0.5)=1-P(X\leqslant 0.5)=1-\Phi(0.5)=1-0.6915=0.3085$;

(3) $P(|X|\leqslant 3)=P(-3\leqslant X\leqslant 3)=\Phi(3)-\Phi(-3)$

$=2\Phi(3)-1=2\times 0.9986-1=0.9972.$

例 9.29 $X\sim N(10,2^2)$,求 $P(8.2<X<11.2)$.

解 因为 $\mu=10,\sigma=2$,则

$$P(8.2<X<11.2)=\Phi\left(\frac{11.2-10}{2}\right)-\Phi\left(\frac{8.2-10}{2}\right)$$
$$=\Phi(0.6)-\Phi(-0.9)=\Phi(0.6)+\Phi(0.9)-1$$
$$=0.7257+0.8159-1=0.5416.$$

例 9.30 某省夏季高考,理科类考生数是 28.53 万人,考试总分成绩呈正态分布,$\mu=489$ 分,$\sigma=93$ 分,本科一批普通理科招生计划数为 5.12 万人,本科一批分数线是按照招生计划的 120% 划定的,问本科一批分数线是多少?

解 设 X 表示考试成绩,并设一本分数线是 x 分.

由题意知 $\qquad X\sim N(485,92^2),\quad P(X>x)=\dfrac{5.12\times 120\%}{28.53}.$

因为 $\qquad P(X>x)=1-P(X\leqslant x)=1-F(x)=1-\Phi\left(\dfrac{x-\mu}{\sigma}\right),$

所以 $\qquad\qquad 1-\Phi\left(\dfrac{x-489}{93}\right)=0.2154,$

即 $\qquad\qquad \Phi\left(\dfrac{x-489}{93}\right)=0.7846.$

查表得 $\qquad\qquad \dfrac{x-489}{93}=0.78,$

即 $\qquad\qquad x=93\times 0.78+489\approx 562.$

故本科一批普通理科分数线为 562 分.

9.7 随机变量的数字特征

随机变量的分布函数可以全面反映该随机变量的概率分布,但有许多随机变量的分布函数非常难求,甚至有的找不到一个可供分析的具体形式.而在实际问题中,人们往往只需知道它的某些特征值就可以了,无需知道随机变量的概率分布全貌.所谓随机变量的数字特征,就是用来刻画随机变量分布状况的某些特征的数量指标.常用的数字特征有数学期望、方差及各阶的矩等.本节主要介绍数学期望和方差.

9.7.1 数学期望

某人在某游戏中所得分数 X 的分布列为

X	1	2	3
P	0.2	0.5	0.3

试求所得分数 X 的平均值.

假设此人进行了 N 次投掷, N 充分大时, 所得总分大约是

$$1 \times 0.2N + 2 \times 0.5N + 3 \times 0.3N = 2.1N,$$

故平均得分为 2.1 分.

受上面问题启发, 对离散型随机变量, 引进如下定义:

定义 9.14 设 X 是一离散型随机变量, 其取值为 x_1, x_2, x_3, $\cdots$, 对应的概率为 p_1, p_2, p_3, $\cdots$, 若级数 $\sum_{i=1}^{\infty} x_i p_i$ 绝对收敛, 则称级数 $\sum_{i=1}^{\infty} x_i p_i$ 为 X 的**数学期望**(mathematical expectation)或**均值**(mean), 记作 $E(X)$, 即

$$E(X) = \sum_{i=1}^{\infty} x_i p_i. \tag{9-30}$$

类似地, 得到连续型随机变量的数学期望定义:

定义 9.15 设 X 是一连续型随机变量, 其密度函数为 $f(x)$, 若积分

$$\int_{-\infty}^{+\infty} x f(x) \mathrm{d}x$$

绝对收敛, 则称积分 $\int_{-\infty}^{+\infty} x f(x) \mathrm{d}x$ 为 X 的**数学期望**或**均值**, 记作 $E(X)$, 即

$$E(X) = \int_{-\infty}^{+\infty} x f(x) \mathrm{d}x. \tag{9-31}$$

数学期望具有如下性质:

(1) 常数 C 的数学期望等于常数本身, 即

$$E(C) = C;$$

(2) 常数 C 与随机变量 X 的乘积的数学期望等于 X 的数学期望的 C 倍, 即

$$E(CX) = CE(X);$$

(3) 两个随机变量代数和的数学期望等于它们数学期望的代数和, 即

$$E(X_1 \pm X_2) = E(X_1) \pm E(X_2).$$

例 9.31 设 $X \sim B(n, p)$, 求 $E(X)$.

解 $E(X) = \sum_{k=0}^{n} k C_n^k p^k q^{n-k} = \sum_{k=1}^{n} k \frac{n!}{k!(n-k)!} p^k q^{n-k}$

$= np \sum_{k=1}^{n} \frac{(n-1)!}{(k-1)![(n-1)-(k-1)]!} p^{k-1} q^{(n-1)-(k-1)}$

$$= np \sum_{k=1}^{n} C_{n-1}^{k-1} p^{k-1} q^{(n-1)-(k-1)}$$
$$= np (p+q)^{n-1} = np.$$

例 9.32 设 $X \sim P(\lambda)$，求 $E(X)$.

解 $E(X) = \sum_{k=1}^{\infty} k \frac{\lambda^k}{k!} e^{-\lambda} = \lambda \sum_{k=1}^{\infty} \frac{\lambda^{k-1}}{(k-1)!} e^{-\lambda} = \lambda.$

例 9.33 在一个人数很多的单位中普查某种疾病，N 个人去验血，对这些人的血的化验可以用两种办法进行：①每个人的血分别化验，这时需要化验 N 次；②把 k 个人的血混在一起进行化验，如果结果是阴性的，那么这 k 个人只作一次检验就够了；如果结果是阳性的，那么必须对这 k 个人再逐个分别化验，这时对 k 个人共需作 $k+1$ 次化验.假定对所有人来说，化验是阳性反应的概率都是 p，而且这些人的反应是独立的，试说明当 p 较小时，办法②能减少化验的次数.

解 设用办法②验血时，每个人需化验的次数为 X.

若记 $q = 1-p$，则 k 个人混血呈阳性反应的概率为 $1-q^k$. 故 X 的分布列为

X	$\frac{1}{k}$	$1+\frac{1}{k}$
P	q^k	$1-q^k$

因此 $E(X) = \frac{1}{k} q^k + \left(1+\frac{1}{k}\right)(1-q^k) = 1-q^k+\frac{1}{k}.$

N 个人需要化验次数的期望值为 $N\left(1-q^k+\frac{1}{k}\right) = N\left[1-\left(q^k-\frac{1}{k}\right)\right]$，所以当 $q^k-\frac{1}{k} > 0$ 时，方法②就能减少验血次数.当 p 已知时，可以选定整数 k_0，使 $E(X)$ 达到最小，把 k_0 个人分为一组最能节省化验次数.例如，当 $p = 0.01$ 时，取 $k=10$，可使 $E(X)$ 最小，$E(X) = 1-q^k+\frac{1}{k} = 0.196$，说明用方法②较方法①平均能减少 80.4% 的工作量.

例 9.34 设 $X \sim U[a,b]$，求 $E(X)$.

解 X 的密度函数为

$$f(x) = \begin{cases} \frac{1}{b-a}, & a \leqslant x \leqslant b, \\ 0, & \text{其他}, \end{cases}$$

$$E(X) = \int_{-\infty}^{+\infty} x f(x) dx = \int_a^b x \frac{1}{b-a} dx = \frac{a+b}{2}.$$

例 9.35 设 $X \sim E(\theta)$，求 $E(X)$.

解 X 的密度函数为

$$f(x) = \begin{cases} \theta e^{-\theta x}, & x > 0, \\ 0, & x \leqslant 0, \end{cases}$$

$$E(X) = \int_{-\infty}^{+\infty} x f(x) dx = \int_0^{+\infty} x \theta e^{-\theta x} dx = \frac{1}{\theta}.$$

例 9.36　设 $X \sim N(\mu, \sigma^2)$，求 $E(X)$.

解　$E(X) = \int_{-\infty}^{+\infty} x f(x) \mathrm{d}x = \int_{-\infty}^{+\infty} \frac{1}{\sqrt{2\pi}\sigma} x \mathrm{e}^{-\frac{(x-\mu)^2}{2\sigma^2}} \mathrm{d}x.$

令 $t = \dfrac{x-\mu}{\sigma}$，得

$$E(X) = \frac{1}{\sqrt{2\pi}} \int_{-\infty}^{+\infty} (\sigma t + \mu) \mathrm{e}^{-\frac{t^2}{2}} \mathrm{d}t$$

$$= \frac{\sigma}{\sqrt{2\pi}} \int_{-\infty}^{+\infty} t \mathrm{e}^{-\frac{t^2}{2}} \mathrm{d}t + \frac{\mu}{\sqrt{2\pi}} \int_{-\infty}^{+\infty} \mathrm{e}^{-\frac{t^2}{2}} \mathrm{d}t$$

$$= \frac{\sigma}{\sqrt{2\pi}} \times 0 + \mu \times 1 = \mu.$$

上式中，第一部分是因为奇函数在对称区间上的积分为零，第二部分是因为被积函数就是标准正态分布的密度函数 $\varphi(t) = \dfrac{1}{\sqrt{2\pi}} \mathrm{e}^{-\frac{t^2}{2}}$，$\int_{-\infty}^{+\infty} \varphi(x) \mathrm{d}x = 1$.

9.7.2　方差和标准差

数学期望是随机变量的重要数学特征，它表示了随机变量取值的集中程度，是随机变量的平均值. 另一个重要的数字特征是方差，它是用来表示数机变量取值相对于数学期望的离散程度.

定义 9.16　若 $E[X - E(X)]^2$ 存在，则称它为随机变量 X 的**方差**（variance），记作 $D(X)$，称 $\sqrt{D(X)}$ 为 X 的**标准差**（standard deviation），即

$$D(X) = E[X - E(X)]^2. \tag{9-32}$$

对于离散型随机变量 X，若 $P(X = x_i) = P_i$，则

$$D(X) = \sum_{i=1}^{\infty} [x_i - E(X)]^2 P_i; \tag{9-33}$$

对于连续型随机变量 X，若密度函数为 $f(x)$，则

$$D(X) = \int_{-\infty}^{+\infty} [x - E(X)]^2 f(x) \mathrm{d}x. \tag{9-34}$$

方差具有下列性质：

(1) 常数 C 的方差等于零，即

$$D(C) = 0;$$

(2) 随机变量 X 与常数 C 乘积的方差等于随机变量方差的 C^2 倍，即

$$D(CX) = C^2 D(X);$$

(3) 若随机变量 X_1，X_2 相互独立，则

$$D(X_1 \pm X_2) = D(X_1) \pm D(X_2);$$

（4）若 X 是任一随机变量，则

$$D(X) = E(X^2) - E^2(X).$$

例 9.37 设离散型随机变量的分布列为

X	1	2	3
P_k	0.16	0.24	0.70

求 $E(X)$，$D(X)$.

解 $E(X) = 1 \times 0.06 + 2 \times 0.24 + 3 \times 0.70 = 2.64$，

$E(X^2) = 1^2 \times 0.06 + 2^2 \times 0.24 + 3^2 \times 0.70 = 7.32$，

$D(X) = E(X^2) - E^2(X) = 7.32 - 2.64^2 \approx 0.35.$

例 9.38 设随机变量 X 的概率密度为

$$f(x) = \begin{cases} 2(1-x), & 0 < x < 1, \\ 0, & \text{其他}, \end{cases}$$

求 $E(X)$，$D(X)$.

解 $E(X) = \int_{-\infty}^{+\infty} x f(x) \mathrm{d}x = \int_0^1 x \cdot 2(1-x) \mathrm{d}x = 2\left(\frac{x^2}{2} - \frac{x^3}{3}\right)\Big|_0^1 = \frac{1}{3}$，

$E(X^2) = \int_{-\infty}^{+\infty} x^2 f(x) \mathrm{d}x = \int_0^1 x^2 \cdot 2(1-x) \mathrm{d}x = 2\left(\frac{x^3}{3} - \frac{x^4}{4}\right)\Big|_0^1 = \frac{1}{6}$，

$D(X) = E(X^2) - E^2(X) = \frac{1}{6} - \left(\frac{1}{3}\right)^2 = \frac{1}{18}.$

例 9.39 设 $X \sim B(n, p)$，求 $D(X)$.

解 $E(X^2) = \sum_{k=0}^{n} k^2 C_n^k p^k q^{n-k} = \sum_{k=1}^{n} k^2 \frac{n!}{k!(n-k)!} p^k q^{n-k}$

$= \sum_{k=1}^{n} [(k-1)+1] \frac{n!}{(k-1)!(n-k)!} p^k q^{n-k}$

$= \sum_{k=2}^{n} \frac{n!}{(k-2)!(n-k)!} p^k q^{n-k} + \sum_{k=1}^{n} \frac{n!}{(k-1)!(n-k)!} p^k q^{n-k}$

$= n(n-1)p^2 \sum_{k=2}^{n} \frac{(n-2)!}{(k-2)![(n-2)-(k-2)]!} p^{k-2} q^{(n-2)-(k-2)} +$

$\quad np \sum_{k=1}^{n} \frac{(n-1)!}{(k-1)![(n-1)-(k-1)]!} p^{k-1} q^{(n-1)-(k-1)}$

$= n(n-1)p^2 (p+q)^{n-2} + np(p+q)^{n+1}$

$= n(n-1)p^2 + np$，

$$D(X) = E(X^2) - E^2(X) = n(n-1)p^2 + np - (np)^2 = npq.$$

例 9.40　设 X 服从区间 $[a,b]$ 上的均匀分布,求 $D(X)$.

解　$E(X^2) = \int_{-\infty}^{+\infty} x^2 f(x)\,\mathrm{d}x = \int_a^b x^2 \frac{1}{b-a}\,\mathrm{d}x = \frac{1}{3}(a^2+ab+b^2)$,

$$D(X) = E(X^2) - E^2(X) = \frac{1}{3}(a^2+ab+b^2) - \left(\frac{a+b}{2}\right)^2 = \frac{1}{12}(b-a)^2.$$

例 9.41　设 $X \sim N(\mu, \sigma^2)$,求 $D(X)$.

解　$D(X) = \int_{-\infty}^{+\infty} [x-E(X)]^2 f(x)\,\mathrm{d}x = \int_{-\infty}^{+\infty} (x-\mu)^2 \frac{1}{\sqrt{2\pi}\sigma} \mathrm{e}^{-\frac{(x-\mu)^2}{2\sigma^2}}\,\mathrm{d}x$

$$\xlongequal{\diamondsuit t=\frac{x-\mu}{\sigma}} \int_{-\infty}^{+\infty} (\sigma t)^2 \frac{1}{\sqrt{2\pi}\sigma} \mathrm{e}^{-\frac{t^2}{2}} \sigma\,\mathrm{d}t$$

$$= -\frac{\sigma^2}{\sqrt{2\pi}} \int_{-\infty}^{+\infty} t\,\mathrm{d}(\mathrm{e}^{-\frac{t^2}{2}}) = -\frac{\sigma^2}{\sqrt{2\pi}} \left[(t\mathrm{e}^{-\frac{t^2}{2}}) \Big|_{-\infty}^{+\infty} - \int_{-\infty}^{+\infty} \mathrm{e}^{-\frac{t^2}{2}}\,\mathrm{d}t \right]$$

$$= \frac{\sigma^2}{\sqrt{2\pi}} \int_{-\infty}^{+\infty} \mathrm{e}^{-\frac{t^2}{2}}\,\mathrm{d}t = \sigma^2,$$

其标准差为 $\sqrt{D(X)} = \sigma$.

这表明,正态分布的另一个参数就是随机变量的标准差,因此正态分布是完全由数学期望和方差来决定的.

9.8　大数定律与中心极限定理

9.8.1　大数定理

前面我们提到过,某事件发生的频率具有稳定性.实践中还发现,n 个随机变量的算术平均值,当 n 充分大时,也无限接近于一个常数.在概率论中,用来阐明大量随机现象平均结果的稳定性的一系列定理统称为**大数定理**.

1. 切比雪夫不等式

若随机变量 X 有数学期望 $E(X)$ 和方差 $D(X)$,则对于任意给定的正数 ε,下列不等式成立:

$$P(|X-E(X)| \geqslant \varepsilon) \leqslant \frac{D(X)}{\varepsilon^2} \tag{9-35}$$

或

$$P(|X-E(X)| < \varepsilon) > 1 - \frac{D(X)}{\varepsilon^2}. \tag{9-36}$$

证明　若 X 是离散型随机变量,事件 $|X-E(X)| \geqslant \varepsilon$ 表示随机变量 X 取一切满足不等式 $|x_i - E(X)| \geqslant \varepsilon$ 的可能值 x_i,设 $P_i = P(X=x_i)$,按概率加法定理得

$$P(|X-E(X)| \geqslant \varepsilon) = \sum_{|x_i-E(X)| \geqslant \varepsilon} P_i.$$

因为 $|x_i - E(X)| \geqslant \varepsilon$,所以 $[x_i - E(X)]^2 \geqslant \varepsilon^2$,即

$$\frac{[x_i-E(X)]^2}{\varepsilon^2}\geqslant 1,$$

故
$$P(\mid X-E(X)\mid\geqslant\varepsilon)\leqslant\sum_{\mid x_i-E(X)\mid\geqslant\varepsilon}\frac{[X_i-E(X)]^2}{\varepsilon^2}P_i$$
$$\leqslant\frac{1}{\varepsilon^2}\sum_i[x_i-E(X)]^2P_i=\frac{D(X)}{\varepsilon^2}.$$

若 X 为连续型随机变量,则事件 $\mid X-E(X)\mid\geqslant\varepsilon$ 表示 X 取值落在 $[E(X)-\varepsilon,E(X)+\varepsilon]$ 之外,故

$$P(\mid X-E(X)\mid\geqslant\varepsilon)=\int_{\mid X-E(X)\mid\geqslant\varepsilon}P(x)\mathrm{d}x.$$

因为 $\mid X-E(X)\mid\geqslant\varepsilon$,所以 $[X-E(X)]^2\geqslant\varepsilon^2$,即

$$\frac{[X-E(X)]^2}{\varepsilon^2}\geqslant 1,$$

故
$$P(\mid X-E(X)\mid\geqslant\varepsilon)\leqslant\int_{\mid X-E(X)\mid\geqslant\varepsilon}\frac{[X-E(X)]^2}{\varepsilon^2}p(x)\mathrm{d}x$$
$$\leqslant\frac{1}{\varepsilon^2}\int_{-\infty}^{+\infty}[X-E(X)]^2p(x)\mathrm{d}x=\frac{D(X)}{\varepsilon^2}.$$

2. 切比雪夫大数定理

设 X_1,X_2,$\cdots$,X_n 是由两两独立的随机变量所构成的序列,每一随机变量都有有限的方差,并且有公共上界,即存在某一常数 C,使得

$$D(X_i)\leqslant C\quad(i=1,2,\cdots,n),$$

则对任意的 $\varepsilon>0$,恒有

$$\lim_{n\to\infty}P\Big[\Big|\frac{1}{n}\sum_{i=1}^n X_i-\frac{1}{n}\sum_{i=1}^n E(X_i)\Big|<\varepsilon\Big]=1.\tag{9-37}$$

证明 因为 $\{X_n\}$ 两两独立,故

$$D\Big(\frac{1}{n}\sum_{i=1}^n X_i\Big)=\frac{1}{n^2}\sum_{i=1}^n D(X_i)\leqslant\frac{C}{n}.$$

对随机变量 $\frac{1}{n}\sum_{i=1}^n X_i$ 应用切比雪夫不等式,得

$$P\Big(\Big|\frac{1}{n}\sum_{i=1}^n X_i-\frac{1}{n}\sum_{i=1}^n E(X_i)\Big|<\varepsilon\Big)\geqslant 1-\frac{D\Big(\frac{1}{n}\sum_{i=1}^n X_i\Big)}{\varepsilon^2}\geqslant 1-\frac{c}{n\varepsilon^2},$$

所以
$$1-\frac{c}{n\varepsilon^2}\leqslant P\Big(\Big|\frac{1}{n}\sum_{i=1}^n X_i-\frac{1}{n}\sum_{i=1}^n E(X_i)\Big|<\varepsilon\Big)\leqslant 1,$$

于是
$$\lim_{n\to\infty}P\Big(\Big|\frac{1}{n}\sum_{i=1}^n X_i-\frac{1}{n}\sum_{i=1}^n E(X_i)\Big|<\varepsilon\Big)=1.$$

这个定理表明,当试验次数 n 很大时,随机变量 X_1,X_2,$\cdots$,X_n 的算术平均值 $\overline{X}_n = \dfrac{1}{n}\sum\limits_{i=1}^{n} X_i$ 接近其数学期望值. 这个结果于 1866 年被俄国数学家切比雪夫所证明. 它是关于大数定理的一个相当普遍的结论,许多大数定理的古典结果是它的特例.

3. 伯努利大数定理

设 m 是 n 次伯努利试验中事件 A 出现的次数,p 是事件 A 在每次试验中出现的概率,则对任意 $\varepsilon > 0$,恒有

$$\lim_{n\to\infty} P\left(\left|\frac{m}{n} - p\right| < \varepsilon\right) = 1 \tag{9-38}$$

或

$$\lim_{n\to\infty} P\left(\left|\frac{m}{n} - p\right| \geqslant \varepsilon\right) = 0. \tag{9-39}$$

证明 设 $X_i = \begin{cases} 1, & \text{第 } i \text{ 次试验出现 } A, \\ 0, & \text{第 } i \text{ 次试验不出现 } A \end{cases}$ $(i = 1, 2, \cdots, n)$,则 X_i 服从 0—1 分布,且 $P(X_i = 1) = p$,$P(X_i = 0) = q = 1 - p$. 它们的数学期望和方差分别为

$$E(X_i) = p, \quad D(X_i) = pq.$$

因为 m 是 n 次伯努利试验中 A 出现的次数,所以它也是随机变量,且 $m = X_1 + X_2 + \cdots + X_n$,因此

$$E(m) = np, \quad D(m) = npq.$$

又因为

$$E\left(\frac{m}{n}\right) = p, \quad D\left(\frac{m}{n}\right) = \frac{1}{n^2} \cdot npq = \frac{pq}{n},$$

由切比雪夫不等式得

$$P\left(\left|\frac{m}{n} - p\right| < \varepsilon\right) > 1 - \frac{pq}{n\varepsilon^2},$$

而

$$P\left(\left|\frac{m}{n} - p\right| < \varepsilon\right) \leqslant 1,$$

故

$$\lim_{n\to\infty} P\left(\left|\frac{m}{n} - p\right| < \varepsilon\right) = 1.$$

这个定理表明,当试验次数 n 无限增大时,事件 A 发生的频率 $f_n = \dfrac{m}{n}$ 与概率 p 有较大偏差的可能性很小. 正因为这种稳定性,概率的概念才有客观意义. 该定理还提供了通过试验来确定概率的方法,即把某事件发生的频率作为相应概率的估计,这种方法称为**参数估计**,它是数理统计主要研究的内容之一,参数估计的重要理论基础之一就是大数定理.

9.8.2 中心极限定理

设 X_1,X_2,$\cdots$,X_n 是两两相互独立的随机变量序列,且具有相同有限的数学期望和方差:$E(X_i) = \mu$,$D(X_i) = \sigma^2 \neq 0 (i = 1, 2, \cdots, n)$,则随机变量

$$Y_n = \frac{\sum\limits_{i=1}^{n} X_i - n\mu}{\sqrt{n}\sigma}$$

的分布函数 $F_n(x)$ 对任意 x 满足

$$\lim_{n \to \infty} F_n(x) = \lim_{n \to \infty} P\left\{\frac{\sum\limits_{i=1}^{n} X_i - n\mu}{\sqrt{n}\sigma} < x\right\} = \lim_{n \to \infty} P\left\{\frac{\frac{1}{n}\sum\limits_{i=1}^{n} X_i - \mu}{\sigma / \sqrt{n}} < x\right\} = \int_{-\infty}^{x} \frac{1}{\sqrt{2\pi}} e^{-\frac{t^2}{2}} dt.$$

$$(9-40)$$

中心极限定理说明,我们所讨论的随机变量,如果可以表示为大量独立的随机变量之和,而其中每一个分量在总和所起的作用都很微小,那么作为总和的那个随机变量便近似地服从正态分布.

例 9.42   某车间有 200 台车床,它们是独立工作的,开工率为 0.6,开工时耗电各为 $1 \text{ kW} \cdot \text{h}$,试问需要供给这个车间多少电力才能以 99.9% 的概率保证这个车间的用电?

解   这是一个 $n = 200$ 的伯努利试验,A 表示工作,设 X 表示某时刻工作着的机床数,则

$$X \sim B(200, 0.6)$$

所求问题是确定一个最小正整数 r,使

$$P(0 \leqslant x \leqslant r) = \sum_{k=0}^{r} C_{200}^{k} 0.6^k 0.4^{200-k} \geqslant 0.999.$$

对此直接计算是很困难的,我们可以利用中心极限定理计算这个概率. 设

$$X_k = \begin{cases} 1, & \text{第 } k \text{ 台机床工作}, \\ 0, & \text{第 } k \text{ 台机床不工作} \end{cases} \quad (k = 1, 2, \cdots, 200),$$

则

$$X = X_1 + X_2 + \cdots + X_{200},$$

$$E(X) = np = 200 \times 0.6 = 120, \quad D(X) = npq = 200 \times 0.6 \times 0.4 = 48.$$

由中心极限定理知:X 近似服从 $N(120, \sqrt{48}^2)$,故

$$P(0 \leqslant X \leqslant r) = \Phi\left(\frac{r - 120}{\sqrt{48}}\right) - \Phi\left(\frac{0 - 120}{\sqrt{48}}\right) \geqslant 0.999,$$

查表得

$$\frac{r - 120}{\sqrt{48}} = 3.1,$$

所以

$$r = 141.$$

这个结果表明,若供电 $141 \text{ kW} \cdot \text{h}$,那么由于供电不足影响生产的可能性小于 0.001,即 99.9% 的概率保证了这个车间的用电.

本 章 小 结

1. 随机事件及其运算

(1) 概念

随机事件:随机试验的每一个可能结果或其中某些结果的集合称为随机事件,常用大写英文字母 A, B, C 等表示.

必然事件:在试验中必然会发生的事件称为必然事件,记作 Ω.

不可能事件:在试验中必然不会发生的事件称为不可能事件,记作 $\varnothing$.

基本事件:随机试验的每一个可能结果称为基本事件或样本点,全体样本点组成的集合称为样本空间,记作 Ω.

(2) 事件间的关系和运算

包含:若事件 A 发生,必然导致事件 B 发生,即事件 A 中的每一个样本点都属于事件 B,称事件 B 包含事件 A,记作 $B \supset A$ 或 $A \subset B$.

相等:若事件 A、事件 B 相互包含,即 $A \supset B$ 且 $B \supset A$,称事件 A 与事件 B 相等,记作 $A = B$.

互斥:若事件 A 与事件 B 不可能同时发生,即 $AB = \varnothing$,称事件 A 与事件 B 互斥,或互不相容.

互逆:若在每一次试验中,事件 A 与事件 B 必有一个且仅有一个发生,即 $AB = \varnothing$,且 $A + B = \Omega$,称事件 A 与事件 B 为互逆事件,或称互补事件,或称对立事件.记作 $\bar{A}$,即 $B = \bar{A}$.

事件的和:若事件 A 与事件 B 至少有一个发生所构成的事件称为事件 A 与事件 B 的和(或并),记作 $A + B$ 或 $A \cup B$,它是由属于事件 A 或事件 B 的样本点组成的集合.

事件的积:若事件 A 与事件 B 同时发生而构成的事件称为事件 A 与事件 B 的积(或交),记作 AB 或 $A \cap B$,它是由同时属于事件 A 和事件 B 的样本点组成的集合.

事件的差:事件 A 发生而事件 B 不发生所构成的事件称为事件 A 与事件 B 的差,记作 $A - B$.它是由包含在事件 A 中而不包含在事件 B 中的样本点组成的集合,即 $A - B = A\bar{B}$.

(3) 事件的运算法则

交换律:$A + B = B + A$, $AB = BA$.

结合律:$(A + B) + C = A + (B + C)$, $(AB)C = A(BC)$.

分配律:$A(B + C) = AB + AC$, $A + BC = (A + B)(A + C)$.

对偶律(德·摩根律):$\overline{A + B} = \bar{A}\,\bar{B}$, $\overline{AB} = \bar{A} + \bar{B}$.

2. 随机事件的概率与计算

(1) 概念

概率的统计定义:在相同的条件下,进行大量的独立重复试验,若事件 A 出现的频率稳定地在某个确定的常数 p 附近摆动,则称此数值 p 为事件 A 发生的概率,记作 $P(A) = p$.

概率的古典定义:设试验的样本空间只含有有限个样本点 e_1, e_2, $\cdots$, e_n,每个样本点 $e_i (i = 1, 2, \cdots, n)$ 出现的可能性相等,若事件 A 包含的样本点个数为 m,样本空间包含的样本点个数为 n,则事件 A 发生的概率为 $P(A) = \dfrac{m}{n}$.

(2) 概率的加法公式和乘法公式

加法公式:设 A 和 B 为任意两个事件,则 $P(A + B) = P(A) + P(B) - P(AB)$.

推广:$P(A + B + C) = P(A) + P(B) + P(C) - P(AB) - P(BC) - P(AC) + P(ABC)$.

乘法公式:设 A 和 B 为任意两个事件,则

$$P(AB) = P(B)P(A \mid B) \quad (P(B) > 0),$$
$$P(AB) = P(A)P(B \mid A) \quad (P(A) > 0).$$

推广:对 n 个事件 A_1, A_2, $\cdots$, A_n,有

$$P(A_1 A_2 \cdots A_n) = P(A_1)P(A_2 \mid A_1)P(A_3 \mid A_1 A_2) \cdots P(A_n \mid A_1 A_2 \cdots A_{n-1}).$$

（3）事件的独立性

若事件 A 与事件 B 满足 $P(AB)=P(A)P(B)$，则称事件 A 和事件 B 相互独立，简称独立.

事件 A 与事件 B 独立的充要条件 $P(B)=P(B\mid A)$ 或 $P(A)=P(A\mid B)$. 四对事件 (A,B)，$(\bar{A},B)$，$(A,\bar{B})$，$(\bar{A},\bar{B})$ 只要有一对事件相互独立，则其余三对事件必定相互独立.

（4）全概率公式

设事件组 $A_1,A_2,\cdots,A_n$ 两两互斥，且 $B\subseteq\sum\limits_{i=1}^{n}A_i$，则 $P(B)=\sum\limits_{i=1}^{n}P(A_i)P(B\mid A_i)$.

（5）贝叶斯公式（或逆概率公式）

设事件组 $A_1,A_2,\cdots,A_n$ 两两互斥，且 $B\subseteq\sum\limits_{i=1}^{n}A_i$，则 $P(A_i\mid B)=\dfrac{P(A_i)P(B\mid A_i)}{\sum\limits_{j=1}^{n}P(A_j)P(B\mid A_j)}$ $(i=1,2,\cdots,n)$.

（6）伯努利概型

伯努利概型是一种重要的概率模型，它具有以下特征：

① 每次试验的条件都相同，且只发生两个可能的结果 A 和 $\bar{A}$，每个结果都有确定的概率 $P(A)=p$，$P(\bar{A})=q(0<p<1,q=1-p)$.

② 各次试验是相互独立的.

具有上述特征的试验称为伯努利试验.

在 n 重伯努利试验中，事件 A 发生 k 次的概率为 $P_n(k)=C_n^k p^k q^{n-k}$ $(k=0,1,2,\cdots,n)$.

3. 随机变量及其分布

（1）概念

随机变量：任何一个随机试验，其结果都可用一个变量来刻画，试验的结果不同，表现为该变量的取值不同，这种变量称为随机变量，通常用 X,Y 等表示.

离散型随机变量：如果一个随机变量的可能取值只有有限个或可列个，这种随机变量称为离散型随机变量.

分布列：离散型随机变量 X 可能取的值和取这些值的概率列成下表：

X	x_1	x_2	x_3	$\cdots$	x_k	$\cdots$
P	p_1	p_2	p_3	$\cdots$	p_k	$\cdots$

称这个表为随机变量 X 的概率分布列.

分布函数：设 X 是一随机变量，对任意实数 x，概率 $P(X\leqslant x)$ 是 x 的函数，称此函数 $F(x)=P(X\leqslant x)$ 为随机变量 X 的概率分布函数.

连续型随机变量和概率密度函数：如果随机变量 X 的取值为某个区间或整个数轴，它的分布函数为 $F(x)$，存在一个非负函数 $f(x)$，对任意实数 x，都有 $F(x)=\int_{-\infty}^{x}f(t)\mathrm{d}t$，则称 X 为连续型随机变量，并且称 $f(x)$ 为随机变量 X 的概率密度函数.

对于离散型随机变量，其分布函数 $F(x)=\sum\limits_{x_i\leqslant x}P_i$.

密度函数有以下性质：

① $f(x)\geqslant 0$；

② $\int_{-\infty}^{+\infty}f(x)\mathrm{d}x=1$；

③ $P(a < X \leqslant b) = F(b) - F(a) = \int_a^b f(t)\,\mathrm{d}t.$

（2）几种常见的随机变量的分布

① 二项分布

设随机变量 X 的分布律为 $P(X=k) = C_n^k p^k q^{n-k}$　$(k=0,1,2,\cdots,n)$，其中 $0 < p < 1$，$q = 1-p$，称随机变量 X 服从参数为 n，p 的二项分布，记作 $X \sim B(n, p)$.

② 泊松分布

若随机变量 X 的分布律为 $P(X=k) = \dfrac{\lambda^k}{k!} \mathrm{e}^{-\lambda}$　$(k=0,1,2,\cdots; \lambda > 0)$，称随机变量 X 服从参数为 λ 的泊松分布，记作 $X \sim P(\lambda)$.

③ 均匀分布

若随机变量 X 的概率密度函数为 $f(x) = \begin{cases} \dfrac{1}{b-a}, & a \leqslant x \leqslant b, \\ 0, & \text{其他,} \end{cases}$ 称随机变量 X 服从区间 $[a, b]$ 上的均匀分布，记作 $X \sim U[a, b]$.

④ 指数分布

若随机变量 X 的概率密度函数为 $f(x) = \begin{cases} \theta \mathrm{e}^{-\theta x}, & x > 0, \\ 0, & \text{其他,} \end{cases}$ 称随机变量 X 服从参数为 $\theta(\theta > 0)$ 的指数分布，记作 $X \sim E(\theta)$.

⑤ 正态分布

若随机变量 X 的概率密度函数为 $f(x) = \dfrac{1}{\sqrt{2\pi}\sigma} \mathrm{e}^{-\frac{(x-\mu)^2}{2\sigma^2}}$　$(-\infty < x < +\infty)$，称随机变量 X 服从参数为 μ，$\sigma(\sigma > 0)$ 的正态分布，记作 $X \sim N(\mu, \sigma^2)$.

特别地，当 $\mu = 0$，$\sigma = 1$ 时，称随机变量 X 服从标准正态分布，记作 $X \sim N(0, 1)$.

4. 随机变量的数字特征

（1）概念

① 数学期望

设离散型随机变量 X 的分布律为 $P(X=x_i) = p_i$　$(i=1,2,\cdots)$，若级数 $\sum\limits_{i=1}^{\infty} x_i p_i$ 绝对收敛，则称级数和为离散型随机变量 X 的数学期望，记作 $E(X)$，即 $E(X) = \sum\limits_{i=1}^{\infty} x_i p_i$.

设连续型随机变量 X 的密度函数为 $p(x)$，若反常积分 $\int_{-\infty}^{+\infty} x f(x)\,\mathrm{d}x$ 绝对收敛，则称此积分值为连续型随机变量 X 的数学期望，记作 $E(X)$，即 $E(X) = \int_{-\infty}^{+\infty} x f(x)\,\mathrm{d}x.$

数学期望是一个描述随机变量"平均数（值）"或取值"中心"的数字特征.

② 方差

设 X 为一随机变量，若 $E[X-E(X)]^2$ 存在，则称它为 X 的方差，记作 $D(X)$，并称 $\sqrt{D(X)}$ 为随机变量 X 的标准差，即 $D(X) = E[X-E(X)]^2$.

方差是一个描述随机变量的取值与其数学期望间的离散程度的数字特征.

由方差的定义和数学期望的性质，得到方差的一个重要计算公式 $D(X) = E(X^2) - E^2(X)$.

（2）几种常见分布的数字特征

① 二项分布

设 $X \sim B(n, p)$，则 $E(X) = np$，$D(X) = npq$.

② 泊松分布

设 $X \sim P(\lambda)$，则 $E(X) = \lambda$，$D(X) = \lambda$.

③ 均匀分布

设 $X \sim U[a, b]$，则 $E(X) = \dfrac{a+b}{2}$，$D(X) = \dfrac{(a-b)^2}{12}$.

④ 指数分布

设 $X \sim E(\theta)$，则 $E(X) = \dfrac{1}{\theta}$，$D(X) = \dfrac{1}{\theta^2}$.

⑤ 正态分布

设 $X \sim N(\mu, \sigma^2)$，则 $E(X) = \mu$，$D(X) = \sigma^2$.

5. 大数定律与中心极限定理

(1) 大数定律

伯努利大数定律：设 m 是 n 次伯努利试验中事件 A 出现的次数，p 是事件 A 在每次试验中出现的概率，则对任意 $\varepsilon > 0$，恒有 $\lim\limits_{n \to \infty} P\left(\left|\dfrac{m}{n} - p\right| < \varepsilon\right) = 1$ 或 $\lim\limits_{n \to \infty} P\left(\left|\dfrac{m}{n} - p\right| \geqslant \varepsilon\right) = 0$.

切比雪夫大数定律：设 $X_1, X_2, \cdots, X_n$ 是由两两独立的随机变量所构成的序列，每一随机变量都有有限的方差，并且有公共上界，即存在某一常数 C，使得 $D(X_i) \leqslant C(i = 1, 2, \cdots, n)$，则对任意的 $\varepsilon > 0$，恒有 $\lim\limits_{n \to \infty} P\left[\left|\dfrac{1}{n}\sum\limits_{i=1}^{n} X_i - \dfrac{1}{n}\sum\limits_{i=1}^{n} E(X_i)\right| < \varepsilon\right] = 1$.

中心极限定理：设 $X_1, X_2, \cdots, X_n$ 是两两相互独立的随机变量序列，且具有相同有限的数学期望 $E(X_i) = \mu$ 和方差 $D(X_i) = \sigma^2 \neq 0(i = 1, 2, \cdots, n)$，则 $\lim\limits_{n \to \infty} P\left(\dfrac{\sum\limits_{i=1}^{n} X_i - n\mu}{\sqrt{n}\sigma} < x\right) = \int_{-\infty}^{x} \dfrac{1}{\sqrt{2\pi}} e^{-\frac{t^2}{2}} \mathrm{d}t$.

关 键 术 语

随机事件（random event）；　　　　概率（probability）；　　　　条件概率（condition probability）；

伯努利概型（Bernoulli probability model）；随机变量（random variable）；二项分布（binomial distribution）；

泊松分布（poisson distribution）；　　正态分布（normal distribution）；

数学期望（mathematical expectation）；　方差（variance）.

习 题 9

1. 从某医院外科医师中任选一名医师. 设 $A =$ "选出是男医师"，$B =$ "选出的是不戴眼镜的医师"，$C =$ "选出的是 2010 年毕业的医师". 问

(1) $A\bar{B}C$，$A\bar{B}\bar{C}$，$\bar{A}\,\bar{B}C$ 各表示什么事件？

(2) 在什么情况下 $ABC = A$？

(3) 若 $\bar{A} = B$，能否说明该院外科男医生都戴眼镜？

2. 若 A, B, C, D 是四个随机事件，试用这四个事件表示下列各事件.

(1) 这四个事件至少发生一个；

(2) 恰好发生两个；

(3) 至少发生两个；

(4) 四个事件都不发生；

(5) 至多发生一个．

3. 设有 m 个人，他们以等可能的机会配分配到 n 个房间中（$m \leqslant n$），试求恰好 m 个人各住一间房间的概率．

4. 某药物针剂 100 支，其中有 3 支次品，现从中任取 4 支，求其中至少有 1 支次品的概率．

5. 一批产品共 N 件，其中有 M 件次品，从这批产品中任取 n 件，求其中恰有 m 件次品的概率（$M < N$，$n < N$，$m \leqslant M$，$n - m \leqslant N - M$）．

6. 设某地区有 A，B，C 三种常见的慢性病，已知该地区的老年人患 A，B，C 三种疾病的概率分别是 0.3，0.2，0.15，患 A 且 B、B 且 C、C 且 A 病的概率分别为 0.1，0.08，0.04．又已知 A，B，C 三种病至少患其中一种病的概率为 0.45，试问该地区的老年人 A，B，C 三种病都患的概率是多少？

7. 设某种动物从出生起能活到 10 岁的概率是 0.6，活到 15 岁的概率为 0.2，试问现年 10 岁的这种动物能活到 15 岁的概率是多少？

8. 某种病第一次发病时引起心肌损害的概率是 0.3；若第一次未引起心肌损害，第二次复发时引起心肌损害的概率是 0.5；若第二次仍未引起心肌损害，第三次发病时引起心肌损害的概率是 0.8．某人患这种病已三次，他的心肌受损害的概率是多少？

9. 假如某人群中患肺结核病的概率为 0.3%，患砂眼病的概率为 4%，现从该人群中随机抽查一人，问此人

(1) 患肺结核病又患砂眼病的概率是多少？

(2) 不患肺结核病也不患砂眼病的概率是多少？

(3) 至少患其中一种病的概率是多少？

10. 设一个仓库中，有 10 箱同样规格的产品，其中 5 箱、3 箱、2 箱依次是甲厂、乙厂、丙厂生产的，且甲厂、乙厂、丙厂生产的该产品的次品率分别为 $\frac{1}{10}$，$\frac{1}{15}$，$\frac{1}{20}$，从这 10 箱产品中任取一箱，再从取得的这箱中任取一件产品，求取得正品的概率．

11. 某射手对飞机进行三次独立射击，第一次射击命中率为 0.3，第二次命中率为 0.4，第三次命中率为 0.6，命中飞机一次而击落飞机的概率为 0.2，命中飞机二次而击落飞机的概率为 0.6，若三次命中则飞机必然被击落，求射击三次而击落飞机的概率．

12. 有朋友自远方来访，他乘火车、轮船、汽车、飞机来的概率分别为 0.3，0.2，0.1，0.4．如果他乘火车、轮船、汽车来的话，迟到的概率分别是 $\frac{1}{4}$，$\frac{1}{3}$，$\frac{1}{12}$，而乘飞机不会迟到．结果他迟到了，试问他乘火车来的概率是多少？

13. 已知某地区 3% 的男人，0.8% 的女人是色盲者，该地区男女之比是 13：12，现随机抽查 1 人，发现是色盲者，这人是男人的概率是多少？

14. 某气象站天气预报的准确率为 80%，计算 5 次预报中恰有 4 次准确的概率．

15. 设炮兵使用某型号高射炮，每门炮一发击中敌机的概率为 0.6，现有若干门炮同时发射（每炮射一发），问欲以 99% 的把握击中敌机，至少需配置几门炮？

16. 袋中有 7 个球，其中白球 4 个，黑球 3 个，有放回地取 3 次，每次取 1 个，求恰有 2 个白球的概率．

17. 假如蚕豆种的发芽率都是 0.9，当播下 6 粒种子时，试计算恰好有 4 粒发芽的概率是多少？

18. 某地区的胃癌发病率是 0.01%，现普查 5 万人，试问

(1) 其中没有发现胃癌患者的概率是多少？(2) 发现不多于 5 个人患胃癌的概率是多少？

19. 设随机变量 X 的密度函数为

$$f(x) = \begin{cases} \dfrac{A}{\sqrt{1-x^2}}, & |x| < 1, \\ 0, & \text{其他}. \end{cases}$$

求(1)系数 A;(2) X 落在区间 $\left(-\dfrac{1}{2}, \dfrac{1}{2}\right)$ 内的概率.

20. 已知 $X \sim N(0, 1)$,求

(1) $P(X = 1.23)$;   (2) $P(X < 2.08)$;   (3) $P(X \geqslant -0.09)$;

(4) $P(2.15 < X < 5.12)$;   (5) $P(|X| < 1.96)$.

21. 设 $X \sim N(1.5, 2^2)$,求

(1) $P(X < -4)$;   (2) $P(X > 2)$;   (3) $P(|X| < 3)$.

22. 设某地区成人男子血红细胞数的数学期望及标准差分别为 $537.8(\text{万}/\text{mm}^3)$ 和 $43.9(\text{万}/\text{mm}^3)$,试估计血红细胞数在 $493.9 \sim 581.7(\text{万}/\text{mm}^3)$ 之间的概率是多少?

23. 盒中 5 个球(3 个白球,2 个黑球),从中任取 2 个球,求取得"白球数"X 的数学期望和方差.

24. 设连续型随机变量的密度函数为

$$f(x) = \dfrac{1}{2} e^{-|x|} \quad (-\infty < x < +\infty).$$

求 $E(X)$,$D(X)$.

25. 设连续型随机变量的密度函数为

$$f(x) = \begin{cases} A\cos^2 x, & |x| \leqslant \dfrac{\pi}{2}, \\ 0, & |x| > \dfrac{\pi}{2}. \end{cases}$$

求(1) 常数 A 的值;(2) $E(X)$,$D(X)$.

附　　录

附录 A　简明不定积分表

一、含有 $a+bx$ 的积分

1. $\displaystyle\int (a+bx)^n \mathrm{d}x = \begin{cases} \dfrac{(a+bx)^{n+1}}{b(n+1)}+C, & \text{当 } n \neq -1, \\[3mm] \dfrac{1}{b}\ln|a+bx|+C, & \text{当 } n = -1. \end{cases}$

2. $\displaystyle\int \dfrac{x\mathrm{d}x}{a+bx} = \dfrac{1}{b^2}(a+bx-a\ln|a+bx|)+C.$

3. $\displaystyle\int \dfrac{x^2\mathrm{d}x}{a+bx} = \dfrac{1}{b^3}\left[\dfrac{1}{2}(a+bx)^2-2a(a+bx)+a^2\ln|a+bx|\right]+C.$

4. $\displaystyle\int \dfrac{\mathrm{d}x}{x(a+bx)} = \dfrac{1}{a}\ln\left|\dfrac{x}{a+bx}\right|+C.$

5. $\displaystyle\int \dfrac{\mathrm{d}x}{x^2(a+bx)} = -\dfrac{1}{ax}+\dfrac{b}{a^2}\ln\left|\dfrac{a+bx}{x}\right|+C.$

6. $\displaystyle\int \dfrac{x\mathrm{d}x}{(a+bx)^2} = \dfrac{1}{b^2}\left(\ln|a+bx|+\dfrac{a}{a+bx}\right)+C.$

7. $\displaystyle\int \dfrac{x^2\mathrm{d}x}{(a+bx)^2} = \dfrac{1}{b^3}\left(a+bx-2a\ln|a+bx|-\dfrac{a^2}{a+bx}\right)+C.$

8. $\displaystyle\int \dfrac{\mathrm{d}x}{x(a+bx)^2} = \dfrac{1}{a(a+bx)}-\dfrac{1}{a^2}\ln\left|\dfrac{a+bx}{x}\right|+C.$

二、含有 $\sqrt{a+bx}$ 的积分

9. $\displaystyle\int \sqrt{a+bx}\,\mathrm{d}x = \dfrac{2}{3b}\sqrt{(a+bx)^3}+C.$

10. $\displaystyle\int x\sqrt{a+bx}\,\mathrm{d}x = -\dfrac{2(2a-3bx)\sqrt{(a+bx)^3}}{15b^2}+C.$

11. $\displaystyle\int x^2\sqrt{a+bx}\,\mathrm{d}x = -\dfrac{2(8a^2-12ab+15b^2x^2)\sqrt{(a+bx)^3}}{105b^3}+C.$

12. $\displaystyle\int \dfrac{x\mathrm{d}x}{\sqrt{a+bx}} = -\dfrac{2(2a-bx)}{3b^2}\sqrt{a+bx}+C.$

13. $\displaystyle\int \dfrac{x^2\mathrm{d}x}{\sqrt{a+bx}} = \dfrac{2(8a^2-4abx+3b^2x^2)}{15b^3}\sqrt{a+bx}+C.$

14. $\displaystyle\int \frac{\mathrm{d}x}{x\sqrt{a+bx}} = \begin{cases} \dfrac{1}{\sqrt{a}}\ln\left|\dfrac{\sqrt{a+bx}-\sqrt{a}}{\sqrt{a+bx}+\sqrt{a}}\right|+C, & a>0, \\[3mm] \dfrac{2}{\sqrt{-a}}\arctan\sqrt{\dfrac{a+bx}{-a}}+C, & a<0. \end{cases}$

15. $\displaystyle\int \frac{\mathrm{d}x}{x^2\sqrt{a+bx}} = -\frac{\sqrt{a+bx}}{ax} - \frac{b}{2a}\int \frac{\mathrm{d}x}{x\sqrt{a+bx}}.$

16. $\displaystyle\int \frac{\sqrt{a+bx}}{x}\mathrm{d}x = 2\sqrt{a+bx} + a\int \frac{\mathrm{d}x}{x\sqrt{a+bx}}.$

三、含有 $a^2 \pm x^2$ 的积分

17. $\displaystyle\int \frac{\mathrm{d}x}{(a^2+x^2)^n} = \begin{cases} \dfrac{1}{a}\arctan\dfrac{x}{a}+C, & 当\,n=1, \\[3mm] \dfrac{x}{2(n-1)a^2(a^2+x^2)^{n-1}} + \dfrac{2n-3}{2(n-1)a^2}\displaystyle\int \dfrac{\mathrm{d}x}{(a^2+x^2)^{n-1}}, & 当\,n>1. \end{cases}$

18. $\displaystyle\int \frac{x\mathrm{d}x}{(a^2+x^2)^n} = \begin{cases} \dfrac{1}{2}\ln|a^2+x^2|+C, & 当\,n=1, \\[3mm] -\dfrac{1}{2(n-1)(a^2+x^2)^{n-1}}+C, & 当\,n>1. \end{cases}$

19. $\displaystyle\int \frac{\mathrm{d}x}{a^2-x^2} = \frac{1}{2a}\ln\left|\frac{a+x}{a-x}\right|+C.$

四、含有 $a \pm bx^2$ 的积分

20. $\displaystyle\int \frac{\mathrm{d}x}{a+bx^2} = \frac{1}{\sqrt{ab}}\arctan\sqrt{\frac{b}{a}}x + C\,(a>0,\,b>0).$

21. $\displaystyle\int \frac{\mathrm{d}x}{a-bx^2} = \frac{1}{2\sqrt{ab}}\ln\left|\frac{\sqrt{a}+\sqrt{b}x}{\sqrt{a}-\sqrt{b}x}\right|+C.$

22. $\displaystyle\int \frac{x\mathrm{d}x}{a+bx^2} = \frac{1}{2b}\ln|a+bx^2|+C.$

23. $\displaystyle\int \frac{x^2\mathrm{d}x}{a+bx^2} = \frac{x}{b} - \frac{a}{b}\int \frac{\mathrm{d}x}{a+bx^2}.$

24. $\displaystyle\int \frac{\mathrm{d}x}{x(a+bx^2)} = \frac{1}{2a}\ln\left|\frac{x^2}{a+bx^2}\right|+C.$

25. $\displaystyle\int \frac{\mathrm{d}x}{x^2(a+bx^2)} = \frac{1}{ax} - \frac{b}{a}\int \frac{\mathrm{d}x}{a+bx^2}.$

26. $\displaystyle\int \frac{\mathrm{d}x}{(a+bx^2)^2} = \frac{x}{2a(a+bx^2)} + \frac{1}{2a}\int \frac{\mathrm{d}x}{a+bx^2}.$

五、含有 $\sqrt{x^2 \pm a^2}$ 的积分

27. $\displaystyle\int \sqrt{x^2 \pm a^2}\,\mathrm{d}x = \frac{x}{2}\sqrt{x^2 \pm a^2} \pm \frac{a^2}{2}\ln\left|x+\sqrt{x^2 \pm a^2}\right|+C.$

28. $\displaystyle\int x\sqrt{x^2 \pm a^2}\,\mathrm{d}x = \frac{1}{3}(x^2 \pm a^2)^{\frac{3}{2}}+C.$

29. $\displaystyle\int x^2\sqrt{x^2 \pm a^2}\,\mathrm{d}x = \frac{x}{8}(2x^2 \pm a^2)\sqrt{x^2 \pm a^2} - \frac{a^4}{8}\ln\left|x+\sqrt{x^2 \pm a^2}\right|+C.$

30. $\int \dfrac{x\,\mathrm{d}x}{\sqrt{x^2 \pm a^2}} = \sqrt{x^2 \pm a^2} + C.$

31. $\int \dfrac{x^2\,\mathrm{d}x}{\sqrt{x^2 \pm a^2}} = \dfrac{x}{2}\sqrt{x^2 \pm a^2} \mp \dfrac{a^2}{2}\ln\left| x + \sqrt{x^2 \pm a^2} \right| + C.$

32. $\int (x^2 \pm a^2)^{\frac{3}{2}}\,\mathrm{d}x = \dfrac{x}{8}(2x^2 \pm 5a^2)\sqrt{x^2 \pm a^2} + \dfrac{3a^4}{8}\ln\left| x + \sqrt{x^2 \pm a^2} \right| + C.$

33. $\int \dfrac{\mathrm{d}x}{(x^2 \pm a^2)^{\frac{3}{2}}} = \pm \dfrac{x}{a^2\sqrt{x^2 \pm a^2}} + C.$

34. $\int \dfrac{x\,\mathrm{d}x}{(x^2 \pm a^2)^{\frac{3}{2}}} = \dfrac{x}{\sqrt{x^2 \pm a^2}} + C.$

35. $\int \dfrac{x^2\,\mathrm{d}x}{(x^2 \pm a^2)^{\frac{3}{2}}} = -\dfrac{x}{\sqrt{x^2 \pm a^2}} + \ln\left| x + \sqrt{x^2 \pm a^2} \right| + C.$

36. $\int \dfrac{\mathrm{d}x}{x^2\sqrt{x^2 \pm a^2}} = \mp \dfrac{\sqrt{x^2 \pm a^2}}{a^2 x} + C.$

37. $\int \dfrac{\mathrm{d}x}{x^3\sqrt{x^2 + a^2}} = -\dfrac{\sqrt{x^2 + a^2}}{2a^2 x^2} + \dfrac{1}{2a^2}\ln\left| \dfrac{a + \sqrt{x^2 + a^2}}{x} \right| + C.$

38. $\int \dfrac{\mathrm{d}x}{x^3\sqrt{x^2 - a^2}} = \dfrac{\sqrt{x^2 - a^2}}{2a^2 x^2} + \dfrac{1}{2a^3}\arccos\dfrac{a}{x} + C.$

39. $\int \dfrac{\sqrt{x^2 + a^2}}{x}\,\mathrm{d}x = \sqrt{x^2 + a^2} - a\ln\left| \dfrac{a + \sqrt{x^2 + a^2}}{x} \right| + C.$

40. $\int \dfrac{\sqrt{x^2 - a^2}}{x}\,\mathrm{d}x = \sqrt{x^2 - a^2} - a\arccos\dfrac{a}{x} + C.$

41. $\int \dfrac{\sqrt{x^2 \pm a^2}}{x^2}\,\mathrm{d}x = -\dfrac{\sqrt{x^2 \pm a^2}}{x} + \ln\left| x + \sqrt{x^2 \pm a^2} \right| + C.$

42. $\int \dfrac{\mathrm{d}x}{x\sqrt{x^2 + a^2}} = \dfrac{1}{a}\ln\left| \dfrac{x}{a + \sqrt{x^2 + a^2}} \right| + C.$

43. $\int \dfrac{\mathrm{d}x}{x\sqrt{x^2 - a^2}} = \dfrac{1}{a}\arccos\dfrac{a}{x} + C.$

六、含有 $\sqrt{a^2 - x^2}$ 的积分

44. $\int \dfrac{\mathrm{d}x}{\sqrt{a^2 - x^2}} = \arcsin\dfrac{x}{a} + C.$

45. $\int \dfrac{\mathrm{d}x}{\sqrt{(a^2 - x^2)^3}} = \dfrac{x}{a^2\sqrt{a^2 - x^2}} + C.$

46. $\int \dfrac{x\,\mathrm{d}x}{\sqrt{a^2 - x^2}} = -\sqrt{a^2 - x^2} + C.$

47. $\int \dfrac{x\,\mathrm{d}x}{\sqrt{(a^2 - x^2)^3}} = \dfrac{1}{\sqrt{a^2 - x^2}} + C.$

48. $\int \dfrac{x^2\,\mathrm{d}x}{\sqrt{a^2 - x^2}} = -\dfrac{x}{2}\sqrt{a^2 - x^2} + \dfrac{a^2}{2}\arcsin\dfrac{x}{a} + C.$

49. $\int \sqrt{a^2 - x^2} \, \mathrm{d}x = \dfrac{x}{2}\sqrt{a^2 - x^2} + \dfrac{a^2}{2}\arcsin\dfrac{x}{a} + C.$

50. $\int \sqrt{(a^2 - x^2)^3} \, \mathrm{d}x = \dfrac{x}{8}(5a^2 - 2x^2)\sqrt{a^2 - x^2} + \dfrac{3a^4}{8}\arcsin\dfrac{x}{a} + C.$

51. $\int x\sqrt{(a^2 - x^2)} \, \mathrm{d}x = -\dfrac{\sqrt{(a^2 - x^2)^3}}{3} + C.$

52. $\int x\sqrt{(a^2 - x^2)^3} \, \mathrm{d}x = -\dfrac{\sqrt{(a^2 - x^2)^5}}{5} + C.$

53. $\int x^2\sqrt{a^2 - x^2} \, \mathrm{d}x = \dfrac{x}{8}(2x^2 - a^2)\sqrt{a^2 - x^2} + \dfrac{a^4}{8}\arcsin\dfrac{x}{a} + C.$

54. $\int \dfrac{x^2 \, \mathrm{d}x}{\sqrt{(a^2 - x^2)^3}} = \dfrac{x}{\sqrt{a^2 - x^2}} - \arcsin\dfrac{x}{a} + C.$

55. $\int \dfrac{\mathrm{d}x}{x\sqrt{a^2 - x^2}} = \dfrac{1}{a}\ln\left| \dfrac{x}{a + \sqrt{a^2 - x^2}} \right| + C.$

56. $\int \dfrac{\mathrm{d}x}{x^2\sqrt{a^2 - x^2}} = -\dfrac{\sqrt{a^2 - x^2}}{a^2 x} + C.$

57. $\int \dfrac{\sqrt{a^2 - x^2}}{x} \, \mathrm{d}x = \sqrt{a^2 - x^2} - a\ln\left| \dfrac{a + \sqrt{a^2 - x^2}}{x} \right| + C.$

58. $\int \dfrac{\sqrt{a^2 - x^2}}{x^2} \, \mathrm{d}x = -\dfrac{\sqrt{a^2 - x^2}}{x} - \arcsin\dfrac{x}{a} + C.$

七、含有 $a + bx \pm cx^2 (c > 0)$ 的积分

59. $\int \dfrac{\mathrm{d}x}{a + bx - cx^2} = \dfrac{1}{\sqrt{b^2 + 4ac}}\ln\left| \dfrac{\sqrt{b^2 + 4ac} + 2cx - b}{\sqrt{b^2 + 4ac} - 2cx + b} \right| + C.$

60. $\int \dfrac{\mathrm{d}x}{a + bx + cx^2} = \begin{cases} \dfrac{2}{\sqrt{4ac - b^2}}\arctan\dfrac{2cx + b}{\sqrt{4ac - b^2}} + C, & b^2 < 4ac, \\[4mm] \dfrac{1}{\sqrt{b^2 + 4ac}}\ln\left| \dfrac{2cx + b - \sqrt{b^2 + 4ac}}{2cx + b + \sqrt{b^2 + 4ac}} \right| + C, & b^2 > 4ac. \end{cases}$

八、含有 $\sqrt{a + bx \pm cx^2} (c > 0)$ 的积分

61. $\int \dfrac{\mathrm{d}x}{\sqrt{a + bx + cx^2}} = \dfrac{1}{\sqrt{c}}\ln\left| 2cx + b + 2\sqrt{c}\sqrt{a + bx + cx^2} \right| + C.$

62. $\int \sqrt{a + bx + cx^2} \, \mathrm{d}x = \dfrac{2cx + b}{4c}\sqrt{a + bx + cx^2} - \dfrac{b^2 - 4ac}{8\sqrt{c^3}}\ln\left| 2cx + b + 2\sqrt{c}\sqrt{a + bx + cx^2} \right| + C.$

63. $\int \dfrac{x \, \mathrm{d}x}{\sqrt{a + bx + cx^2}} = \dfrac{\sqrt{a + bx + cx^2}}{c} - \dfrac{b}{2\sqrt{c^3}}\ln\left| 2cx + b + 2\sqrt{c}\sqrt{a + bx + cx^2} \right| + C.$

64. $\int \dfrac{\mathrm{d}x}{\sqrt{a + bx - cx^2}} = \dfrac{1}{\sqrt{c}}\arcsin\dfrac{2cx - b}{\sqrt{b^2 + 4ac}} + C.$

65. $\int \sqrt{a + bx - cx^2} \, \mathrm{d}x = \dfrac{2cx - b}{4c}\sqrt{a + bx - cx^2} + \dfrac{b^2 + 4ac}{8\sqrt{c^3}}\arcsin\dfrac{2cx - b}{\sqrt{b^2 + 4ac}} + C.$

66. $\displaystyle\int \frac{\mathrm{d}x}{\sqrt{a+bx-cx^2}} = -\frac{\sqrt{a+bx-cx^2}}{c} + \frac{b}{2\sqrt{c^3}}\arcsin\frac{2cx-b}{\sqrt{b^2+4ac}} + C.$

九、含有 $\sqrt{\dfrac{a\pm x}{b\pm x}}$ 的积分和含有 $\sqrt{(x-a)(b-x)}$ 的积分

67. $\displaystyle\int \sqrt{\frac{a+x}{a-x}}\,\mathrm{d}x = \sqrt{(a+x)(b+x)} + (a-b)\ln(\sqrt{a+x}+\sqrt{b+x}) + C.$

68. $\displaystyle\int \sqrt{\frac{a-x}{a+x}}\,\mathrm{d}x = \sqrt{(a-x)(b+x)} + (a+b)\arcsin\sqrt{\frac{x+b}{a+b}} + C.$

69. $\displaystyle\int \sqrt{\frac{a+x}{b-x}}\,\mathrm{d}x = -\sqrt{(a+x)(b-x)} - (a+b)\arcsin\sqrt{\frac{b-x}{a+b}} + C.$

70. $\displaystyle\int \frac{\mathrm{d}x}{\sqrt{(x-a)(b-x)}} = 2\arcsin\sqrt{\frac{x-a}{b-a}} + C.$

十、含有三角函数的积分

71. $\displaystyle\int \sec x\tan x\,\mathrm{d}x = \sec x + C.$

72. $\displaystyle\int \csc x\cot x\,\mathrm{d}x = -\csc x + C.$

73. $\displaystyle\int \sin^2 x\,\mathrm{d}x = \frac{x}{2} - \frac{1}{4}\sin 2x + C.$

74. $\displaystyle\int \cos^2 x\,\mathrm{d}x = \frac{x}{2} + \frac{1}{4}\sin 2x + C.$

75. $\displaystyle\int \sin^n x\,\mathrm{d}x = -\frac{\sin^{n-1}x\cos x}{n} + \frac{n-1}{n}\int \sin^{n-2}x\,\mathrm{d}x.$

76. $\displaystyle\int \cos^n x\,\mathrm{d}x = -\frac{\cos^{n-1}x\sin x}{n} + \frac{n-1}{n}\int \cos^{n-2}x\,\mathrm{d}x.$

77. $\displaystyle\int \frac{\mathrm{d}x}{\sin^n x} = -\frac{1}{n-1}\frac{\cos x}{\sin^{n-1}x} + \frac{n-2}{n-1}\int \frac{\mathrm{d}x}{\sin^{n-2}x}.$

78. $\displaystyle\int \frac{\mathrm{d}x}{\cos^n x} = \frac{1}{n-1}\frac{\sin x}{\cos^{n-1}x} + \frac{n-2}{n-1}\int \frac{\mathrm{d}x}{\cos^{n-2}x}.$

79. $\displaystyle\int \cos^m x\,\sin^n x\,\mathrm{d}x = \begin{cases} \dfrac{\cos^{m-1}x\,\sin^{n+1}x}{m+n} + \dfrac{m-1}{m+n}\displaystyle\int \cos^{m-2}x\,\sin^n x\,\mathrm{d}x, \\[2mm] -\dfrac{\sin^{m-1}x\,\cos^{n+1}x}{m+n} + \dfrac{n-1}{m+n}\displaystyle\int \cos^m x\,\sin^{n-2}x\,\mathrm{d}x. \end{cases}$

80. $\displaystyle\int \sin mx\cos nx\,\mathrm{d}x = -\frac{\cos(m+n)x}{2(m+n)} - \frac{\cos(m-n)x}{2(m-n)} + C \Bigg\}\, m\neq n.$

81. $\displaystyle\int \sin mx\sin nx\,\mathrm{d}x = -\frac{\sin(m+n)x}{2(m+n)} + \frac{\sin(m-n)x}{2(m-n)} + C.$

82. $\displaystyle\int \cos mx\cos nx\,\mathrm{d}x = -\frac{\sin(m+n)x}{2(m+n)} - \frac{\sin(m-n)x}{2(m-n)} + C.$

83. $\displaystyle\int \frac{\mathrm{d}x}{a+b\sin x} = \frac{2}{\sqrt{a^2-b^2}}\arctan\frac{a\tan\dfrac{x}{2}+b}{\sqrt{a^2-b^2}} + C\ (a^2>b^2).$

84. $\int \dfrac{\mathrm{d}x}{a+b\sin x} = \dfrac{1}{\sqrt{b^2-a^2}}\ln\left|\dfrac{a\tan\frac{x}{2}+b-\sqrt{b^2-a^2}}{a\tan\frac{x}{2}+b+\sqrt{b^2-a^2}}\right|+C\ (b^2>a^2).$

85. $\int \dfrac{\mathrm{d}x}{a+b\cos x} = \dfrac{2}{\sqrt{a^2-b^2}}\arctan\left(\sqrt{\dfrac{a-b}{a+b}}\tan\dfrac{x}{2}\right)+C\ (a^2>b^2).$

86. $\int \dfrac{\mathrm{d}x}{a+b\cos x} = -\dfrac{1}{\sqrt{b^2-a^2}}\ln\left|\dfrac{b+a\cos x+\sqrt{b^2-a^2}\cdot\sin x}{a+b\cos x}\right|+C\ (a^2<b^2).$

87. $\int \dfrac{\mathrm{d}x}{a^2\cos^2 x+b^2\sin^2 x} = \dfrac{1}{ab}\arctan\left(\dfrac{b\tan x}{a}\right)+C.$

88. $\int \dfrac{\mathrm{d}x}{a^2\cos^2 x-b^2\sin^2 x} = \dfrac{1}{2ab}\ln\left|\dfrac{b\tan x+a}{b\tan x-a}\right|+C.$

89. $\int x\sin ax\,\mathrm{d}x = \dfrac{1}{a^2}\sin ax-\dfrac{1}{a}\cos ax+C.$

90. $\int x^2\sin ax\,\mathrm{d}x = \dfrac{-1}{a}x^2\cos ax+\dfrac{2}{a^2}x\sin ax+\dfrac{2}{a^3}\cos ax+C.$

91. $\int x\cos ax\,\mathrm{d}x = \dfrac{1}{a^2}\cos ax+\dfrac{1}{a}\sin ax+C.$

92. $\int x^2\cos ax\,\mathrm{d}x = \dfrac{1}{a}x^2\sin ax+\dfrac{2}{a^2}x\cos ax-\dfrac{2}{a^3}\sin ax+C.$

十一、含有反三角函数的积分

93. $\int \arcsin\dfrac{x}{a}\,\mathrm{d}x = x\arcsin\dfrac{x}{a}+\sqrt{a^2-x^2}+C.$

94. $\int x\arcsin\dfrac{x}{a}\,\mathrm{d}x = \left(\dfrac{x^2}{2}-\dfrac{a^2}{4}\right)\arcsin\dfrac{x}{a}+\dfrac{x}{4}\sqrt{a^2-x^2}+C.$

95. $\int x^2\arcsin\dfrac{x}{a}\,\mathrm{d}x = \dfrac{x^3}{3}\arcsin\dfrac{x}{a}+\dfrac{1}{9}(x^2+2a^2)\sqrt{a^2-x^2}+C.$

96. $\int \arccos\dfrac{x}{a}\,\mathrm{d}x = x\arccos\dfrac{x}{a}-\sqrt{a^2-x^2}+C.$

97. $\int x\arccos\dfrac{x}{a}\,\mathrm{d}x = \left(\dfrac{x^2}{2}-\dfrac{a^2}{4}\right)\arccos\dfrac{x}{a}-\dfrac{x}{4}\sqrt{a^2-x^2}+C.$

98. $\int x^2\arccos\dfrac{x}{a}\,\mathrm{d}x = \dfrac{x^3}{3}\arccos\dfrac{x}{a}-\dfrac{1}{9}(x^2+2a^2)\sqrt{a^2-x^2}+C.$

99. $\int \arctan\dfrac{x}{a}\,\mathrm{d}x = x\arctan\dfrac{x}{a}-\dfrac{a}{2}\ln(a^2+x^2)+C.$

100. $\int x\arctan\dfrac{x}{a}\,\mathrm{d}x = \dfrac{1}{2}(x^2+a^2)\arctan\dfrac{x}{a}-\dfrac{ax}{2}+C.$

101. $\int x^2\arctan\dfrac{x}{a}\,\mathrm{d}x = \dfrac{x^3}{3}\arctan\dfrac{x}{a}-\dfrac{ax^2}{6}+\dfrac{a^3}{6}\ln(a^2+x^2)+C.$

102. $\int \mathrm{e}^{ax}\arcsin bx\,\mathrm{d}x = \dfrac{\mathrm{e}^{ax}(a\sin bx-b\cos bx)}{a^2+b^2}+C.$

103. $\int \mathrm{e}^{ax}\arccos bx\,\mathrm{d}x = \dfrac{\mathrm{e}^{ax}(b\sin bx+a\cos bx)}{a^2+b^2}+C.$

104. $\int x \mathrm{e}^{ax} \mathrm{d}x = \dfrac{\mathrm{e}^{ax}}{a^2}(ax - 1) + C.$

105. $\int x^n \mathrm{e}^{ax} \mathrm{d}x = \dfrac{x^n \mathrm{e}^{ax}}{a} - \dfrac{n}{a}\int x^{n-1} \mathrm{e}^{ax} \mathrm{d}x + C.$

106. $\int x a^{mx} \mathrm{d}x = \dfrac{x a^{mx}}{m \ln a} - \dfrac{a^{mx}}{(m \ln a)^2} + C.$

107. $\int x^n a^{mx} \mathrm{d}x = \dfrac{a^{mx} x^n}{m \ln a} - \dfrac{n}{m \ln a}\int x^{n-1} a^{mx} \mathrm{d}x.$

108. $\int \mathrm{e}^{ax} \sin^n bx \, \mathrm{d}x = \dfrac{\mathrm{e}^{ax} \sin^{n-1} bx}{a^2 + b^2 n^2}(a \sin bx - nb \cos bx) + \dfrac{n(n-1)b^2}{a^2 + b^2 n^2}\int \mathrm{e}^{ax} \sin^{n-2} bx \, \mathrm{d}x.$

109. $\int \mathrm{e}^{ax} \cos^n bx \, \mathrm{d}x = \dfrac{\mathrm{e}^{ax} \cos^{n-1} bx}{a^2 + b^2 n^2}(a \cos bx + nb \sin bx) + \dfrac{n(n-1)}{a^2 + b^2 n^2}b^2 \int \mathrm{e}^{ax} \cos^{n-2} bx \, \mathrm{d}x.$

十二、含有对数函数的积分

110. $\int \ln^n x \, \mathrm{d}x = x \ln^n x - n \int \ln^{n-1} x \, \mathrm{d}x.$

111. $\int x^m \ln^n x \, \mathrm{d}x = \dfrac{x^{m+1}}{m+1} \ln^n x - \dfrac{n}{m+1}\int x^m \ln^{n-1} x \, \mathrm{d}x.$

附录 B 泊松分布表

$$P\{X=k\}=\dfrac{\lambda^{k}}{k!}\mathrm{e}^{-\lambda}$$

k＼λ	0.1	0.2	0.3	0.4	0.5	0.6	0.7	0.8	0.9	1.0	1.5	2.0	2.5	3.0
0	0.904 8	0.818 7	0.740 8	0.670 3	0.606 5	0.548 8	0.496 6	0.449 3	0.406 6	0.367 9	0.223 1	0.135 3	0.082 1	0.049 8
1	0.090 5	0.163 7	0.222 3	0.268 1	0.303 3	0.329 3	0.347 6	0.359 5	0.365 9	0.367 9	0.334 7	0.270 7	0.205 2	0.149 4
2	0.004 5	0.016 4	0.033 3	0.053 6	0.075 8	0.098 8	0.121 6	0.143 8	0.164 7	0.183 9	0.251 0	0.270 7	0.256 5	0.224 0
3	0.000 2	0.001 1	0.003 3	0.007 2	0.012 6	0.019 8	0.028 4	0.038 3	0.049 4	0.061 3	0.125 5	0.180 5	0.213 8	0.224 0
4		0.000 1	0.000 3	0.000 7	0.001 6	0.003 0	0.005 0	0.007 7	0.011 1	0.015 3	0.047 1	0.090 2	0.133 6	0.168 1
5				0.000 1	0.000 2	0.000 3	0.000 7	0.001 2	0.002 0	0.003 1	0.014 1	0.036 1	0.066 8	0.100 8
6							0.000 1	0.000 2	0.000 3	0.000 5	0.003 5	0.012 0	0.027 8	0.050 4
7										0.000 1	0.000 8	0.003 4	0.009 9	0.021 6
8											0.000 2	0.000 9	0.003 1	0.008 1
9												0.000 2	0.000 9	0.002 7
10													0.000 2	0.000 8
11													0.000 1	0.000 2
12														0.000 1

k＼λ	3.5	4.0	4.5	5	6	7	8	9	10	11	12	13	14	15
0	0.030 2	0.018 3	0.011 1	0.006 7	0.002 5	0.000 9	0.000 3	0.000 1						
1	0.105 7	0.073 3	0.050 0	0.033 7	0.014 9	0.006 4	0.002 7	0.001 1	0.000 5	0.000 2	0.000 1			
2	0.185 0	0.146 5	0.112 5	0.084 2	0.044 6	0.022 3	0.010 7	0.005 0	0.002 3	0.001 0	0.000 4	0.000 2	0.000 1	
3	0.215 8	0.195 4	0.168 7	0.140 4	0.089 2	0.052 1	0.028 6	0.015 0	0.007 6	0.003 7	0.001 8	0.000 8	0.000 4	0.000 2
4	0.188 8	0.195 4	0.189 8	0.175 5	0.133 9	0.091 2	0.057 3	0.033 7	0.018 9	0.010 2	0.005 3	0.002 7	0.001 3	0.000 6
5	0.132 2	0.156 3	0.170 8	0.175 5	0.160 6	0.127 7	0.091 6	0.060 7	0.037 8	0.022 4	0.012 7	0.007 0	0.003 7	0.001 9
6	0.077 1	0.104 2	0.128 1	0.146 2	0.160 6	0.149 0	0.122 1	0.091 1	0.063 1	0.041 1	0.025 5	0.015 1	0.008 7	0.004 8
7	0.038 5	0.059 5	0.082 4	0.104 4	0.137 7	0.149 0	0.139 6	0.117 1	0.090 1	0.064 6	0.043 7	0.028 1	0.017 4	0.010 4

（续表）

k＼λ	3.5	4.0	4.5	5	6	7	8	9	10	11	12	13	14	15
8	0.016 9	0.029 8	0.046 3	0.065 3	0.103 3	0.130 4	0.139 6	0.131 8	0.112 6	0.088 8	0.065 5	0.045 7	0.030 4	0.019 5
9	0.006 5	0.013 2	0.023 2	0.036 3	0.068 8	0.101 4	0.124 1	0.131 8	0.125 1	0.108 5	0.087 4	0.066 0	0.047 3	0.032 4
10	0.002 3	0.005 3	0.010 4	0.018 1	0.041 3	0.071 0	0.099 3	0.118 6	0.125 1	0.119 4	0.104 8	0.085 9	0.066 3	0.048 6
11	0.000 7	0.001 9	0.004 3	0.008 2	0.022 5	0.045 2	0.072 2	0.097 0	0.113 7	0.119 4	0.114 4	0.101 5	0.084 3	0.066 3
12	0.000 2	0.000 6	0.001 5	0.003 4	0.011 3	0.026 4	0.048 1	0.072 8	0.094 8	0.109 4	0.114 4	0.109 9	0.098 4	0.082 8
13	0.000 1	0.000 2	0.000 6	0.001 3	0.005 2	0.014 2	0.029 6	0.050 4	0.072 9	0.092 6	0.105 6	0.109 9	0.106 1	0.095 6
14		0.000 1	0.000 2	0.000 5	0.002 3	0.007 1	0.016 9	0.032 4	0.052 1	0.072 8	0.090 5	0.102 1	0.106 1	0.102 5
15			0.000 1	0.000 2	0.000 9	0.003 3	0.009 0	0.019 4	0.034 7	0.053 3	0.072 4	0.088 5	0.098 9	0.102 5
16				0.000 1	0.000 3	0.001 5	0.004 5	0.010 9	0.021 7	0.036 7	0.054 3	0.071 9	0.086 5	0.096 0
17					0.000 1	0.000 6	0.002 1	0.005 8	0.012 8	0.023 7	0.038 3	0.055 1	0.071 3	0.084 7
18						0.000 2	0.001 0	0.002 9	0.007 1	0.014 5	0.025 5	0.039 7	0.055 4	0.070 6
19						0.000 1	0.000 4	0.001 4	0.003 7	0.008 4	0.016 1	0.027 2	0.040 8	0.055 7
20							0.000 2	0.000 6	0.001 9	0.004 6	0.009 7	0.017 7	0.028 6	0.041 8
21							0.000 1	0.000 3	0.000 9	0.002 4	0.005 5	0.010 9	0.019 1	0.029 9
22								0.000 1	0.000 4	0.001 3	0.003 0	0.006 5	0.012 2	0.020 4
23									0.000 2	0.000 6	0.001 6	0.003 6	0.007 4	0.013 3
24									0.000 1	0.000 3	0.000 8	0.002 0	0.004 3	0.008 3
25										0.000 1	0.000 4	0.001 1	0.002 4	0.005 0
26											0.000 2	0.000 5	0.001 3	0.002 9
27											0.000 1	0.000 2	0.000 7	0.001 7
28												0.000 1	0.000 3	0.000 9
29													0.000 2	0.000 4
30													0.000 1	0.000 2
31														0.000 1

	$\lambda=20$						$\lambda=30$				
k	p	k	p	k	p	k	p	k	p	k	p
5	0.0001	20	0.0889	35	0.0007	10		25	0.0511	40	0.0139
6	0.0002	21	0.0846	36	0.0004	11		26	0.0590	41	0.0102
7	0.0006	22	0.0769	37	0.0002	12	0.0001	27	0.0655	42	0.0073
8	0.0013	23	0.0669	38	0.0001	13	0.0002	28	0.0702	43	0.0051
9	0.0029	24	0.0557	39	0.0001	14	0.0005	29	0.0727	44	0.0035
10	0.0058	25	0.0446			15	0.0010	30	0.0727	45	0.0023
11	0.0106	26	0.0343			16	0.0019	31	0.0703	46	0.0015
12	0.0176	27	0.0254			17	0.0034	32	0.0659	47	0.0010
13	0.0271	28	0.0183			18	0.0057	33	0.0599	48	0.0006
14	0.0382	29	0.0125			19	0.0089	34	0.0529	49	0.0004
15	0.0517	30	0.0083			20	0.0134	35	0.0453	50	0.0002
16	0.0646	31	0.0054			21	0.0192	36	0.0378	51	0.0001
17	0.0760	32	0.0034			22	0.0261	37	0.0306	52	0.0001
18	0.0844	33	0.0021			23	0.0341	38	0.0242		
19	0.0889	34	0.0012			24	0.0426	39	0.0186		

	$\lambda=40$						$\lambda=50$				
k	p	k	p	k	p	k	p	k	p	k	p
15		35	0.0485	55	0.0043	25		45	0.0458	65	0.0063
16		36	0.0539	56	0.0031	26	0.0001	46	0.0498	66	0.0048
17		37	0.0583	57	0.0022	27	0.0001	47	0.0530	67	0.0036
18	0.0001	38	0.0614	58	0.0015	28	0.0002	48	0.0552	68	0.0026
19	0.0001	39	0.0629	59	0.0010	29	0.0004	49	0.0564	69	0.0019
20	0.0002	40	0.0629	60	0.0007	30	0.0007	50	0.0564	70	0.0014
21	0.0004	41	0.0614	61	0.0005	31	0.0011	51	0.0552	71	0.0010
22	0.0007	42	0.0585	62	0.0003	32	0.0017	52	0.0531	72	0.0007
23	0.0012	43	0.0544	63	0.0002	33	0.0026	53	0.0501	73	0.0005
24	0.0019	44	0.0495	64	0.0001	34	0.0038	54	0.0464	74	0.0003
25	0.0031	45	0.0440	65	0.0001	35	0.0054	55	0.0422	75	0.0002
26	0.0047	46	0.0382			36	0.0075	56	0.0377	76	0.0001
27	0.0070	47	0.0325			37	0.0102	57	0.0330	77	0.0001
28	0.0100	48	0.0271			38	0.0134	58	0.0285	78	0.0001
29	0.0139	49	0.0221			39	0.0172	59	0.0241		
30	0.0185	50	0.0177			40	0.0215	60	0.0201		
31	0.0238	51	0.0139			41	0.0262	61	0.0165		
32	0.0298	52	0.0107			42	0.0312	62	0.0133		
33	0.0361	53	0.0081			43	0.0363	63	0.0106		
34	0.0425	54	0.0060			44	0.0412	64	0.0082		

附录 C　标准正态分布表

$$\Phi(x) = \frac{1}{\sqrt{2\pi}} \int_{-\infty}^{x} e^{-\frac{t^2}{2}} dt$$

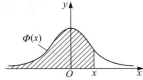

x	0.00	0.01	0.02	0.03	0.04	0.05	0.06	0.07	0.08	0.09
0.0	0.500 0	0.504 0	0.508 0	0.512 0	0.516 0	0.519 9	0.523 9	0.527 9	0.531 9	0.535 9
0.1	0.539 8	0.543 8	0.547 8	0.551 7	0.555 7	0.559 6	0.563 6	0.567 5	0.571 4	0.575 3
0.2	0.579 3	0.583 2	0.587 1	0.591 0	0.594 8	0.598 7	0.602 6	0.606 4	0.610 3	0.614 1
0.3	0.617 9	0.621 7	0.625 5	0.629 3	0.633 1	0.636 8	0.640 4	0.644 3	0.648 0	0.651 7
0.4	0.655 4	0.659 1	0.662 8	0.666 4	0.670 0	0.673 6	0.677 2	0.680 8	0.684 4	0.687 9
0.5	0.691 5	0.695 0	0.698 5	0.701 9	0.705 4	0.708 8	0.712 3	0.715 7	0.719 0	0.722 4
0.6	0.725 7	0.729 1	0.732 4	0.735 7	0.738 9	0.742 2	0.745 4	0.748 6	0.751 7	0.754 9
0.7	0.758 0	0.761 1	0.764 2	0.767 3	0.770 3	0.773 4	0.776 4	0.779 4	0.782 3	0.785 2
0.8	0.788 1	0.791 0	0.793 9	0.796 7	0.799 5	0.802 3	0.805 1	0.807 8	0.810 6	0.813 3
0.9	0.815 9	0.818 6	0.821 2	0.823 8	0.826 4	0.828 9	0.835 5	0.834 0	0.836 5	0.838 9
1.0	0.841 3	0.843 8	0.846 1	0.848 5	0.850 8	0.853 1	0.855 4	0.857 7	0.859 9	0.862 1
1.1	0.864 3	0.866 5	0.868 6	0.870 8	0.872 9	0.874 9	0.877 0	0.879 0	0.881 0	0.883 0
1.2	0.884 9	0.886 9	0.888 8	0.890 7	0.892 5	0.894 4	0.896 2	0.898 0	0.899 7	0.901 5
1.3	0.903 2	0.904 9	0.906 6	0.908 2	0.909 9	0.911 5	0.913 1	0.914 7	0.916 2	0.917 7
1.4	0.919 2	0.920 7	0.922 2	0.923 6	0.925 1	0.926 5	0.927 9	0.929 2	0.930 6	0.931 9
1.5	0.933 2	0.934 5	0.935 7	0.937 0	0.938 2	0.939 4	0.940 6	0.941 8	0.943 0	0.944 1
1.6	0.945 2	0.946 3	0.947 4	0.948 4	0.949 5	0.950 5	0.951 5	0.952 5	0.953 5	0.953 5
1.7	0.955 4	0.956 4	0.957 3	0.958 2	0.959 1	0.959 9	0.960 8	0.961 6	0.962 5	0.963 3
1.8	0.964 1	0.964 8	0.965 6	0.966 4	0.967 2	0.967 8	0.968 6	0.969 3	0.970 0	0.970 6
1.9	0.971 3	0.971 9	0.972 6	0.973 2	0.973 8	0.974 4	0.975 0	0.975 6	0.976 2	0.976 7
2.0	0.977 2	0.977 8	0.978 3	0.978 8	0.979 3	0.979 8	0.980 3	0.980 8	0.981 2	0.981 7
2.1	0.982 1	0.982 6	0.983 0	0.983 4	0.983 8	0.984 2	0.984 6	0.985 0	0.985 4	0.985 7
2.2	0.986 1	0.986 4	0.986 8	0.987 1	0.987 4	0.987 8	0.988 1	0.988 4	0.988 7	0.989 0
2.3	0.989 3	0.989 6	0.989 8	0.990 1	0.990 4	0.990 6	0.990 9	0.991 1	0.991 3	0.991 6
2.4	0.991 8	0.992 0	0.992 2	0.992 5	0.992 7	0.992 9	0.993 1	0.993 2	0.993 4	0.993 6
2.5	0.993 8	0.994 0	0.994 1	0.994 3	0.994 5	0.994 6	0.994 8	0.994 9	0.995 1	0.995 2
2.6	0.995 3	0.995 5	0.995 6	0.995 7	0.995 9	0.996 0	0.996 1	0.996 2	0.996 3	0.996 4
2.7	0.996 5	0.996 6	0.996 7	0.996 8	0.996 9	0.997 0	0.997 1	0.997 2	0.997 3	0.997 4
2.8	0.997 4	0.997 5	0.997 6	0.997 7	0.997 7	0.997 8	0.997 9	0.997 9	0.998 0	0.998 1
2.9	0.998 1	0.998 2	0.998 2	0.998 3	0.998 4	0.998 4	0.998 5	0.998 5	0.998 6	0.998 6

x	0.0	0.1	0.2	0.3	0.4	0.5	0.6	0.7	0.8	0.9
3	0.998 7	0.999 0	0.999 3	0.999 5	0.999 7	0.999 8	0.999 8	0.999 9	0.999 9	1.000 0

习 题 答 案

习 题 1

1. $f(t) = 5t + 2\dfrac{1}{t^2}$, $f(t^2+1) = 5(t^2+1) + 2\dfrac{1}{(t^2+1)^2}$.

2. $\phi\left(\dfrac{\pi}{6}\right) = 1, \phi\left(\dfrac{\pi}{3}\right) = \dfrac{\sqrt{3}}{2}$.

3. $f\left(\dfrac{1}{2}\right) = 2\sqrt{\dfrac{1}{2}} = \sqrt{2}$; $f\left(\dfrac{1}{t}\right) = \begin{cases} 1 + \dfrac{1}{t}, & 0 < t < 1, \\ \dfrac{2}{\sqrt{t}}, & t \geqslant 1; \end{cases}$ 当 $t \leqslant 0$ 时函数无定义,定义域 $D = [0,$

$+\infty)$,值域 $f(D) = [0, +\infty)$.

4. $y = \ln\sqrt{\dfrac{1+x}{1-x}}$,其定义域为 $(-1, 1)$.

5. $U(t) = \begin{cases} \dfrac{2E}{\tau}t, & t \in \left[0, \dfrac{\tau}{2}\right], \\ -\dfrac{2E}{\tau}(t-\tau), & t \in \left(\dfrac{\tau}{2}, \tau\right], \\ 0, & t \in (\tau, +\infty). \end{cases}$

6. 3 岁小孩所用剂量:$y\mid_{x=3} = 0.125 \times 3 = 0.375$ g,10 岁患者所用剂量:$y\mid_{x=10} = 0.125 \times 10 = 1.25$ g,19 岁者所用剂量:$y\mid_{x=19} = 2$ g.

7. (1) $y = 5^u$, $u = v^4$, $v = x^2 + 1$;　(2) $y = e^u$, $u = \arcsin v$, $v = 3x$;
(3) $y = \lg u$, $u = \tan v$, $v = x^2 + \arcsin x$;　(4) $y = \sin u$, $u = \tan v$, $v = x^2 + x - 1$.

8. (1) 0;　(2) ∞;　(3) $\dfrac{1}{2}$;　(4) $\dfrac{2}{7}$;　(5) $\dfrac{1}{2}$;　(6) e^{-3};　(7) $\dfrac{2}{\pi}$;　(8) $-\dfrac{1}{2}$;　(9) 0;
(10) $\dfrac{2}{\pi}$;　(11) e^2;　(12) 8;　(13) 1;　(14) $\dfrac{1}{16}$;　(15) $\dfrac{5}{3}$.

9. $\lim\limits_{x \to 0^+} f(x) = \lim\limits_{x \to 0^+} x\sin\dfrac{1}{x} = 0$, $\lim\limits_{x \to 0^-} f(x) = \lim\limits_{x \to 0^-}(5 + x^2) = 5$, $\lim\limits_{x \to 0^+} f(x) \neq \lim\limits_{x \to 0^-} f(x)$,故当 $x \to 0$ 时,
$f(x)$ 的极限不存在.

10. $a = 2, b = e$.

11. (1) 间断点 $x = 0$, $x = 1$,
因 $\lim\limits_{x \to 0} f(x) = +\infty$,故 $x = 0$ 为无穷间断点;

当 $x \to 1^-$ 时,$\dfrac{x}{1-x} \to +\infty$, $f(x) \to 0$,

当 $x \to 1^+$ 时,$\dfrac{x}{1-x} \to -\infty$, $f(x) \to 1$,

故 $x = 1$ 为跳跃间断点.

(2) $x=2$ 是无穷间断点,补充定 $f(1)=-2$ 以后连续区间为$(-\infty,2)\bigcup(2,+\infty)$.

(3) $x=0$ 为跳跃间断点,$x=1$ 为可去间断点;$x=-1$ 为无穷间断点.

12. $a=0$,$b=\mathrm{e}$.

13. 略.

习 题 2

1. (1) e^x;   (2) -1.

2. $8\ \mathrm{m/min}$.

3. $3x+y+2=0$; $x-3y+4=0$.

4. $\sqrt{2}x-2y+\left(1-\dfrac{\pi}{4}\right)\sqrt{2}=0$; $\sqrt{2}x+y-\left(\dfrac{\pi}{4}+\dfrac{1}{2}\right)\sqrt{2}=0$.

5. 略.

6. (1) $6x+2\cos x$;   (2) $2x\ln x+x+\dfrac{x^2\cos x-2x\sin x}{x^4}$;   (3) $\mathrm{e}^x\cos x-\mathrm{e}^x\sin x$;

(4) $\log_2 x\cdot\sec^2 x+\dfrac{1}{x\ln 2}\tan x$;   (5) $\dfrac{\frac{1}{2}x^{-\frac{1}{2}}-(1+x^{\frac{1}{2}})\ln a}{a^x}$;   (6) $\dfrac{3}{\sqrt{1-x^2}}+2x\arctan x+1$;

(7) $24x^2(2x^3+5)^3$;   (8) $\dfrac{x+2\ln x}{2x\sqrt{x+\ln^2 x}}$;   (9) $2\mathrm{e}^{2x}\sec 2x(1+\tan 2x)$;

(10) $\dfrac{1}{\sqrt{a^2+x^2}}$;   (11) $2^{\frac{\sin x}{\ln x}}\ln 2\ \dfrac{\cos x\ln x-\frac{\sin x}{x}}{\ln^2 x}$;   (12) $\dfrac{\mathrm{e}^x}{(\mathrm{e}^x-1)\ln 10}$;

(13) $\dfrac{1}{2(1+x)\sqrt{x}}\mathrm{e}^{\arctan\sqrt{x}}$;   (14) $\csc x$;   (15) $-\dfrac{1}{1+x^2}$;   (16) $\dfrac{2(1-x^2)}{(1+x^2)|1-x^2|}$;

(17) $\dfrac{2}{x\ln x\ln(\ln x)}$;   (18) $\dfrac{1}{2\sqrt{x+\sqrt{x+\sqrt{x}}}}\cdot\dfrac{2\sqrt{x+\sqrt{x}}+1+\frac{1}{2\sqrt{x}}}{2\sqrt{x+\sqrt{x}}}$.

7. (1) $f'(\ln x)\dfrac{1}{x}$;   (2) $f'(\sin^2 x)\sin 2x$;   (3) $\dfrac{f'(x)}{f(x)}$;   (4) $2f(x)f'(x)$.

8. (1) $\dfrac{9\pi-54\sqrt{3}}{2\pi^3}$;   (2) 1;   (3) -10;   (4) 2.

9. (1) $\dfrac{x+y}{x-y}$;   (2) $-\csc 2(x^2+y)-2x$;   (3) $-\sqrt{\dfrac{y}{x}}$;   (4) $-\dfrac{y}{x(1+y)}$;   (5) $\dfrac{1}{2}$;   (6) $\dfrac{1}{2}$.

10. (1) $\dfrac{x^{\sqrt{x}}(\ln x+2)}{\sqrt{x}}$;   (2) $\left(\dfrac{x}{1+x}\right)^x\left(\ln\dfrac{x}{1+x}+\dfrac{1}{1+x}\right)$;   (3) $\dfrac{-x^2+2x+2}{2x(x+2)\sqrt{x(x-1)(x-2)}}$;

(4) $(\sin x)^{x^2}(1+2x^2\ln\sin x+x^3\cot x)$.

11. (1) $4-\dfrac{1}{x^2}$;   (2) $\dfrac{x}{\sqrt{(1-x^2)^3}}$;   (3) $2\mathrm{e}^x+x\mathrm{e}^x$;   (4) $2\sqrt{3}$;   (5) $2f'(x^2)+4x^2 f''(x^2)$;   (6) $\dfrac{1}{\mathrm{e}^2}$.

12. (1) $(n+1)!(x-a)$;   (2) $2^n\mathrm{e}^{2x}$;   (3) $2^n\sin\left(\dfrac{n\pi}{2}+2x\right)$;

(4) 当 $n=1$ 时, $y'=\ln x+1$;当 $n>1$ 时, $y^{(n)}=(-1)^n(n-2)!x^{1-n}$.

13. (1) $(\tan^2 x-1)\sec^2 x\mathrm{d}x$;   (2) $\mathrm{e}^{-x}[\sin(3-x)-\cos(3-x)]\mathrm{d}x$;   (3) $\dfrac{(x^2-1)\sin x+2x\cos x}{(1-x^2)^2}\mathrm{d}x$;

(4) $\dfrac{\mathrm{e}^x}{1+\mathrm{e}^{2x}}\mathrm{d}x$;   (5) $(2x\mathrm{e}^{2x}+2x^2\mathrm{e}^{2x})\mathrm{d}x$;   (6) $2x\mathrm{e}^{x^2}\left[\ln(2x^2+1)+\dfrac{2}{2x^2+1}\right]\mathrm{d}x$.

14. 略.

15. (1) 1.001 5; (2) 0.485; (3) 2.745; (4) 0.02.

16. $2\pi Rh$.

习 题 3

1. 略.

2. 略.

3. (1) 2; (2) 1; (3) $-\dfrac{3}{5}$; (4) 0; (5) 0; (6) 0; (7) $+\infty$; (8) $\dfrac{1}{2}$; (9) $e^{\frac{1}{2}}$; (10) 1.

4. 极限为 1，不能用洛必达法则来求.

5. $\dfrac{1}{2}$.

6. (1) 当 $x=-2$ 时，取得极大值 21，当 $x=1$ 时，取得极小值 -6; (2) 当 $x=-1$ 时，取得极大值 -2，当 $x=1$ 时，取得极小值 2; (3) 当 $x=0$ 时，取得极大值 -1; (4) 无极值点; (5) 当 $x=1$ 时，取得极小值 $2-4\ln 2$; (6) 当 $x=0$ 时，取得极小值 0，当 $x=2$ 时，取得极大值 $4e^{-2}$; (7) 当 $x=0$ 时，取得极小值 0; (8) 无极值点.

7. (1) 最大值 3，最小值 0; (2) 最大值 $\dfrac{\pi}{4}$，最小值 0; (3) 最大值 176，最小值 0; (4) 最大值 11，最小值 -14.

8. 5.

9. $t=\dfrac{1}{2.1}\ln 11.5$, $c=40\left(11.5^{-\frac{1}{10.5}}-11.5^{-\frac{2.3}{2.1}}\right)\approx 28.944$.

10. (1) 凸; (2) $(0,\,e^{-\frac{3}{2}})$ 上为凸，$(e^{-\frac{3}{2}},\,+\infty)$ 上为凹，拐点为 $\left(e^{-\frac{3}{2}},\,-\dfrac{3}{2}e^{-3}\right)$; (3) $(-\infty,\,0)$ 上为凸，$(0,\,+\infty)$ 上为凹，无拐点; (4) $(-\infty,\,2)$ 上为凸，$(2,\,+\infty)$ 上为凹，拐点为 $(2,\,2e^{-2})$.

11. 略.

习 题 4

1. (1) $\dfrac{1}{3}x^6$; (2) $-\sin x$; (3) $\sqrt{t}$; (4) $-2\arcsin x$.

2. (1) $\dfrac{2}{7}x^{\frac{7}{2}}-\dfrac{8}{3}x^{\frac{3}{2}}+C$; (2) $2\sqrt{x}-\dfrac{4}{3}x^{\frac{3}{2}}+\dfrac{2}{5}x^{\frac{5}{2}}+C$; (3) $\dfrac{2^x e^x}{1+\ln 2}+C$;

(4) $2x-\dfrac{5\cdot 2^x}{(\ln 2-\ln 3)3^x}+C$; (5) $-\dfrac{1}{x}-\arctan x+C$; (6) $\dfrac{1}{3}x^3-x+\arctan x+C$;

(7) $\tan x-\sec x+C$; (8) $\dfrac{1}{2}\tan x+C$; (9) $-\cot x-2x+C$; (10) $\dfrac{1}{2}x-\dfrac{1}{2}\sin x+C$;

(11) $-\cot x-\tan x+C$; (12) $\tan x-\cot x+C$.

3. (1) $\dfrac{1}{5}$; (2) $-\dfrac{1}{2}$; (3) $\dfrac{1}{12}$; (4) $-\dfrac{1}{2}$; (5) $\dfrac{1}{3}$; (6) $\dfrac{1}{\sqrt{2}}$; (7) -1; (8) $\dfrac{1}{3}$; (9) -1; (10) -1.

4. (1) $\dfrac{1}{3\ln a}a^{3x}+C$; (2) $-\dfrac{1}{5}(3-2x)^{\frac{5}{2}}+C$; (3) $-\dfrac{1}{2}\ln|1-2x|+C$; (4) $-e^{\frac{1}{x}}+C$;

(5) $-2\cos\sqrt{t}+C$; (6) $\ln|\ln x|+C$; (7) $\ln(1+e^x)+C$; (8) $x-\ln(1+e^x)+C$; (9) $\ln|x+1|+C$;

(10) $-\ln\left|\cos\sqrt{1+x^2}\right|+C$; (11) $\arctan e^x+C$; (12) $-\dfrac{1}{3}\sqrt{2-3x^2}+C$; (13) $-\dfrac{3}{4}\ln|1-x^4|+C$;

(14) $\dfrac{3}{8}x+\dfrac{1}{4}\sin 2x+\dfrac{1}{32}\sin 4x+C$;　(15) $\dfrac{1}{2}\arcsin\left(\dfrac{2}{3}x\right)+\dfrac{1}{4}\sqrt{9-4x^2}+C$;

(16) $\dfrac{1}{2}x^2-2\ln(4+x^2)+C$.

5. (1) $\sqrt{2x-3}-\ln(\sqrt{2x-3}+1)+C$;　(2) $-\dfrac{\sqrt{1-x^2}}{x}+C$;　(3) $\dfrac{a^2}{2}\arcsin\dfrac{x}{a}-\dfrac{x\sqrt{a^2-x^2}}{2}+C$;

(4) $\dfrac{x}{\sqrt{1+x^2}}+C$;　(5) $\sqrt{x^2-9}-3\arccos\dfrac{3}{|x|}+C$;　(6) $\dfrac{1}{2}(\arcsin x+\ln|x+\sqrt{1-x^2}|)+C$;

(7) $\arcsin x-\dfrac{x}{1+\sqrt{1-x^2}}+C$;　(8) $-\dfrac{\sqrt{(1+x^2)^3}}{3x^3}+\dfrac{\sqrt{1+x^2}}{x}+C$;　(9) $-\dfrac{\sqrt{4-x^2}}{x}-\arcsin\dfrac{x}{2}+C$;

(10) $2\sqrt{e^x-1}-2\arctan\sqrt{e^x-1}+C$.

6. (1) $-x\cos x+\sin x+C$;　(2) $-xe^{-x}-e^{-x}+C$;　(3) $x\arcsin x+\sqrt{1-x^2}+C$;

(4) $\dfrac{e^{-x}(\sin x-\cos x)}{2}+C$;　(5) $-\dfrac{2}{17}e^{-2x}\left(\cos\dfrac{x}{2}+4\sin\dfrac{x}{2}\right)+C$;　(6) $x\tan x+\ln|\cos x|-\dfrac{1}{2}x^2+C$;

(7) $-\dfrac{1}{2}te^{-2t}-\dfrac{1}{4}e^{-2t}+C$;　(8) $x(\arcsin x)^2+2\sqrt{1-x^2}\arcsin x-2x+C$;

(9) $\dfrac{x}{2}[\cos(\ln x)+\sin(\ln x)]+C$;　(10) $-\dfrac{1}{2}\left(x^2-\dfrac{3}{2}\right)\cos 2x+\dfrac{x}{2}\sin 2x+C$;

(11) $\dfrac{1}{2}(x^2-1)\ln(x-1)-\dfrac{1}{4}x^2-\dfrac{1}{2}x+C$;　(12) $\dfrac{1}{6}x^3+\dfrac{1}{2}x^2\sin x+x\cos x-\sin x+C$.

7. (1) $\tan\dfrac{x}{2}-\ln\left|1+\tan\dfrac{x}{2}\right|+C$;　(2) $\dfrac{1}{4}\ln\left|\tan\dfrac{x}{2}\right|+\dfrac{1}{8}\tan^2\dfrac{x}{2}+C$;　(3) $-\dfrac{1}{2}\ln(x^2+1)+$

$\dfrac{1}{2}\ln(x^2+x+1)+\dfrac{1}{\sqrt{3}}\arctan\left(\dfrac{2x+1}{\sqrt{3}}\right)+C$;　(4) $-\dfrac{1}{2}\ln(1-\sin x)+\dfrac{x}{2}+C$;　(5) $\ln|x^2+3x-10|+C$;

(6) $-\dfrac{1}{2}\ln|x+1|+2\ln|x+2|-\dfrac{3}{2}\ln|x+3|+C$.

习 题 5

1. (1) 0;　(2) $\dfrac{\pi}{2}R^2$;　(3) $-\dfrac{3}{2}$;　(4) 0.

2. $c(b-a)$.

3. (1) $6\leqslant\displaystyle\int_1^4(x^2+1)\mathrm{d}x\leqslant 51$;　(2) $\dfrac{\pi}{9}\leqslant\displaystyle\int_{\frac{1}{\sqrt{3}}}^{\sqrt{3}}x\arctan x\mathrm{d}x\leqslant\dfrac{2\pi}{3}$;　(3) $2ae^{-a^2}\leqslant\displaystyle\int_{-a}^{a}e^{-x^2}\mathrm{d}x\leqslant 2a$;

(4) $2e^{-\frac{1}{4}}\leqslant\displaystyle\int_0^2 e^{x^2-x}\mathrm{d}x\leqslant e^2$.

4. (1) $\displaystyle\int_0^1 x^2\mathrm{d}x>\int_0^1 x^3\mathrm{d}x$;　(2) $\displaystyle\int_0^1 e^x\mathrm{d}x>\int_0^1(1+x)\mathrm{d}x$.

5. (1) 3;　(2) $\dfrac{3}{2}$.

6. (1) $\sqrt{1+x^2}$;　(2) x^5e^{-x};　(3) $-\sin x\cos(\pi\cos^2 x)$;　(4) $-\dfrac{\sin x}{x}$.

7. (1) $\dfrac{14}{3}$;　(2) $\dfrac{11}{6}$;　(3) 1;　(4) $1-\dfrac{\pi}{4}$;　(5) -1;　(6) $\dfrac{1}{4}$;　(7) 4π;　(8) $2\left(1-\dfrac{\pi}{4}\right)$;

(9) $\dfrac{1}{6}$;　(10) $2+2\ln\dfrac{2}{3}$;　(11) $\dfrac{\pi}{16}$;　(12) $\dfrac{\pi}{2}$;　(13) e^5;　(14) 1;　(15) $-\dfrac{1}{2\pi}(e^\pi+1)$;

(16) $\dfrac{3\ln 3-2}{\ln^2 3}+\dfrac{2}{9}e^3+\dfrac{14}{45}$;　(17) $\left(\dfrac{1}{4}-\dfrac{\sqrt{3}}{9}\right)\pi+\dfrac{1}{2}\ln\dfrac{3}{2}$;　(18) $8\ln 2-4$;　(19) $\dfrac{\pi}{4}-\dfrac{1}{2}$;　(20) 4.

8. (1) 0；　(2) π；　(3) 16；　(4) $\dfrac{3\pi}{2}$.

9. $\dfrac{8}{3}$.

10. (1) $\dfrac{1}{3}$；　(2) 发散；　(3) 1；　(4) 发散；　(5) π；　(6) π；　(7) $2\dfrac{2}{3}$；　(8) $-\dfrac{1}{4}$；　(9) $\dfrac{\pi}{2}$；

(10) 发散.

11. $\dfrac{\pi}{4}$.

12. (1) $\dfrac{8}{3}$；　(2) 1；　(3) $\dfrac{32}{3}$；　(4) $\dfrac{7}{6}$；　(5) $\dfrac{3}{2}-\ln 2$；　(6) $\dfrac{7}{2}$；　(7) $\mathrm{e}+\dfrac{1}{\mathrm{e}}-2$；　(8) $\dfrac{\pi}{2}-1$.

13. (1) $\dfrac{3}{10}\pi$；　(2) $\dfrac{2}{15}\pi$；　(3) $\dfrac{1}{3}\pi hr^2$；　(4) $160\pi^2$；　(5) $\dfrac{15}{2}\pi$；　(6) (绕 x 轴)$\dfrac{128}{7}\pi$，(绕 y 轴)$\dfrac{64}{5}\pi$.

14. $\dfrac{k(b-a)^2}{2a}$.

15. $\dfrac{1}{\mathrm{e}}$.

习　题　6

1. (1) 平行于 xOy 平面且在 xOy 平面上方 3 个单位的平面；　(2) 双曲柱面；　(3) 圆柱面；

(4) 球面和圆柱面的交线.

2. $\sqrt{11}$.

3. $A(4，-3，5)$ 到坐标原点距离为 $5\sqrt{2}$；　$A(4，-3，5)$ 到 x 轴的距离为 $\sqrt{34}$；　$A(4，-3，5)$ 到 y 轴的距离为 $\sqrt{41}$；　$A(4，-3，5)$ 到 z 轴的距离为 5.

4. $(x-3)^2+(y+1)^2+z^2=3$.

5. (1) $D=\{(x，y)\,|\,x<1\,且-1<y<1\}$；　(2) $D=\{(x，y)\,|-1\leqslant x\leqslant 1\,且-1<y<1\}$；

(3) $D=\{(x，y，z)\,|\,x^2+y^2+z^2\leqslant a^2\}$；　(4) $D=\{(x，y)\,|\,y^2<x\}$.

6. (1) 1；　(2) 1.

7. (1) 函数的间断点是 XY 平面上除单位圆周 $x^2+y^2=1$ 上的点外的所有点；

(2) 函数的间断点是 XY 平面上的除坐标轴上的点外的所有点；

(3) $D=\{(x，y)\,|\,x=2y\}$.

8. (1) $\dfrac{\partial z}{\partial x}=3x^2y-y^3$，$\dfrac{\partial z}{\partial y}=x^3-3xy^2$；　(2) $\dfrac{\partial z}{\partial x}=y\mathrm{e}^{xy}\sin(x+y)+\mathrm{e}^{xy}\cos(x+y)$，$\dfrac{\partial z}{\partial y}=x\mathrm{e}^{xy}\sin(x$

$+y)+\mathrm{e}^{xy}\cos(x+y)$；　(3) $\dfrac{\partial z}{\partial x}=\dfrac{2}{y}\csc\dfrac{2x}{y}$，$\dfrac{\partial z}{\partial y}=-\dfrac{2x}{y^2}\csc\dfrac{2x}{y}$；　(4) $\dfrac{\partial z}{\partial x}=\dfrac{1}{2x\sqrt{\ln(xy)}}$，

$\dfrac{\partial z}{\partial y}=\dfrac{1}{2y\sqrt{\ln(xy)}}$；　(5) $\dfrac{\partial z}{\partial x}=y[\cos(xy)-\sin(2xy)]$，$\dfrac{\partial z}{\partial y}=x[\cos(xy)-\sin(2xy)]$；

(6) $\dfrac{\partial z}{\partial x}=y^2(1+xy)^{y-1}$，$\dfrac{\partial z}{\partial y}=(1+xy)^y\left[\ln(1+xy)+\dfrac{xy}{1+xy}\right]$；　(7) $\dfrac{\partial u}{\partial x}=(y^x)'_x=y^x\ln y$，$\dfrac{\partial u}{\partial y}=$

$(y^x)'_y=y^{x-1}$；　(8) $\dfrac{\partial u}{\partial x}=\dfrac{z(x-y)^{z-1}}{1+(x-y)^{2z}}$，$\dfrac{\partial u}{\partial y}=-\dfrac{z(x-y)^{z-1}}{1+(x-y)^{2z}}$，$\dfrac{\partial u}{\partial z}=\dfrac{(x-y)^z\ln(x-y)}{1+(x-y)^{2z}}$.

9. $\dfrac{5}{4}$.

10. 证明：因为 $\dfrac{\partial P}{\partial V}=\dfrac{\partial\left(\dfrac{RT}{V}\right)}{\partial V}=-\dfrac{RT}{V^2}$，$\dfrac{\partial V}{\partial T}=\dfrac{\partial\left(\dfrac{RT}{P}\right)}{\partial T}=\dfrac{R}{P}$，$\dfrac{\partial T}{\partial P}=\dfrac{\partial\left(\dfrac{PV}{R}\right)}{\partial P}=\dfrac{V}{R}$，所以 $\dfrac{\partial P}{\partial V}\cdot\dfrac{\partial V}{\partial T}\cdot\dfrac{\partial T}{\partial P}$

$$=-\frac{RT}{V^2}\cdot\frac{R}{P}\cdot\frac{V}{R}=-\frac{RT}{PV}=-1.$$

11. (1) $\frac{\partial z}{\partial x}=4x^3-8xy^2$, $\frac{\partial z}{\partial y}=4y^3-8x^2y$, $\frac{\partial^2 z}{\partial x^2}=12x^2-8y^2$, $\frac{\partial^2 z}{\partial y^2}=12y^2-8x^2$, $\frac{\partial^2 z}{\partial x\partial y}=-16xy$;

(2) $\frac{\partial z}{\partial x}=ye^{xy}$, $\frac{\partial z}{\partial y}=xe^{xy}$, $\frac{\partial^2 z}{\partial x^2}=y^2e^{xy}$, $\frac{\partial^2 z}{\partial y^2}=x^2e^{xy}$, $\frac{\partial^2 z}{\partial x\partial y}=(1+xy)e^{xy}$;

(3) $\frac{\partial z}{\partial x}=\frac{x}{x^2+y^2}$, $\frac{\partial z}{\partial y}=\frac{y}{x^2+y^2}$, $\frac{\partial^2 z}{\partial x^2}=\frac{y^2-x^2}{(x^2+y^2)^2}$, $\frac{\partial^2 z}{\partial x\partial y}=\frac{-2xy}{(x^2+y^2)^2}$, $\frac{\partial^2 z}{\partial y^2}=\frac{x^2-y^2}{(x^2+y^2)^2}$;

(4) $\frac{\partial z}{\partial x}=y^x\cdot\ln y$, $\frac{\partial z}{\partial y}=xy^{x-1}$, $\frac{\partial^2 z}{\partial x^2}=y^x(\ln y)^2$, $\frac{\partial^2 z}{\partial x\partial y}=y^{x-1}(x\ln y+1)$, $\frac{\partial^2 z}{\partial y^2}=x(x-1)y^{x-2}$.

12. 0.

13. (1) $dz=\left(y+\frac{1}{y}\right)dx+x\left(1-\frac{1}{y^2}\right)dy$;　(2) $dz=-\frac{1}{x}e^{\frac{y}{x}}\left(\frac{y}{x}dx-dy\right)$;

(3) $dz=\frac{x}{\sqrt{x^2+y^2}}dx+\frac{y}{\sqrt{x^2+y^2}}dy$;　(4) $df=\left(\frac{1}{y}-\frac{z}{x^2}\right)dx+\left(\frac{1}{z}-\frac{x}{y^2}\right)dy+\left(\frac{1}{x}-\frac{y}{z^2}\right)dz$.

14. $dz=\frac{1}{4}(dx+dy)$.

15. $du=\frac{1}{2}dx+\frac{3}{4}dy-\frac{1}{2}\ln 2dz$.

16. 2.995.

17. $\frac{\partial z}{\partial u}=-\frac{y^2v}{xu^2}+2y\ln x$, $\frac{\partial z}{\partial v}=\frac{y^2}{xu}-2y\ln x$.

18. $\frac{\partial z}{\partial x}=e^{xy}[y\cdot\sin(x+y)+\cos(x+y)]$, $\frac{\partial z}{\partial y}=e^{xy}[x\cdot\sin(x+y)+\cos(x+y)]$.

19. 证明：因为 $\frac{\partial z}{\partial u}=\frac{\partial z}{\partial x}\cdot\frac{\partial x}{\partial u}+\frac{\partial z}{\partial y}\cdot\frac{\partial y}{\partial u}=\frac{\frac{1}{y}}{1+\left(\frac{x}{y}\right)^2}\times 1+\frac{-\frac{x}{y^2}}{1+\left(\frac{x}{y}\right)^2}\times 1=\frac{-v}{u^2+v^2}$, $\frac{\partial z}{\partial v}=\frac{\partial z}{\partial x}\cdot\frac{\partial x}{\partial v}$

$+\frac{\partial z}{\partial y}\cdot\frac{\partial y}{\partial v}=\frac{\frac{1}{y}}{1+\left(\frac{x}{y}\right)^2}\times 1+\frac{-\frac{x}{y^2}}{1+\left(\frac{x}{y}\right)^2}\times(-1)=\frac{u}{u^2+v^2}$, 所以 $\frac{\partial z}{\partial u}+\frac{\partial z}{\partial v}=\frac{u-v}{u^2+v^2}$.

20. (1) $\frac{dz}{dt}=\frac{1+8t}{\sqrt{1-(1+4t^2)^2}}$;　(2) $\frac{dz}{dt}=e^{x+2y}(8t^3-\sin t)$;　(3) $\frac{dz}{dt}=2\sin 2t+1$.

21. (1) $\frac{\partial z}{\partial x}=e^x-1$, $\frac{\partial z}{\partial y}=-1$;　(2) $\frac{\partial z}{\partial x}=-\frac{ye^{xy}}{e^z+2}$, $\frac{\partial z}{\partial y}=-\frac{xe^{xy}}{e^z+2}$;

(3) $\frac{\partial z}{\partial x}=\frac{y^2-\cos x}{e^y}$, $\frac{\partial z}{\partial y}=\frac{2xy-ze^y}{e^y}$.

22. 极大值 $f(0,0)=10$.

23. 极大值 $f(-3,2)=31$. 驻点 $(-3,0)$ 不是极值点. 极大小值 $f(1,0)=-5$. $(1,2)$ 不是极值点.

24. $(2,-2)$ 是极大值点，极大值是 8.

25. $(0,0)$ 不是极值点，极小值 $f(1,1)=-1$.

26. $(1,0)$ 是极小值，极小值是 -6.

27. $\left(\frac{8}{5},\frac{16}{5}\right)$.

28. 当 $x=y=2,z=3$ 时，容积最大 $V=12\ m^3$.

29. $\frac{9}{8}$.

30. $\dfrac{33}{140}$.

31. (1) $I = \displaystyle\int_0^4 \mathrm{d}y \int_{\frac{y^2}{4}}^y f(x,\ y)\mathrm{d}x$; (2) $I = \displaystyle\int_1^2 \mathrm{d}y \int_{\frac{1}{y}}^y f(x,\ y)\mathrm{d}x$;

(3) $I = \displaystyle\int_2^4 \mathrm{d}x \int_2^x f(x,\ y)\mathrm{d}y + \int_4^6 \mathrm{d}x \int_{x-2}^4 f(x,\ y)\mathrm{d}y$.

32. (1) $\displaystyle\int_0^1 \mathrm{d}x \int_0^{1-x} f(x,\ y)\,\mathrm{d}y = \int_0^1 \mathrm{d}y \int_0^{1-y} f(x,\ y)\,\mathrm{d}x$;

(2) $\displaystyle\int_0^2 \mathrm{d}y \int_{y^2}^{2y} f(x,\ y)\mathrm{d}x = \int_0^4 \mathrm{d}x \int_{\frac{x}{2}}^{\sqrt{x}} f(x,\ y)\,\mathrm{d}y$;

(3) $\displaystyle\int_0^1 \mathrm{d}y \int_{-\sqrt{1-y^2}}^{\sqrt{1-y^2}} f(x,\ y)\mathrm{d}x = \int_{-1}^1 \mathrm{d}x \int_0^{\sqrt{1-x^2}} f(x,\ y)\,\mathrm{d}y$;

(4) $\displaystyle\int_1^2 \mathrm{d}x \int_{2-x}^{\sqrt{2x-x^2}} f(x,\ y)\mathrm{d}y = \int_0^1 \mathrm{d}y \int_{2-y}^{1+\sqrt{1-y^2}} f(x,\ y)\,\mathrm{d}x$;

(5) $\displaystyle\int_{-6}^2 \mathrm{d}x \int_{\frac{x}{4}-1}^{2-x} f(x,\ y)\mathrm{d}y = \int_{-1}^0 \mathrm{d}y \int_{-2\sqrt{y+1}}^{2\sqrt{y+1}} f(x,\ y)\,\mathrm{d}x + \int_0^8 \mathrm{d}y \int_{-2\sqrt{y+1}}^{2-y} f(x,\ y)\,\mathrm{d}x$;

(6) $\displaystyle\int_1^{\mathrm{e}} \mathrm{d}x \int_0^{\ln x} f(x,\ y)\mathrm{d}y = \int_0^1 \mathrm{d}y \int_{\mathrm{e}^y}^{\mathrm{e}} f(x,\ y)\,\mathrm{d}x$;

(7) $\displaystyle\int_0^1 \mathrm{d}x \int_0^{\sqrt{2x-x^2}} f(x,\ y)\mathrm{d}y + \int_1^2 \mathrm{d}x \int_0^{2-x} f(x,\ y)\mathrm{d}y = \int_0^1 \mathrm{d}y \int_{1-\sqrt{1-y^2}}^{2-y} f(x,\ y)\,\mathrm{d}x$;

(8) $\displaystyle\int_0^1 \mathrm{d}x \int_0^{x^2} f(x,\ y)\mathrm{d}y + \int_1^2 \mathrm{d}x \int_0^{\sqrt{2x-x^2}} f(x,\ y)\mathrm{d}y = \int_0^1 \mathrm{d}y \int_{\sqrt{y}}^{1+\sqrt{1-y^2}} f(x,\ y)\,\mathrm{d}x$.

习 题 7

1. (1)常系数线性微分方程,二阶; (2)不是微分方程; (3)微分方程,一阶; (4)微分方程,一阶;
(5)常系数线性微分方程,一阶; (6)常系数线性微分方程,二阶; (7)常系数线性微分方程,一阶;
(8)微分方程,一阶; (9)微分方程,二阶; (10)常系数线性齐次微分方程,二阶;
(11)微分方程,二阶; (12)常系数线性齐次微分方程,二阶.

2. (2)是通解;(4)是特解,其余不是解.

3. (1) $y = \mathrm{e}^x$; (2) $y^2 = 2\ln(1+\mathrm{e}^x) + C$; (3) $\dfrac{1}{y} = a\ln(x+a-1) + C$; (4) $\mathrm{e}^{x+y} = C$;

(5) $\ln\dfrac{y^2}{x} + \dfrac{x}{y} = C$; (6) $(\mathrm{e}^x+1)(\mathrm{e}^y-1) = C$; (7) $y = x\mathrm{e}^{Cx+1}$; (8) $y^2 = x^2\ln(Cx^2)$.

4. (1) $y = \dfrac{\sin x + C}{x^2 - 1}$; (2) $x = \dfrac{1}{4}y^3 + \dfrac{C}{y}$ 或 $xy = \dfrac{1}{4}y^4 + C$; (3) $y = \dfrac{x+C}{\cos x}$;

(4) $y = (x-2)\left[(x-2)^2 + C\right] = (x-2)^3 + C(x-2)$; (5) $y = \left(x\mathrm{e}^{4x} - \dfrac{1}{4}\mathrm{e}^{4x} + C\right)^4 \mathrm{e}^x$;

(6) $y = x\left(\dfrac{4}{3}x^3 + \dfrac{4}{3}x^3\ln x - \dfrac{4}{9}x^3 + C\right)^{\frac{1}{4}}$.

5. (1) $1+y^2 = 2x^2$; (2) $\cos y = \dfrac{\sqrt{2}}{2}\cos x$; (3) $y = \dfrac{\pi - 1 - \cos x}{x}$;

(4) $y = \left(-\dfrac{x^3}{2}\mathrm{e}^{-x^2} + \dfrac{1}{2\mathrm{e}}\right)\mathrm{e}^{3\ln x + x^{-2}}$.

6. (1) $y = c_1\mathrm{e}^x + c_2\mathrm{e}^{-3x}$; (2) $y = c_1 + c_2\mathrm{e}^{-2x}$; (3) $y = c_1\cos\sqrt{2}x + c_2\sin\sqrt{2}x$;

(4) $y = \mathrm{e}^{-\frac{5}{6}x}\left(c_1\cos\sqrt{\dfrac{11}{6}}x + c_2\sin\sqrt{\dfrac{11}{6}}x\right)$; (5) $y = c_1\cos 5x + c_2\sin 5x$;

$(6)\ y = \mathrm{e}^{2x}(c_1\cos 6x + c_2\sin 6x)$，　特解为 $y = \mathrm{e}^{2x}\sin 3x$.

7. $y = \dfrac{(n+1)\mathrm{e}^{(n+1)kt}}{n + \mathrm{e}^{(n+1)kt}}$.

8. $3.9\ \mathrm{g}$.

习　题　8

1. $(1)\ 2\,(x+y)^3$；　$(2)\ 4abcdef$；　$(3)\ -17$；　$(4)\ 48$.

2. $(1)\ D_n = [a + (n-1)b]\,(a-b)^{n-1}$；　$(2)\ D_n = -2(n-2)!$.

3. $(1)\ 10\,368$；　$(2)\ D_n = (n-2)!\,(n-3)!\cdots 2!$.

4. $\lambda = 1$.

5. $\begin{bmatrix} 9 & -4 \\ -8 & -15 \\ -8 & -19 \end{bmatrix}$.　**6.** $\begin{bmatrix} 6 & 20 \\ -7 & -5 \\ 8 & -6 \end{bmatrix}$.　**7.** $\begin{bmatrix} 1 & -5 \\ 0 & -3 \\ 0 & -11 \end{bmatrix}$.

8. $(1)\ \begin{bmatrix} a_1b_1 & a_1b_2 & a_1b_3 \\ a_2b_1 & a_2b_2 & a_2b_3 \\ a_3b_1 & a_3b_2 & a_3b_3 \end{bmatrix}$；　$(2)\ a_{11}x_1y_1 + a_{21}x_2y_1 + a_{31}x_3y_1 + a_{21}x_1y_2 + a_{22}x_2y_2 + a_{32}x_3y_2 + a_{13}x_1y_3$

$+\,a_{23}x_2y_3 + a_{33}x_3y_3$.

9. $\begin{bmatrix} \dfrac{1}{2} & \dfrac{1}{2} \\ 2 & 1 \end{bmatrix}$.　**10.** $\dfrac{1}{10}\begin{bmatrix} 1 & 0 & 0 \\ 2 & 2 & 0 \\ 3 & 4 & 5 \end{bmatrix}$.

11. $(1)\ \dfrac{1}{3}$；　$(2)\ 9$；　$(3)\ 81$；　$(4)\ -\dfrac{1}{3}$；　$(5)\ 81^4$.

12. $(1)\ (-1)^{n-1}\dfrac{5^n}{6}$；　$(2)\ -3\cdot 2^{2n-1}$.

13. $(1)\ \begin{bmatrix} 2 & 0 \\ 1 & 1 \\ -\dfrac{1}{2} & \dfrac{1}{2} \end{bmatrix}$；　$(2)\ \begin{bmatrix} 2 & 0 & 0 \\ 0 & -4 & 0 \\ 0 & 0 & 2 \end{bmatrix}$.

14. 略.

15. $(1)\ 2$；　$(2)\ 2$.

16. $(1)\ k=1$；　$(2)\ k=-2$；　$(3)\ k\neq 1$ 且 $k\neq -2$.

17. (1) 线性相关；　(2) 线性无关.

18. (1) 当 $\lambda\neq 0$ 且 $\lambda\neq 1$ 且 $\lambda\neq -1$ 时，$\boldsymbol{\beta}$ 可由 $\boldsymbol{\alpha}_1$，$\boldsymbol{\alpha}_2$，$\boldsymbol{\alpha}_3$ 线性表示，且表达式唯一；　(2) 当 $\lambda=1$ 时，$\boldsymbol{\beta}$ 能由 $\boldsymbol{\alpha}_1$，$\boldsymbol{\alpha}_2$，$\boldsymbol{\alpha}_3$ 线性表示，且表达式不唯一；　(3) 当 $\lambda=-1$ 时，$\boldsymbol{\beta}$ 不能由 $\boldsymbol{\alpha}_1$，$\boldsymbol{\alpha}_2$，$\boldsymbol{\alpha}_3$ 线性表示.

19. $(1)\ \begin{bmatrix} x_1 \\ x_2 \\ x_3 \\ x_4 \end{bmatrix} = c_1\begin{bmatrix} 1 \\ -2 \\ 0 \\ 0 \end{bmatrix} + c_2\begin{bmatrix} 1 \\ 0 \\ 2 \\ 0 \end{bmatrix} + \begin{bmatrix} \dfrac{1}{2} \\ 0 \\ 0 \\ 0 \end{bmatrix}$；　(2) 无解.

20. $(1)\ \lambda_1 = 0,\ \lambda_2 = 5,\ \lambda_1 = 0$ 的全部特征向量为 $k_1\begin{pmatrix} -2 \\ 1 \end{pmatrix}\,(k_1\neq 0)$；$\lambda_2 = 5$ 的全部特征向量为 $k_2\begin{pmatrix} 1 \\ 2 \end{pmatrix}\,(k_2\neq 0)$.

(2) $\lambda_1 = \lambda_2 = 2$，$\lambda_3 = 11$，$\lambda_1 = \lambda_2 = 2$ 的全部特征向量为 $k_1\begin{bmatrix} 1 \\ -2 \\ 0 \end{bmatrix} + k_2\begin{bmatrix} 0 \\ -2 \\ 1 \end{bmatrix}$ (k_1，k_2 不全为 0)；$\lambda_3 = 11$

的全部特征向量为 $k_3\begin{bmatrix} 2 \\ 1 \\ 2 \end{bmatrix}$ ($k_3 \neq 0$).

习 题 9

1. (1) ABC 表示选出的外科医师是男医师、戴眼镜、2010 年毕业的；$A\bar{B}C$ 表示选出的外科医师是男医师、戴眼镜、不是 2010 年毕业的；$\bar{A}BC$ 表示选出的外科医师是女医师、戴眼镜、2010 年毕业的. (2) 男医师都是不戴眼镜和 2010 年毕业的，不戴眼镜和 2010 年毕业的都是男医师. (3) 若 $\bar{A} = B$，能说明该院外科男医生都戴眼镜.

2. (1) $A+B+C+D$ 或 $\overline{\bar{A}\bar{B}\bar{C}\bar{D}}$；   (2) $AB\bar{C}\bar{D} + A\bar{B}C\bar{D} + A\bar{B}\bar{C}D + \bar{A}BC\bar{D} + \bar{A}B\bar{C}D + \bar{A}\bar{B}CD$；
(3) $AB+AC+AD+BC+BD+CD$；   (4) $\bar{A}\bar{B}\bar{C}\bar{D}$ 或 $\overline{A+B+C+D}$；   (5) $\bar{A}BC\bar{D} + A\bar{B}C\bar{D} + \bar{A}B\bar{C}\bar{D} +$
$\bar{A}\bar{B}C\bar{D} + \bar{A}\bar{B}\bar{C}D$.

3. $\dfrac{C_n^m}{n^m}$.   **4.** 0.116 4.   **5.** $\dfrac{C_M^m C_{N-M}^{n-m}}{C_N^n}$.   **6.** 0.02.   **7.** 0.33.   **8.** 0.93.

9. (1) 0.000 12；   (2) 0.957 12；   (3) 0.042 88.

10. 0.92.   **11.** 0.353 6.   **12.** 0.136 4.   **13.** 0.288 9.   **14.** 0.819 2.   **15.** 6.   **16.** 0.419 8.

17. 0.098.   **18.** (1) 0.006 738；   (2) 0.615 961.

19. (1) $A = \dfrac{1}{\pi}$；   (2) $\dfrac{1}{3}$.

20. (1) 0；   (2) 0.981 24；   (3) 0.535 9；   (4) 0.015 78；   (5) 0.95.

21. (1) 0.002 98；   (2) 0.401 3；   (3) 0.761 18.

22. 0.682 6.

23. $E(X) = 1.2$；$D(X) = 0.36$.

24. $E(X) = 0$，$D(X) = 2$.

25. (1) $A = \dfrac{2}{\pi}$；   (2) $E(X) = 0$；$D(X) = \dfrac{\pi^2}{12} - \dfrac{1}{2}$.

参 考 文 献

［1］秦侠,吕丹. 医用高等教学［M］. 7 版. 北京:人民卫生出版社,2018.

［2］李霞,彭继世. 医用高等教学［M］. 2 版. 北京:北京大学医学出版社,2018.

［3］同济大学数学系. 高等教学(上、下册)［M］. 7 版. 北京:高等教育出版社,2014.

［4］余国松. 医用高等教学［M］. 北京:科学出版社,2019.

［5］刘启贵,吕兴汉. 医用高等教学［M］. 2 版. 北京:科学出版社,2019.

［6］乐经良,祝国强. 医用高等教学［M］. 3 版. 北京:高等教育出版社,2019.

［7］刘桂然,崔丽娟. 医用高等教学［M］. 2 版. 北京:科学出版社,2019.

［8］黄大同. 医用高等教学［M］. 北京:科学出版社,2019.

［9］张选群. 医科高等教学［M］. 3 版. 北京:高等教育出版社,2015.

［10］李忠,周建莹. 高等教学(上、下册)［M］. 2 版. 北京:北京大学出版社,2020.